CRAVING MIND

FROM CIGARETTES TO SMARTPHONES TO LOVE - WHY WE GET HOOKED AND HOW WE CAN BREAK BAD HABITS

JUDSON BREWER

あなたの脳は変えられる

「やめられない！」の神経ループから抜け出す方法

ジャドソン・ブルワー［著］
久賀谷 亮［監訳・解説］
岩坂 彰［訳］

ダイヤモンド社

The Craving Mind
by
Judson Brewer

Originally published by Yale University Press.
Japanese translation published by arrangement with
Yale Representation Limited through
The English Agency (Japan) Ltd.

解説

やめられない脳をどうにかする

『あなたの脳は変えられる』をお読みになる方へ

久賀谷 亮

私たちの脳には「やめられない!」がたくさんあります。いくつ当てはまりますか?

□ 読書するつもりだったのに、ついSNSを見てしまった……
□ せっかくの休日なのに、つい仕事のことで頭がいっぱい……
□ ダイエットを開始したが、ついたくさん食べてしまった……
□ お酒は控えようと思ったのに、つい飲みすぎて二日酔い……
□ いつも新しい恋人ができると、つい恋愛に溺れてしまう……
□ もう怒らないつもりが、ついまたカッとなってしまった……
□ やめればいいのに、ついニガテな人の顔が脳裏をよぎる……

私たちが日ごろ何気なく「ハマっている悪癖」には脳科学的な理由があります。SNSが気になってしかたがないのも、雑念から逃れられないのも、はたまた恋に溺れてしまうのも、すべて脳に原因があるのです。

そこにあるのは、ドラッグやアルコールの依存症と同じメカニズムです。依存症は、私たちのような医師による介入が必要な領域であり、「意思の力」だけで脱することはまず不可能です。

私たちが何かをついやってしまうとき、脳の中の腹側被蓋野《ふくそくひがいや》と呼ばれる部位から、ドーパミンがドバッと放出され、側坐核《そくざかく》と連なる「報酬回路」が活発になります。

仕事終わりにビールを飲んだとき、SNSで「いいね！」をもらったとき、愛の告白をした相手に「実は私も……」と言われたとき、脳はその快感を〝学習〟して、それを何度も繰り返し味わおうとするようにできています。

本書『あなたの脳は変えられる』は、脳科学分野の豊富なデータを基に、心理学、行動科学、さらには仏教などの視点を組み合わせて、「依存」のメカニズムを明らかにし、「やめられない！」のループから脱するための具体的方法を提示した一冊です。

脳の「やめられない！」を変える第一人者

著者であるジャドソン・ブルワー博士は、本文中でも言及されているように、米国マサチューセッツ大学医学部の准教授であり、同マインドフルネスセンター（Center for Mindfulness）で研究責任者を務めています。

この肩書きからもわかるとおり、「脳を変える」ための方法論として本書で紹介されているのが、マインドフルネスと呼ばれる一種の瞑想法です。

ブルワーは、これまで非科学的なものだとされていた瞑想が、脳のある部分を特異的に変えることを「ニューロフィードバック」などの先駆的な手法も用いながら示し、その科学的後ろ盾を確かなものにした人物です。

マサチューセッツ大学は、上座部仏教などに起源を持つ瞑想を独自に体系化したジョン・カバットジン（マインドフルネスの父）がいた〝総本山〟とも言うべき場所です。世界的権威であるカバットジンが、本書に熱烈な文章（326ページ）を寄せていることからもうかがえるとおり、ブルワーはいまや「マインドフルネスの脳科学」の世界的トップランナーであり、本書はその成果を一般向けに解説した彼の処女作です。

科学的エビデンスに基づいた「脳の休息法」が大流行

私が米国ロサンゼルス郡でクリニックを開業し、精神科医としての仕事をはじめてから随分と経ちました。その間、アメリカでマインドフルネスという概念は広がりを見せ、この言葉を耳にしたことがない人は、ほとんどいないと言っても過言ではないほどになっています。

グーグル、アップル、フェイスブックといった大企業、その経営者たち、そして著名プロスポーツ選手に至るまでがマインドフルネスを取り入れており、この瞑想法はもはや一過性のブームとは呼べないまでに浸透しています。

マインドフルネス・アプリの「ヘッドスペース」は数千万件のダウンロードを記録していますから、その効果を実感し、日常的に瞑想を継続する人はかなり増えています。

かくいう私も、クリニックのメンバーと一緒にマインドフルネスを行うように習慣づけています。

一方、日本での認知度はどうでしょうか？

ベストセラーとなった拙著『最高の休息法』シリーズ（ダイヤモンド社）を通じて、マインドフルネスを知り、日本からわざわざアメリカにまで会いに来てくださった方もいらっしゃいますし、企業研修や講演会の講師としてお招きいただく機会も増えてきました。

しかし依然として「瞑想」と聞くと、どこか胡散臭いイメージを持つ人が多いのではないかと思います。そんな人にとっても、「マインドフルネスの脳科学」の立役者・ブルワーが著した本書は、「最初の一冊」として打ってつけでしょう。

彼のラボで目にした「思考依存症」の痕跡

実を言うと、ブルワーと私はイェール大学医学部精神科の同門で学んだ研究者です。在籍中に顔を合わせる機会はありませんでしたが、精神科医としての研修と脳科学関連の研究とを組み合わせたコースでキャリアを積んできたという点でも共通しています。

彼が『米国アカデミー紀要（PNAS）』に上梓した科学論文（Brewer 2011）は、マインドフルネスの脳科学的根拠を立証した「金字塔」とも言うべき研究です。これに感銘を受けた私は、ブルワーにコンタクトを取り、彼のラボを訪れることにしました。

マサチューセッツ大学にある彼の研究室のドアを開けたとき、正面の窓から差し込む光と緑の美しさ以上に、「あるもの」が私の関心を捉えて離しませんでした。

それは、ラボの壁一面に広がる巨大なホワイトボードです。

そこにはたくさんの小さな文字や計算式、脳の模式図などが、ランダムにびっしりと書かれていたのです。映画「ビューティフル・マインド」の中で、天才数学者ジョン・ナッシュが、プリンストン大学の図書館の窓に数式を書きなぐるシーンを彷彿とさせる光景でした。

本書の中で彼は、自分自身もさまざまな「やめられない！」を抱えていると告白しています。よく言えば「凝り症」というのでしょうか。

マウンテンバイクや音楽への傾倒ぶり、化学の授業に飽きたらず新たな化合物まで見つけるほどののめり込み方、友人知人を巻き込んでサプライズを準備したプロポーズ作戦、すべての精神科医が苦悩する病態に対する新治療体系を発表した論文……そうしたエピソードを包み隠さず、ユーモラスに語っているのも本書の魅力でしょう。

なかでも彼がとくに強調している「思考依存症」ですが、彼の頭の中を投影した小宇宙のようなあのホワイトボードを思い出すと、「なるほど……」と得心がいきます。

本書のやわらかな筆致の背景には、そうした精緻な思考の膨大な積み重ねがあるのです。同業者としても畏敬の念を禁じ得ません。

なぜ瞑想を継続すると、欲求がコントロールできるのか

さて、なぜマインドフルネスが「欲してやまない心」を変える力を持っているのかについても、本文を読む楽しみを奪わない範囲内で、予告的にご紹介しておくことにしましょう。

たとえばSNSで「いいね！」をもらったとき、「褒められた、認められた」と感じることで脳は快感を得ます。そして、この「気持ち良さ」をもう一度得ようと、報酬回路が働くという点については、すでに触れたとおりです。

一方、こうした「渇望」が起きているときには、もう1つの脳部位で活動が高まります。それが「後帯状皮質（PCC）」と呼ばれる場所です。これはごく単純化して言えば、「自分が、自分が……」という「自己へのとらわれ」に関連している部位です。

また、後帯状皮質は、雑念などの「心のさまよい」との関係が深いとされるデフォルト・モード・ネットワーク（DMN）という脳回路においても、重要な位置を占めています。

ブルワーが執拗な実験により確認したのは、マインドフルネスがこの「後帯状皮質」の活動を鎮めるということでした。

後帯状皮質の活動が高まった脳は、「自分が、自分が……」という欲求を、SNS上で「い

いね！」を集めたり、自分のほうが他人よりも上だと思い込んだり、恋人の視線を独占したりと、外部からの報酬によって満たそうとします。

しかし、これによって強化学習を行ったあなたの報酬回路は、ますます多くの報酬を求めるようになります。こうして現代人の脳は「やめられない！」の悪癖にはまっていくのです。

巻末でカバットジンが語っているように、脳には860億の神経細胞があり、それらのネットワークはさまざまな条件により組み直されます。

つまり、日々の使い方次第で、脳は次々と自分を変化させていくのです（脳の可塑性《かそせい》）。

瞑想を継続すれば、脳の仕組みから生まれるやっかいな渇望を、外的報酬とは異なる仕方で、いわば〝内側から〟満たせるようになります。

そんな脳が手に入れば、スマホに多くの時間を奪われたり、独善的な振る舞いをして恋人を失ったり、暴飲暴食や禁煙失敗を繰り返したり、感情的になって怒鳴ってしまったり、いつまでも思考をループさせたりすることもなくなります。

そんなふうに脳が変われば、家族や友人や同僚にももっとやさしくなれるかもしれませんし、もっと美しくて健康的な身体を維持できるかもしれませんし、余計なことに感情を左右されず心穏やかに過ごせるようになるかもしれません。

これこそが本書『あなたの脳は変えられる』の核心です。

さっそく本編をお楽しみいただければと思いますが、これを読み終えたとき、きっとあなたはマインドフルネスをやってみたくなっているはずです。

本文中で紹介されている瞑想法を3つ、イラスト付きで解説しておきましたので、ぜひこちらもご活用いただければと思います。

あなたの脳を変えるメソッド①

RAIN

「したくてたまらない!(渇望)」とうまく付き合う

❶Recognize(認識する)
➡「あ、怒っているな、自分」

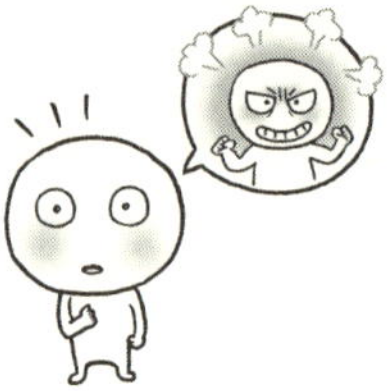

・自分の中に怒りが起きていることを認識する

・怒りと怒っている自分を同一視しない

❷Accept(受け入れる)
➡「仕方ない。人間だもの……」

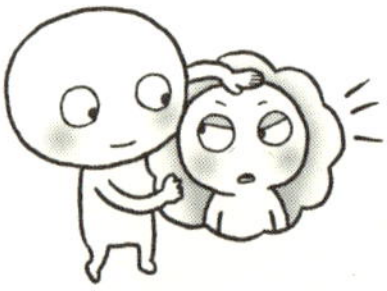

・怒りが起きているという事実を受け入れる

・その事実に価値評価を加えず、そのまま許す

❸Investigate(検証する)
➡「なぜ怒ったのかな?」

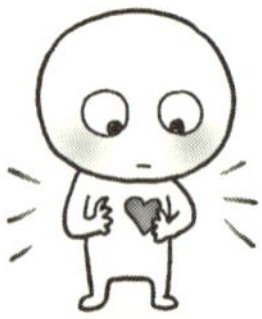

・怒ったときに身体に何が起きているかを検証する

・心拍はどう変化しているか?

・身体のどこが緊張しているか?

❹Non-identification(距離をとる)
➡「怒りが収まるといいなあ」

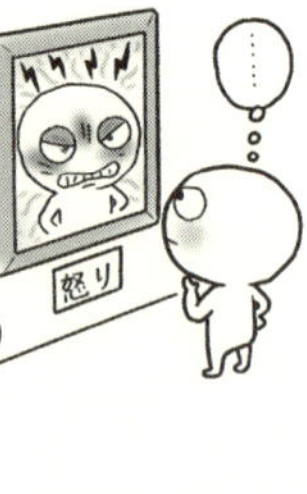

・自分の感情を個人的に捉えない

・怒りを突き離して「他人事」のように考えてみる

※ブルワーはNote(言葉にする)としている(→78ページ)

ここに効く!

・怒りの鎮静　・欲望のコントロール　・衝動の抑制
・ダイエット　・禁煙

あなたの脳を変えるメソッド②

呼吸瞑想

マインドフルネスの基本となる日々のエクササイズ

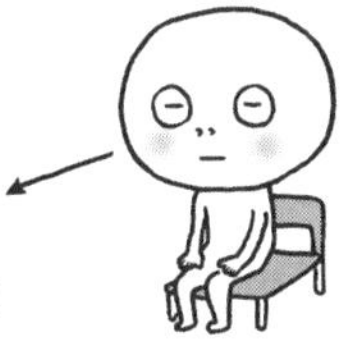

❶基本姿勢をとる

・イスに座る（背筋を軽く伸ばし、背もたれから離して）

・お腹はゆったり、手は太ももの上、脚は組まない

・目は閉じる（開ける場合は、2メートルくらい先をぼんやり見る感じで）

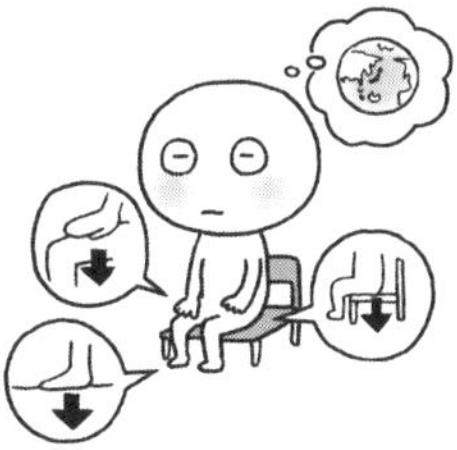

❷身体の感覚に意識を向ける

・怒りが起きているという事実を受け入れる

・その事実に価値評価を加えず、そのまま許す

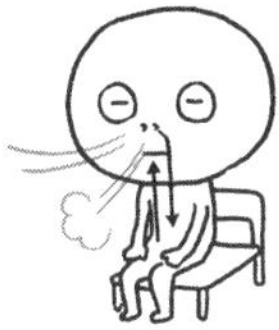

❸呼吸に注意を向ける

・呼吸に関わる感覚を意識する（鼻を通る空気／空気の出入りによる胸・お腹の上下／呼吸と呼吸の切れ目／それぞれの呼吸の深さ／吸う息と吐く息の温度の違い…など）

・深呼吸や呼吸コントロールは不要（鼻呼吸がオススメ。呼吸が向こうからやってくるのを待つ）

・呼吸に「1」「2」…「10」とラベリングするのも効果的

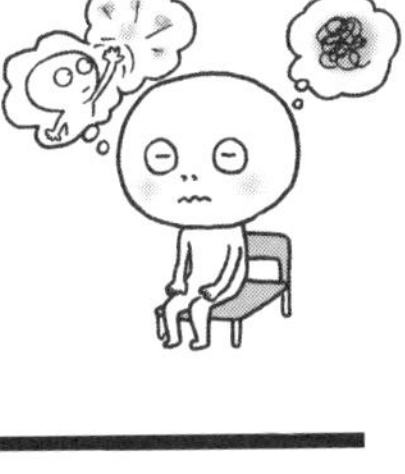

❹雑念が浮かんだら……

・雑念が浮かんだ事実に気づき、注意を呼吸に戻す（呼吸は「意識の錨」）

・雑念は生じて当然なので、自分を責めない

ここに効く！

・ストレス低減　・雑念の抑制　・集中力・記憶力の向上

・感情のコントロール　・免疫機能の改善

あなたの脳を変えるメソッド③

慈悲の瞑想（メッタ）

自分や他人を受け入れ、「自己へのとらわれ」を和らげる

❶マインドフルな意識状態をつくる

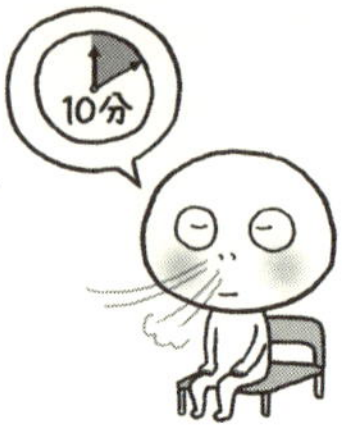

・通常のマインドフルネス呼吸法を10分間続ける

・ネガティブな感情から「いまここ」に注意を向け直す

❷その人のことを思い浮かべる

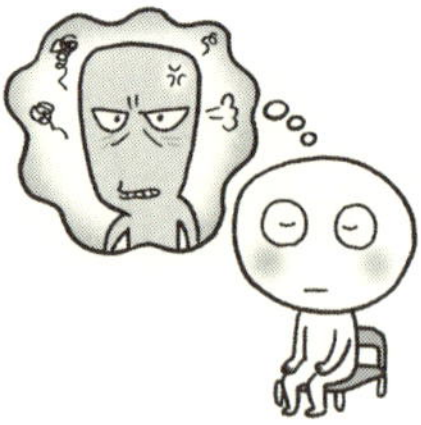

・ストレスの原因になっている人をイメージする

・心身の変化に注意を向ける

（身体の緊張、心の動き方など）

❸心の中でフレーズを唱える

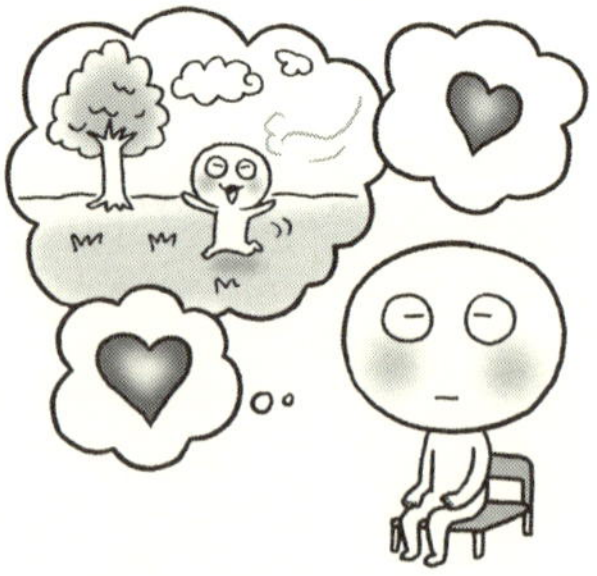

・「あなたがいつも安全でありますように」

・「あなたが幸せで心安らかでありますように」

・「あなたが健康でありますように」

ここに効く！

・他人へのマイナス感情の抑制　・ポジティブな感情の育成

CONTENTS　あなたの脳は変えられる

第1部 「つい、またやってしまった……」を科学する

第1章 「したい！」に流されない方法
――「やめられない」の脳科学

なぜ退役した軍人は、ドラッグにハマりやすいのか？／タバコがドラッグ以上に「やめづらい」理由――報酬とデメリット／タバコの「5つの性質」が禁煙を難しくしている／「衝動の波」をサーフィンのように乗りこなす方法／ストレスを感じずに「やめられる」MBRPプログラム／頭が爆発しそうな「脳の渇望」を体感する／「わかっちゃいるけどやめられない人」は「わかっていない」だけ／「努力」や「意思力」でやめようとするのは間違い／我慢せずに「やめる」4つのステップ――RAIN／通常の「禁煙プログラム」の5倍の効果があったメソッド／瞑想の「どの要素」が依存ループに効いているのか？／欲求に「燃料」を与えないのがカギ／「気合い」でやめても続かない理由／ブッダが語った「報酬学習モデル」／古くて新しい「やめる」ための科学的モデル

第2章 「いいね！」は脳の麻薬である
――ついついスマホを見てしまう理由

フェイスブックが頭から離れない！／タバコ、セックス、ドラッグ、SNS……「ハマる原理」は同じ／何も考えずに「いいね！」を押しまくる快感／「自分語り」にはドラッグに似た快感がある／「いいね！」中毒者たちの「脳活動」はどうなっているか？／「イケてる」かどうかが死活問題になっている脳／脳の「やめられない！」を巧みに利用した報酬システム／承認欲求が満たされない人が「ハマる」仕掛けがある／SNSを見るほど、脳は「抑うつ状態」に陥っていく／「ドーパミン発

せるには「ちょっとしたストレス」で十分／自制心を保ちたければ、「脳を休める」べき

第5章
「反芻思考」が脳を疲労させる
――DMNの思考ループを止める方法

第6章
「愛情中毒」のニューロサイエンス
――「燃えるような恋」が人を狂わせるまで

第2部 こうすれば、あなたの脳は変わっていく

第10章

「しなやかな脳」をつくる瞑想の習慣

——快感回路スパイラルから脱出しよう

おわりに

あなたの脳は変えられる、ただし…

あなたの脳は変えられる

ジャドソン・ブルワー

はじめに　私の脳はこうして変わった

その身体の不調は「脳のしわざ」では？

大学の最終学年に進んだ年、私は腸に問題を抱えるようになった。お腹が張り、痛みに襲われ、ガスがたまり、腸がぐるぐると動いた。そのため、絶えず近くのトイレを探すはめに陥った。毎日のジョギングルートさえ、必要なときにすぐにトイレに駆け込めるよう変更したほどだ。

多少ものを知っていると自負していた私は、これはランブル鞭毛虫《べんもうちゅう》という微生物によるジアルジア症だと自己診断していた。この感染症はだいたいそのような症状を引き起こす。これは筋の通った説明と思えた。ジアルジア症は、しっかりと浄化されていない水を飲むことで感染するケースが多い。大学時代、私はバックパックを背負って頻繁に旅に出かけており、それを考えるとキャンプ中に汚染された水を飲んだのが原因だったのかもしれない。

そこで大学の学生保健センターに診察を受けに行き、この自己診断を伝えたのだが、医師はそれをあっさりと無視すると「ストレスは？」と聞いてきた。そのとき私はこんなふうに答えた記憶がある。

「ぜんぜんありませんよ。走ってますし、食べ物もヘルシーですし。オーケストラで演奏もしてます。ストレスだなんてありえません。これだけ健康的なことをしているんですからストレスとは無縁のはずです」

すると医師はニコニコしながら、ジアルジア症治療のための抗生物質を処方してくれた。だが、私の症状はやはり治まらなかった。

あとになって私は、これが過敏性腸症候群（ＩＢＳ）の典型的な症状だったことを知る。ＩＢＳというのは「器質的な（つまり身体的な）原因が不明」である症状につけられる診断名だ。つまり私は、心に起因する身体的な病気にかかっていたのだ。仮にそのとき、「心を整えれば良くなるよ」などと忠告されていたら、私は反発しただろう。けれども、家族に起こったある出来事が私の考えを変えた。

のちに私の義理の姉になる女性が二重の意味を持つ大きなイベントを計画していたときの話だ。そのイベントは、ニューイヤーズ・イブのパーティーであると同時に自身の結婚披露宴でもあり、彼女はその計画に全精力を傾けていた。そして翌日、これからハネムーンに出発するというまさにそのときに、彼女は体調を崩して倒れてしまった。決してシャンパンを飲みすぎたわけではない。これを見た私は、心と身体には何かつながりがあるのではないかと考えるようになった。

「やっかいごとだらけの生活」を科学の力で変える

心と身体のつながりといった考え方は、今でこそ尊重されているが、数十年前には、みんなで手をつないでクンバヤを歌う[*1]のと同じようなものと考えられていた。私はその種の人間ではなかった。生命体の分子を研究する有機化学専攻の学生であり、ニューエイジのあやしげな世界とは対極にいた。しかし私はその結婚披露宴のあと、人はなぜストレスから病気になるのかというシンプルな問いに興味を抱くようになるのだ。

これが、その後の私の人生を変える。

医学部（医学大学院）への進学を決めたのは、この問いがあったからだ。プリンストン大学を卒業すると、私はセントルイスにあるワシントン大学医学部のMD-PhDプログラム（医学研究者養成プログラム）に進んだ。医学と科学を融合する優れたプログラムで、医師が日々目にする現実世界の問題を取り上げ、それを研究室で探究し、治療を改善する方法を考えていく。

私は、ストレスが免疫系にどう影響し、それがなぜ、義姉が重要なパーティーの翌日に倒れてしまうような状況にまでなるのかを解明しようと考えていた。

私が加わったのは内分泌学と神経科学の専門家であるルイス・マグリアの研究室だった。ストレスがどのように病気を引き起こすかを理解したいという情熱を共有していたマグリアと私は、すぐに意気投合する。研究に没頭した私は、マウスのストレスホルモンの遺伝子発現を操作し、免疫系に何が起こるかを観察した。結果、私たちは（ほかの多くの研究者と共に）数々の興味深い発見をするのだ。

とはいえ、医学部に進んでからも、私にはかなりのストレスがかかっていた。ＩＢＳはありがたいことに良くなっていたが、人生で初めて不眠症に悩まされるようになる。原因は、医学部への入学直前に婚約者と別れたことだ。プリンストン大学時代から数年間付き合ってきた恋人で、私は長い人生を共に歩む計画を胸に抱いていた。彼女との「別れ」は計算外の出来事だった。

不眠症を抱え、しかもひとりぼっち――。そのような状態で私は新たに人生の大きなスタートを切ろうとしていた。そんなとき、ジョン・カバットジンが書いた『やっかいごとだらけの生活』（邦訳『マインドフルネス ストレス低減法』春木豊訳、北大路書房刊）という本に偶然触れるのである。タイトルの中の「やっかいごとだらけ」という部分に自分に通じるものを感じた私はこの本をさっそく読みはじめると、医学部の授業のまさに初日から瞑想を開始した。

それからちょうど20年が経った。今から思うと、この本との出合いは、私の人生でも１、２を争う重要な出来事だったと言える。この本を読んだことがその後の人生の方向と自分のあり方をすっかり変えたのだ。そして今も、自分の進む道に影響を及ぼし続けている。

当時、「やるからにはとことんやれ」を信条としていた私は、瞑想の練習にも、人生のほかのいろいろな物事に対するのと同等の熱意を注いでいた。毎朝、瞑想を練習し、退屈な授業中にも行った。修養会に参加するようになり、瞑想の師に付いて勉強をはじめた。そしてストレスのもとに気づくようになると、いかに自分がストレスを生み出しているかがわかるようになった。と同時に、初期仏教の教えと現代科学の知見とのつながりも見えはじめ、自分の心がどう働いているかについて少しばかりわかってきたのだ。

それから8年後、MD－PhDプログラムを終えた私は、精神科医としての訓練を受ける道を選んだ。理由は報酬でもないし（精神科医は医師の中でも最も報酬が少ない部類に入る）、名声でもない（ハリウッド映画で描かれる精神科医はたいてい、無能なペテン師か邪《よこしま》に人の心を操る者かだ）。行動について、とくに依存という行動についての古代と現在の心理学的モデルの間にはっきりとつながりを見たことが、私を精神科へと向かわせたのである。

精神科医としての訓練の半ばで、私は研究の力点を分子生物学と免疫学からマインドフルネスへと切り替えた。マインドフルネスが脳にどう影響し、精神疾患の改善にどう役立つかという研究テーマへと移行したのだ。

「流されない脳」への科学的探求——実験・臨床・自分

これまで20年間、私の人生は、私生活でも臨床の場でも研究室でも、魅惑的な探究に満ちてきた。最初の10年は、マインドフルネスの実践を臨床の場や研究の場に応用することなど考えもしなかった。マインドフルネスについては、ただ実践を重ねていただけだ。しかしその個人的な探究がのちに、精神科医として、また研究者としての仕事の重要な基盤となった。精神科医としての訓練を受けながら概念として学んできたことと、マインドフルネスの実践から経験的に身につけてきたことが、自然につながりはじめたのだ。

私自身がマインドフルな状態なときも、そうでないときも、その状態が患者の治療に明らかに影響しているのが私にはわかった。病院の夜勤明けで睡眠不足のときには同僚に当たり散らす傾向があったが、マインドフルネスを実践すると我慢できた。また、患者と正面から向き合うときには、マインドフルネスのおかげで、診断の結論に飛びついたり思い込みを持ったりせずに、患者との深い人間関係を育めた。

私の科学的探究心は、私生活ばかりでなく臨床での観察にも向かった。身体に染みついた習慣に注意を向けることで、どうしてその習慣を変えられるのか……。注意を向けることで患者との関係が良くなるのはどういうわけか……。私は、マインドフルなときの脳で何が起きているのか、その知見を患者の生活の改善にどう生かせるかを探るため、基本的かつ科学的な研究や臨床研究を設計しはじめた。

こうした研究の成果を得て、私たちの研究チームは、禁煙やストレス食いの改善などのために証拠《エビデンス》に基づいたトレーニング法を開発し、治療ツールを最適化できたのである。

科学的実験と、臨床での患者との出会い、そして私自身の心。これらは1つに混じり合い、私はこれまでになく明確に世界を理解するようになった。以前は、研究の際であっても臨床現場であっても、人々の振る舞い、もしくは自分の心の働きでさえ、まるででたらめに見えていた。しかしそれが、いまや秩序立った予測可能なものとなった。観察を再現でき、一定の規則や仮説に基づいて結果を予測できるというこの認識は、科学的発見のまさに核心と言える。

私の研究結果は比較的単純な原理に収斂《しゅうれん》してきた。それは、私たちの祖先が生き延びるために形成し、進化を通じて維持されてきた学習のプロセスに基づく原理である。ある意味で、この古くからの学習プロセスによって、空想にふけること、気を散らすこと、ストレス、依存症などのさまざまな行動が強化されてきたのだ。

私の頭の中でこうした原理がかたちをなすにつれ、科学的な予測の精度も上がっていった。患者への共感が高まり、治療がうまくいくケースが増えた。しかも、私自身の集中力が上がり、ストレスが減り、周りの世界と深く関われるようになった。

「やめられない！」にハイジャックされた現代人の脳

私がこうした洞察を患者や学生や一般の人々と共有すると、反応が返ってきた。彼らは、このような基本的な心理学や神経科学の原理を自分自身にどう適用するかなど、それまで考えもしなかったと話した。そして、マインドフルネスを通じて自分の行為を一歩引いて観察するというこのやり方を学んだことで、世界についての理解が深まったと繰り返し語ってくれた。

彼らは自分自身や世界に対する姿勢を変え、行動を変え続けることを学び、自分たちの生活を改善していった。さらに彼らは、こうしたことをすべて読みやすいかたちで本にしてほしいと私に訴えた。そうすれば自分たちにも全体像がわかり、学び続けられるだろうから、と。

本書は、現在の最先端の科学的知見を、日常の実例や臨床事例に当てはめて説明する。また、多くの事例を挙げて、進化上有利だった人類の学習プロセスが現代の文化（テクノロジーなど）のせいで歪められ、ハイジャックされていることを示していく。その大きな目的は、スマホが気になるといった些細な事柄から恋愛のような大きな意味を持つテーマまで、さまざまな行動の起源を読者に理解してもらうことだ。医療においては、病状を理解する診断こそが、第一の、そして最も重要な段階なのである。

そのうえで、自らの職務の中で、さらには個人的な実践で私が学んだ物事を盛り込みながら、歪められた人間本来のメカニズムを生かす単純かつ実践的な方法を概説していこうと思う。それは、依存症的習慣から抜け出すことであれ、ストレスを軽減することであれ、単により充実した生活を送ることであれ、そうした日常の目標を誰でも生活に適用していける方法なのである。

訳注

＊1　*Kumbaya* は黒人霊歌。二〇世紀半ばのフォーク・ムーブメントで取り上げられ、キャンプファイアでの定番の歌となった。

序章

脳はこうして「悪癖」にハマる

「わかっちゃいるけどやめられない」の生物学的メカニズム

人間の「やめられない!」はアメフラシとどこが違うのか?

会社の部下と衝突して、「あんたの脳みそは軟体動物並みだね」と罵倒されたとしよう。即刻、部下をクビにする手もある。だが、その部下をマーケティング部門の責任者に昇進させるのもいい。なぜならその部下は、人間の考え方と行動について本当のところを理解しているとも言えるからだ。

あなたが人間の進化についてどのような考えを持っているにせよ、人間による学習のしかたは、ニューロン（神経細胞）を2000個しか持たない軟体動物とさほど違わない。もっと言えば、原生生物のような単細胞生物の学習パターンとも大差はないのだ。

もう少し詳しく説明しよう。単細胞生物は、生きていくうえで2つのシンプルなパターン、すなわち、「食物に近づく／毒物から遠ざかる」の2つに従っている。ごく単純な神経系しか持たない軟体動物も、単細胞生物と同様の二値的な原理で記憶を形成している。神経学者のエリック・カンデルは、アメフラシという軟体動物を使ってそのことを発見し、2000年にノーベル生理学・医学賞を受賞した。

では、人間はどうなのか？

先に断っておくと、人間のすべてを「アメフラシ」レベルで説明するつもりはない。しかし、進化を遂げてきた祖先の片鱗が私たちの中に残っていて、実際、多くの面で「低次の」生物と同じ行動をしている可能性はあるのではないか。私たちの行動の一部（あるいは多く）は、「魅力的と思えるものや快いと思えるものに近づき、嫌だ、不快だと思うものを避ける」という、脳の奥深くに組み込まれたパターンに従っているのではないか。

もしそうだとしたら、その知見を活用し、単純な癖であれ、抜き差しならぬ根深い依存症であれ、暮らしの中の習慣的なパターンを変えられるはずだ。それができれば、自分自身や他人との関わり方を変える方法さえ見つかるかもしれない。それは、生物としてのこの基本的な特性をも超越する方法となる。

ところが奇妙なことに、私たちホモ・サピエンス（「自分が知っているということを知る者」[*1]）という種は、どうやらとっくにその方法を身につけていたようだ。そして、その方法こそが、私たちを人間たらしめているのかもしれない。

脳がハマるときの3段階——刺激→行動→報酬

最新のスマホゲームにはまっているとき、あるいは好みの味のアイスクリームに病みつきになるとき、私たちは、現在科学的に知られているかぎりで、進化上最も古くから受け継がれている学習プロセスを働かせている。人間はそのプロセスを無数の生物種と共有する。最も原始的な神経系を持つ生物でも同じだ。それは、報酬に基づく学習プロセスである。このプロセスは、基本的に次のように働く。

おいしそうな食べ物を見つけると、脳が「カロリーだ！　生き延びられるぞ！」と叫ぶ。そしてそれを食べ、味わう。おいしい。とくに糖を摂取したときには、身体が脳に「この食べ物を見つけた場所を覚えておくように」という信号を送り、経験と場所に基づく記憶として残していく（専門的には文脈依存記憶と呼ぶ）。こうして、次の機会に同じ手順を繰り返すことを学習するのだ。(1)食べ物を見る、(2)食べる、(3)おいしい。つまり、刺激→行動→報酬をリピートする。単純な話だ。

しばらくすると、私たちの創造力に満ちた脳はこんなことを言いはじめる。

「なあ、こいつは食べ物の場所を覚える以外にも使えるぞ。今度気分が冴えないときは、何かおいしいものを食べれば気が晴れるんじゃないか？」

私たちは、「いいことを教えてくれた！」と脳に感謝しながら試してみる。そして、腹が立ったときや悲しいときにアイスクリームやチョコレートを食べると、気分が実に明るくなるのを即座に学んでいく。これは、学習プロセスとしては、お腹が空いたときにものを食べたのと同じだ。違うのは刺激だけで、空腹信号の代わりに、悲しみなどの情動信号が食べる衝動の引き金になる。

10代のころに、反抗的な連中が学校の裏でタバコを吸っているのがクールに見え、あんなふうになりたいと思って吸いはじめたという人もいるだろう。

クールなものを見る。クールになるためにタバコを吸う。気分がいい。これの繰り返し。刺激、行動、報酬。その行動をリピートするたびに、「いいね、もう1回」と主張する脳の回路が強化される。そうしているうちにこの行動が習慣化していく。これが「習慣化のループ」だ。

以降、ストレスを感じたときにはそれが引き金となって、何か甘いものを食べたいとか、タバコを吸いたいという衝動が生じるようになる。すると、生存のための学習だったはずの脳のメカニズムが、命を縮めるメカニズムにすり替わってしまう。肥満と喫煙は、予防が可能な病因や死因の中でもとりわけ大きな要因なのは周知のとおりだ。

それにしても、どうしてこんなおかしなことが起きてしまうのだろう。

「もう一回やりたい」が形成されるメカニズム

刺激、行動、報酬というこの習慣化のループを最初に記述したのは、19世紀末のイギリスの科学者、エドワード・ソーンダイクだった。[原注1] ソーンダイクは、動物の不思議な行動の話が繰り返し世間に流布されることにうんざりしていた。迷子になった犬が信じがたいほど遠くから飼い主のもとに帰ってきたというような話の数々だ。

「犬の能力について普通に語られる説明は科学的な厳密さを欠いている」

そう考えたソーンダイクは、動物が実際にどのようにものを学習するのか、その基本のところの研究に取りかかった。その後、「動物知性」というタイトルの論文を発表し、仲間の学者たちを批判するのである。

「このテーマを扱った大半の本は、心理学を語っておらず、動物への賛辞ばかりだ。(彼の時代の科学者たちは) 知性や特別なものを探し求め、当たり前の事柄に目を向けようとしない」(傍点の強調はソーンダイクによる)

ソーンダイクの言う「当たり前の事柄」とは、犬だけでなく、人間の日常生活の中にも見られる普通の連想のことだ。たとえば、朝、玄関先からガラスの触れ合う音が聞こえたら、その音と牛乳配達を結びつけて連想するといった具合である。

ソーンダイクは、見過ごされていたものを見つけるべく、実験を行った。犬と猫、それに(あまりうまくいかなかったようだが) ヒヨコを用意し、しばらく食べ物を与えずにおいてから、いろいろな仕掛けを施したケージに入れた。

仕掛けはごく単純なもので、輪になったひもを引っ張る、レバーを押す、台の上に乗るなど、特定の動作をすると外に出られるようになっていた。外に出られたら、ごほうびの餌が待っている。

ソーンダイクは、動物がどうやって外に出たか、出られたときはどのくらい時間がかかったかを記録した。さらに、この実験を何度も繰り返しながら、それぞれの動物が、特定の動作と外の餌（報酬）とを結びつけること（連合）を学習するまでに、何回の試行が必要かを数えていった。

「こうして連合が完全に出来上がると、当然のことながら、脱出に必要な時間は事実上一定になり、ごく短時間で外に出るようになった」

彼はそう書いている。

ソーンダイクは、動物が報酬（餌）を得るために単純な行動（ひもを引っ張る）を学習できることを示して見せた。つまり、今で言う「報酬に基づく学習」の方法を記述したわけだ。注目すべきは、彼の方法が、観察者の影響といった実験の精度を落とす因子をうまく排除していたことだ。「それゆえ、1人の研究者が行った実験を、ほかの研究者が繰り返して検証したり、修正したりできる」と、ソーンダイクは論文の最後に書いている。

こうしてこの分野では、素晴らしく賢い犬がXということをしたという話を説明もなく報告するような論文は減り、どんな犬（猫、鳥、ゾウ）でもこのように訓練すればX、Y、ある

報酬に基づく学習

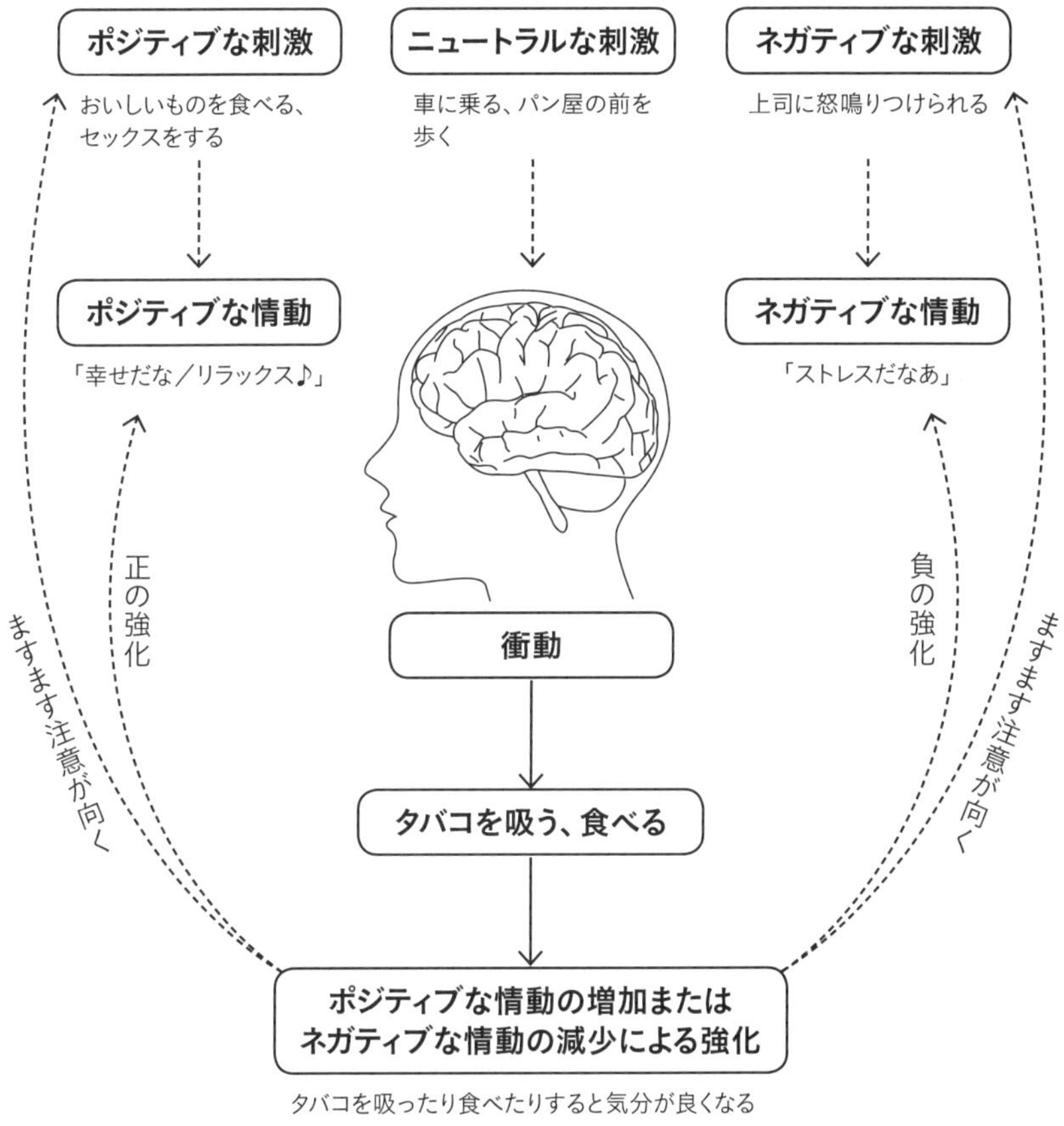

ポジティブな刺激
ニュートラルな刺激
ネガティブな刺激
おいしいものを食べる、セックスをする
車に乗る、パン屋の前を歩く
上司に怒鳴りつけられる
ポジティブな情動
ネガティブな情動
「幸せだな／リラックス♪」
「ストレスだなあ」
正の強化
負の強化
ますます注意が向く
ますます注意が向く
衝動
タバコを吸う、食べる
ポジティブな情動の増加または
ネガティブな情動の減少による強化
タバコを吸ったり食べたりすると気分が良くなる

いはZができるようになると報告する論文が増えていった。

脳はこうして「調教」される！――オペラント条件付け

20世紀半ばになると、心理学者のB・F・スキナーがハトとラットを使って一連の実験を行い、研究を深めた。スキナーは、実験条件を1つずつ変化させて（実験動物を入れる箱の色を変えるなど。この箱は「スキナー箱」と呼ばれた）反応を慎重に測定した。[原注2] たとえば、黒い箱では動物に餌をやり、白い箱では軽い電気ショックを与えると、それだけで簡単に、その動物が白よりも黒の箱を好むように訓練できた。

スキナーをはじめとする研究者たちはこの発見を拡張し、餌を得るための行動だけでなく、罰を避ける行動も訓練できることを示して見せた。その後、報酬に近づく行動、罰を避ける行動は、それぞれ「正の強化」「負の強化」と呼ばれるようになる。そして、これらの要素を含めた「オペラント条件付け」という大きな概念が出来上がる。これは、要するに報酬に基づく学習を指すのだが、「オペラント条件付け」とすると、より科学用語らしく聞こえる。

スキナーはこれに基づき、1つの単純な説明モデルを編みだした。検証可能なだけでなく、多くの行動を説明できる説得力のあるモデルである。すなわち「私たちは過去の経験から快いもの（報酬）と連合する刺激に近づき、不快なもの（罰）と連合する刺激を避ける」というモデルだ。こうしてスキナーは、動物の余興にすぎなかった報酬に基づく学習を、舞台の中央へと引き出した。正の強化と負の強化（報酬に基づく学習）というこの概念は実に画期的な説であり、現在では世界中の大学の心理学入門講座で教えられている。

スキナーは、報酬に基づく学習（オペラント条件付け）の父と紹介されることも多い。彼は、単純な生存メカニズム以外の人間の行動の多くは、このプロセスで説明できると確信するようになった。

実際、1948年に発表した『ウォールデン2』という小説（このタイトルは、ヘンリー・D・ソローの『ウォールデン　森の生活』を下敷きにしている）でスキナーが描いたのは、報酬に基づく学習（以下、報酬学習）によりあらゆる面で人間を訓練し、人々が互いに調和して暮らせるようになったユートピア社会の姿だった。一種の哲学的フィクションであるこの小説では、フレイジアという主人公（明らかにスキナー自身の投影である）がソクラテス式問答を使いながら、「ウォールデン2」と呼ばれる共同体を数人の訪問者（別の考え方を代表する人たち）に紹介していく。フレイジアは、「人間には報酬学習をする能力が生まれつき備わっており、その能力を効果的に活用すれば、愚かさよりも繁栄につなげられる」と訪問者らを説得しようとする。

小説中の架空の共同体の住人は、生まれたときから「行動工学」（報酬学習）により行動のかたちを身につけている。たとえば、幼いころから競争ではなく協調を報酬として学習しているため、どちらかを選ぶ状況になったときは、習慣的に競争よりも協調を優先する。このようにして、共同体の中で分かちがたく結びついた全員が、個人と社会の善のために最も能率的かつ調和的に振る舞うよう条件付けられているのである。

やればやるほど、「いいこと」だと思い込む

『ウォールデン2』は、社会の調和を成り立たせる条件を考察している。その考察の中に、社会規範と主観的なバイアス――報酬学習を通じて個々に形成される条件付け――について科学的に探究する部分がある。

主観的なバイアスの問題は、本書『あなたの脳は変えられる』の中心テーマの1つである。それゆえ、ここで少し立ち止まってこの問題を解きほぐしておこう。

ごく単純に言うなら、私たちは、1つの行動を繰り返せば繰り返すほど、世界について1つの決まった見方をするようになる。繰り返してきた行為がもたらす報酬と罰に基づいて、バイアスのかかった眼鏡を通して世の中を見はじめるのだ。私たちは生活の中でさまざまな習慣を身につけていくが、身につけた習慣的なものの見方が、ここで言う眼鏡である。

簡単な例で説明しよう。チョコレートを食べておいしかったとする。その後、チョコレートと、それほど好きではないほかのスイーツのどちらかを選べと言われたら、チョコレートに手が出る可能性が高い。つまり私たちは、「チョコレートはいい」という眼鏡をかけることを覚えたのである。チョコレートバイアスを身につけたと言ってもいいだろう。これは自分

だけの味覚なので、主観的なバイアスだ。チョコレートにかぎらず、アイスクリームを好むバイアスを持つ人も、もっとほかのスイーツを好むバイアスを持つ人もいるかもしれない。

特定の眼鏡をかけて特定の見方で世界を見ることに慣れるに従い、眼鏡をかけているのを忘れ、いつしか私たちの身体の一部となり、それを通して見たものはすべて真実だと感じるようになる。

主観的バイアスは、ごく基本的な報酬学習のプロセスから生じるものであるため、食べ物の好みだけでなく、ほかのさまざまな面にも表れる。

「脊髄反射」で人生が壊れていく……

1930年代にアメリカで育った人なら、女性は家にいるものだと教わったはずだ。彼らを育てた母親はたいてい家庭の主婦であり、どうしてママは家にいてパパは働きに出ているのかなどと尋ねようものなら、「お父さんは私たちが食べていけるようにお金を稼がなければいけないのよ」と諭されたに違いない。

一方で、その種の質問をしたことに対し、お説教というかたちの「負の強化」を受け、同じ質問を繰り返すことを抑制されると、こうした観点はしだいに習慣化し、非常に強固なものになる。そのため、私たちは自分の反射的な決まり切った反応（「女性は家にいるものだよ。決まってるじゃないか」）に疑問を抱くことすらなくなっていく。

こうした決まり切った反応をknee-jerk《ニージャーク》（膝の急激な動き）と言う。これは医学的な検査法に由来する表現だ。

医師が、患者の膝とすねを結ぶ腱を打腱器というハンマーで叩いたとする。このとき彼女が調べようとしているのは（「彼女」という代名詞につまずいた読者は、医師は男性であるという主観的バイアスを持っているのかもしれない）脳に達する神経ではなく、脊髄までの神経回路だ。この回路は、3つの神経細胞しか必要としない（ハンマーの打撃を感知して脊髄に信号を伝える神経が1つ、その信号を脊髄内で中継する神経が1つ、脚に信号を伝えて筋肉を収縮させる神経が1つ）。

この腱反射反応と同じように、私たちは生活の中のほとんどの時間を、頭を使うことなく反射的に、主観的バイアスに沿った反応をしながら過ごしている。その中で、自分自身や環境が変化したために習慣的行動がもはや適切ではなくなったとしても、それに気づかない。これがときに問題を引き起こす。逆に、主観的バイアスがどのように作られ、どのように働いているかを理解できれば、その仕組みを最大限に利用して、悪影響を最低限に抑えられるかもしれない。

スキナーが描いた共同体「ウォールデン2」は、女性が伝統的な主婦の役割や小学校の教師以外の仕事をこなせるかどうかを探究した（この小説が書かれたのは1948年である）。作品中の男女は、自分たちが持つ「女性は社会の中で〝A〟や〝B〟といった役割を果たすもの」という主観的バイアスを見直し、実際女性も男性と同じ役割を果たす能力があることに気づく。そして、女性も労働力に加えるのだ（男性も子育ての役割を増やす）。

スキナーは、主観的バイアスが行きすぎると、社会構造が固定化して機能不全に陥ったり、政策が教条主義的に硬直化したりしかねないとし、これに対し、行動工学を応用すれば主観的バイアスが行きすぎるのを抑えられるだろうと論じた。何も考えずに報酬学習の原理を自由に働かせたり、制度の中枢に座る少数の人間がこの原理を利用して大衆を操作したりすると、社会は自然にそうした適応不全を起こすとスキナーは指摘する。

イェール大学で行われた「やめられない！」の臨床研究

このようなスキナーの主張は果たして考えすぎなのか。動物実験を基にした彼の説はどの程度人間の行動に適用できるのか。ここからは、それについて論じていこう。『ウォールデン2』が哲学的に考察したように、私たち（セールスマンだろうと、科学者だろうと、株のブローカーだろうと）の行動を条件付けている主観的バイアスを排除する方法、あるいは少なくとも弱める方法はあるのだろうか。自分のバイアスがどのように作られ強化されているかを理解すれば、個人生活や社会生活はよりよいものになるのだろうか。場合によっては依存症を克服する助けにもなるだろうか。そして、人間がアメフラシと同じ習慣化のモードから一歩踏み出したとき、そこにはどんな人間本来の能力やあり方が表れてくるのだろうか。

私がイェール大学で治療神経科学講座を開設したとき、最初に行ったのは、マインドフルネス――自分の一瞬一瞬の体験に特別なしかたで注意を向けること――の訓練が禁煙に有効かどうかを確認する臨床研究だった。研究の開始当初、正直なところ、私はとても不安だった。マインドフルネスに効果がないかもしれないと考えたからではない。私自身の信頼性への不安だった。実を言うと、私はタバコを吸ったことがないのだ。

私たちはコネチカット州ニューヘイブンの街のあちこちでチラシを配り、研究への参加者を募った。チラシ（紙マッチに刷ったものだが）には、「薬を使わずに禁煙しよう」と書いた。こうして講習会に集まった喫煙者たちは、はじめ、椅子の中でもぞもぞと身体を動かして待っていた。何がはじまるのか知らされていなかったからだ。この研究は、ランダム化・盲検化試験だった。つまり、参加者は自分が何らかの治療を受けるということしか知らないわけだ。

私はさっそく説明をはじめた。みなさんの注意をある事柄に向けていただくだけで、禁煙できるようにするつもりです、と。このように話すと、参加者たちはたいてい困惑した表情を浮かべ、一斉にまた身体をもぞもぞと動かす。そのうち必ず、私の話をさえぎってこう質問する参加者が出てくる。

「ブルワー先生、あの、えーと、先生はタバコを吸われていましたか？」

彼らはそのときまでにあらゆる禁煙法を試してきているのだ。そうしてここにやって来て話を聞かされている相手が、まるで禁煙の苦労には縁がなさそうなイェール大学の偉そうなオタクっぽい白人男性なのだから、そう思うのも無理はない。

「いえ、タバコは吸ったことがありません。でも、ほかの依存症はたくさん抱えていますよ」

私はいつもこう答えた。すると彼らの目が出口を求めてさまよいはじめる。私は参加者を安心させるために「今晩の会が終わってもまだ納得できなければ、遠慮なくそうおっしゃってください」と呼びかけた。そしてホワイトボードのところに行き（出口をふさぐためでもある）、喫煙の習慣がどのように形成され、強化されるかについて説明していった。依存症的習慣に取り組んできた経験とスキナーから学んだ知識があるため、私は喫煙を含むあらゆる依存症に共通する要素をわかりやすく並べていくことができたのだ。

タバコとSNS……たった1つのシンプルな「やめ方」

ホワイトボードを使った説明は5分ほどしかかからない。それでも、その説明が終わるころには、全員が頷いている。もぞもぞする代わりに、安堵のため息を漏らしている。最後には、私が彼らの苦労を十分に理解しているということを納得してもらえる。

数年にわたる研究の間ずっと、「先生はタバコを吸われていましたか？」というこの質問は、新たな参加者が集まるたびに出続けた。しかし結局、彼らの苦労を理解する私の能力に疑いが向けられることはなかった。そもそも、それは誰にでも理解できることなのだから。要するに、共通するパターンを理解すればいいだけの話なのだ。

喫煙者と非喫煙者は、タバコを吸うという一点を除けば、何の違いもない。習慣を形成する脳の基本的プロセスは誰でも同じである。朝の身支度の習慣、ツイッターをチェックする習慣、そしてタバコを吸う習慣も、すべて同じなのだ。

この事実は良くも悪くもある。悪い面は、私たちは誰でも、1日中メールやフェイスブックのチェックをし続ける悪習にはまり、仕事をおろそかにしたり暮らしを不健康にしたりする危険があるということ。良い面は、このプロセスを本質的に理解できれば、悪習を捨てて良い習慣を育てるやり方を学べるということである。

この学び直しは、プロセスの基盤となる心理学的、神経生理学的メカニズムを理解すれば、意外とシンプルに——必ずしも容易ではないかもしれないが——行える。そのためにはどうすればいいか。その手がかりの一端は、私たちの研究室の研究結果から得られるだろう。私たちは、マインドフルネスが習慣への取り組みにどのように役立つかを研究している。また、マサチューセッツ大学医学部のマインドフルネスセンターが実施する「マインドフルネス・ストレス低減法（MBSR）」という8週間のコースを受講した2000人を超える人々から得たデータもヒントとなる。

あらゆる依存の裏には「うまくいかない感」がある

チョコレートの例を覚えているだろうか。私たちはストレスが昂じたときや、単に気分がすぐれないときに気分を楽にするためのさまざまな連合を学習するが、それは気分を楽にしたいと思わせている本質的な問題への解決策になっていない。問題の根を吟味せずに、過去の条件付けをもとに、「気分を直すにはもっとチョコレートを食べればいいんじゃないか」と考えて、主観的バイアスを強化しているだけだ。しかしいずれ、何を試しても、たとえばチョコレートを大量に食べても（あるいはもっと悪いものを摂取しても）満足が得られないときがくる。死んだ馬を鞭打ったところで、状況が良くなるはずがない。不安で途方に暮れたあげく、どこに向かえばいいかわからなくなる。こうして人々は、医師や家族や友人に聞いたと言って私たちのコースを受けにやって来るのである。中には、ストレスや依存症の成り立ちについて科学的に学んでくる人もいる。

　ＭＢＳＲコースを受講する人々は、何らかの急性または慢性の身体症状を抱えていることが多いものだが、広い意味では、全員がある種の不-快《ディスイーズ》[*2]を共有している。生活の中に「何かうまくいかない」面があり、それに対処して気持ちを楽にする方法を求めているのだ。いろいろなやり方を試したけれども解決法は見つからなかったという人も多い。チョコレートの例でもわかるとおり、しばらくの間はうまくいっても、腹立たしいことに、その効果は弱まるか、まったく消えてしまったりする。このように一時しのぎが一時しのぎにしかならないのはなぜなのだろうか。

　私たちは、報酬学習という単純な原理を通じて習慣を強化しているのに、その習慣を変えようと努力して事態を悪化させている。だとしたらまず、私たちが当たり前だと思い込んでいることを見つめ直すところからはじめて問題を探してみるといいだろう。少し立ち止まって主観的バイアスを見直し、苦悩を和らげるために続けてきた習慣を再検討してみれば、自分を苦しめ（さらに迷いを深め）ているものが何なのか、見えてくるかもしれない。

マインドフルネスは、迷っている者が道を見つけるための助けになる。では、それはどのようにして可能なのか？

私は大学生のころ、山歩きを覚えた。スマホなどなかった時代、大自然の中を自力で何週間も歩き通さなければならなかった。最初に覚えた大切なスキルは、地図の読み方だ。

ストレスを「コンパス」として利用する

地図の大原則その1――正しい方角がわからなければ地図は役に立たない。つまり、地図は北を示すコンパス（方位磁石）と組み合わせて、初めて利用できるのだ。方角がわかれば、特徴のある地形が意味を持ってくる。そうしてようやく、自然の中を歩き回れるようになる。

似たことがストレス対策にも言える。「うまくいかない」という不-快を抱えているのに、その不-快がやって来る方角を知るためのコンパスがなければ、方向の見えないそのストレスはより深刻なものになる。

この状況がひどくなると、20代あるいは40代前後で人生に迷う危機に見舞われることもある。そうなったとき、私たちはおろおろし、挫折感や不-快感を振り払おうと極端な方向に走る。男性によく見られる反応は、秘書やアシスタントの女性を連れて逃避行することだ（そして1カ月後、熱がすっかり冷めて我に返り、何というバカなことをしたものかと思うのだ）。

では、その困った感覚を振り払ったり蹴散らしたりしようとせず、そこに寄り添おうとしたらどうなるだろう。言い換えれば、そのストレスや不快の感覚を自分のコンパスとして利用したらどうなるだろうか。新たなストレスを見つけだすためではない（ストレスなら探すまでもなく、嫌というほどある！）。今抱えているストレスをナビとして使ったとしたら……。ストレスは実際のところどんなふうに感じられるのだろうか。それは、たとえば興奮の感情とどう違うのか。もし、針の向きで「南」（ストレスに向かう方向）と「北」（ストレスから離れる方向）がはっきりとわかれば、そのコンパスを手引きに人生を歩んでいくことができるのではないだろうか。

やめられない人の脳は、どこか「ぼんやり」している

では、地図のほうはどうだろう。

マインドフルネスには多くの定義がある。おそらく最もよく引用されるのは、ジョン・カバットジンが『やっかいごとだらけの生活（マインドフルネスストレス低減法）』に書いた操作的な定義だろう。世界中のMBSRコースで教えられているその定義とは、「判断を加えず、意識的に現在のこの瞬間に注意を払っていることから生じる気づき[原注3]」である。

スティーブン・バチェラーが最近書いているように、この定義は「注意を安定させ、反応しない気づきという澄んだ空間にとどまるやり方を学ぶ人間の能力」を指し示している。[原注4]

別の言い方をすると、マインドフルネスとは、世界を今よりもはっきりと見ることだ。主観的バイアスのせいで道に迷い、同じ場所をぐるぐると回っているとき、マインドフルネスはそのバイアス自体に気づかせてくれる。その結果、自分がどうやって迷ったかが見えてくるのである。どこにもたどり着かない道を歩いていることにいったん気がつけば、そこで立ち止まり、不要な荷物を捨て、違う方角に歩きだせる。たとえて言うなら、マインドフルネスは、人生を歩む際に役立つ地形図となりうるのだ。

では、「判断を加えず」や「反応しない気づき」という言葉は何を意味するのだろうか。

本書ではまず、報酬学習がどのように主観的バイアスを導くか、そして、そのバイアスが私たちの世界観をいかに歪めているかという問題を解きほぐしながら見ていく。主観的バイアスは、現象の本質を見極めることを妨げ、習慣的な反応へと私たちを追い立てる。習慣的というのはつまり、過去の反応に基づいて「栄養分」に近づき、毒素を避けることで、自動操縦に沿って行動することである。

さらに本書では、そのバイアスのかかった見方のせいで多くの混乱が生じ、「これは嫌な感じだ。何かしなければ」という反応が引き起こされることについても探究する。こうした混乱した反応は、問題を悪化させるだけだ。森で迷い、パニックに陥りはじめると、本能的に速く歩こうとしてしまう。当然、ますます道がわからなくなる。

森の中で迷ったときは、立ち止まり、深呼吸をして、地図とコンパスを取り出せと私は教わった。位置関係がわかり、方角がはっきりした時点で、初めて歩きはじめるべきなのだ。本能に反するやり方だが、私は実際、これで命拾いをしてきた（今でもこのやり方を守っている）。同じように、物事をはっきりと見極めつつ、それに反応せずにいることで、自分が不－快をどのように悪化させているか、また、どうすればもっとうまく取り組んでそこから離れられるのかを学んでいけるだろう。

10年以上のデータ蓄積でわかった「脳のクセ」の直し方

私の研究室では、過去10年にわたり、多くの人々のデータを集めてきた。彼らは、「普通の」（どんな意味であれ）人々だったり、患者（大半は依存症患者）だったり、マサチューセッツ大学マインドフルネスセンターのMBSRコース受講者だったりした。瞑想初心者もいれば、瞑想の熟練者もいた。私たちはそれらのデータを基にあらゆる種類の依存症について研究し、さまざまなタイプの瞑想（キリスト教の「センタリングの祈り」や禅など）を対象とし、マインドフルネスの多様な訓練法の効果についても研究を重ねた。

その結果、古来の仏教的なマインドフルネスの見方であれ、現代的なオペラント条件付けの見方であれ、あるいは両方を合わせた見方であれ、物事を明確に見極めつつ、あえて反応しないという理論的枠組みの実効性を、私たちの研究は繰り返し裏づけることとなった。

それを踏まえ、本書では古代の学問と現代の科学の間に見られるこの対応関係を手引きとしながら、私たちがマインドフルネスを使ってどのように自分の連合学習や、主観的バイアス、その結果としての反応を理解していけるかを探究していく。

バチェラーの言葉を借りて説明してみよう。

「要点は、生活の質に影響するような行動変化を導く実践的な知識を得ることにある。これに対して、理論的な知識が日々の暮らし方に及ぼす影響は、あったとしてもごくわずかにすぎないだろう。自己中心的な反応を捨てれば、しだいに『慈悲と思いやり、愛他的な喜びと落ち着きに満ちた心をもって全世界にあまねく浸透』するようになる[原注5]」

あまりに素晴らしすぎる言葉で、とても本当とは思えないかもしれない。しかし、私たちは今、これを裏づける十分なデータを手にしている。

ストレスのコンパスを読み取り、利用して、迷ったときに道を見つけられるようになるためにマインドフルネスがどのように役立つかを、これから探究していこう。

道に迷うことはよくある。つい反射的に連れ合いに向かって怒鳴ったり、退屈してユーチューブを眺める癖がついたり、依存症で最悪の状況に陥ったりしてしまうものだ。しかし、こうしてアメフラシのように反応している私たちも、しだいに、賢い人間として振る舞えるようになれるのだ。

訳注

＊1 *Homo sapiens sapiens* は生物種としての現生人類の学名。*sapiens* ＝賢い、識別能力を持つ＝の反復は亜種名の命名規則に基づくもので、「自分が知っていることを知る」という意味で人類の学名が付けられたわけではないが、その反復にあえて意味づけすればこのようにも読める、ということ。

＊2 dis-ease は英語の disease（病気）を否定の接頭辞 dis と ease（安楽）に分解して表現し、病気という概念をより広く、あるいは根本的に捉えなおすために代替医療などの分野でよく使われる表現。

第1部

「つい、またやってしまった……」を科学する

第1章

「したい！」に流されない方法

「やめられない」の脳科学

傷跡を我慢せずに引っ掻いていると治らない。しかし、痒みや痛みの有り様をそのまま体感し、引っ掻かずにいれば実際に傷は治っていく。つまり、自分の嗜癖に屈せずにいることは、根本的なレベルでの癒しに関わるのである。

——ペマ・チュードゥン

じっと見れば、多くを観察できる。

——ヨギ・ベラ

なぜ退役した軍人は、ドラッグにハマりやすいのか？

私はコネチカット州にあるイェール大学医学部で5年間、助教授として働いていた。それに伴い、近隣のウェストヘイブン退役軍人病院の精神科外来での勤務もこなした。専門は依存症治療だ。最初は、依存症の分野で仕事をするつもりなどなかったが、患者の生活がマインドフルネスで明らかに改善するのを見て、考えを変えたのだ。

私の診察室は、従業員用の駐車場の裏にある、どういうわけか「仮設」のままずっと使われている建物の中にあった。ここは、病院内の付属的な建物の例に漏れず、「36号棟」と番号だけで呼ばれていた。

36号棟は、私たちの依存症クリニックの拠点だった。患者や面会者が建物のロビーに足を踏み入れて最初に目にするのは、分厚い防弾ガラスだ。その防弾ガラスの向こう側で、ナースが毎朝、麻薬依存症の患者たちに紙コップに入れたメサドン[*1]を配っているのが丸見えだった。

予約患者が来院すると、規則に沿って受付が医師に連絡を入れ、私たち医師が受付までやってきて自分の診察室まで患者を案内する。このクリニックでは、すべてを人の目が届くところで行う決まりになっていた。つまり、基本的に慎重を旨としていたのだ。

ハリウッド映画の『リービング・ラスベガス』や『レクイエム・フォー・ドリーム』などの影響で、依存症患者というものは酩酊したりハイになったりすると自己破壊的な行動に走り、ときには薬を手に入れるお金のために犯罪に手を染めるものだというイメージで語られることが多い。大げさな物語はお金になる。しかし大半の患者は、このような型にはまったイメージには合わないものだ。

たしかに患者にはそれぞれの闘いの物語がある。だがそれらは、何かの具合で薬物にはまり、あとになって穏やかな家庭や安定した仕事や落ち着いた人間関係を取り戻すためにこの習慣を断ち切ろうと必死で努力をするというような、よくある典型的な物語ばかりだ。そもそも依存症とは、すべてを食い尽くす強迫症なのである。

話を先に進める前に、ここで依存症の定義を確認しておこう。私が駆け出しの医師だったころに教えられたガイドラインは非常に単純だった。

「依存症とは、悪影響があるにもかかわらず継続的に何かを使用することである」

特定の物質（ニコチン、アルコール、コカインなど）の使用や特定の行動（ギャンブルなど）に関連する悪影響があり、なおかつそれをやめられないとしたら、それは依存症と評価できる。その行動が自分や周囲の生活をどのくらい混乱させているかを参考にして重症度が決まっていく。こうして、行動の種類とその行動が生活に影響する程度により、どのような依存症かが位置づけられる。

私が退役軍人病院で診た患者の多くは、（戦闘その他による）怪我のあと、薬物依存になっていた。慢性痛を抑える鎮痛剤で依存症になる者もいれば、トラウマ関連その他の精神的苦痛から逃れたり、その種の苦痛を鈍らせたりするために薬物に頼る者もいる。こうした患者たちの話を聞いているうちに、1つの共通したテーマが見えてきた。彼らはスキナー箱の実験動物のように依存症へと強化されてきたのだ。彼らが語るこれまでの体験は、まるで報酬学習だった。

「（トラウマ的な出来事の）フラッシュバックがあって」（刺激）、「お酒を飲むと」（行動）、「トラウマを再体験するよりも気持ちが楽なんです」（報酬）――。

私はこれを聞きながら、その話を頭の中で習慣のループに当てはめていた。刺激、行動、報酬。それの繰り返し。

もう1つの共通点として、彼らはその薬物を「お薬」だと思っていた。酔っ払ったりハイになったりすれば、不快な記憶や気持ちが湧き上がってくるのを防げる（または感じないですむ）。もしくは、あとになって記憶が蘇ってきたかどうかもわからないままでいられる。

タバコがドラッグ以上に「やめづらい」理由——報酬とデメリット

私は患者と共に問題に取り組みはじめた。最初に、依存のきっかけは何だったのか、やめるのを妨げているのは何かという質問を投げかけた。治療が可能だという希望を見出すためには、まず、患者の習慣のあらゆる側面を明確に把握できていなければならない。薬物に手を出す引き金は何か、薬の種類は何か、そしてとくに、薬を使ったときの報酬は何かを知っておく必要がある。

患者たちは、薬物使用やそれに伴う行動で何らかの困難に陥り、精神科を受診しに来る。そうでなければ、わざわざここに来たりはしない。来院を促すのは、患者の身体的な健康を心配する家庭医だったり、患者の心の健康を心配する家族だったりする場合が多い（家族が自分の身の安全を考えることもあるだろう）。

患者は、その行動から自分がどんな報酬を得ていると考えているのか。この点について、私と患者の2人で協力しても答えが見出せないと、行動を変えるのは極めて難しい。依存症には、進化に基づく抵抗できない力が働いているからだ。それはドーパミンによる報酬系の力で、依存性の薬物はこの報酬系をいわば乗っ取ってしまうのである。

たいていの場合、患者にとっての薬物使用の報酬とは、不快感をどこかに追いやれることだ（負の強化）。3日続けてコカインをやったあげくに1日で何百ドルも散財して、そのあと何日か起き上がれなくなるといった経験を素晴らしかったという患者はまずいない。彼らが報酬学習について言うのは、何らかの状況を避け、苦痛を紛らわせ、不愉快な感情に蓋をするためということだ。そして、最もよく耳にするのが、渇望《クレーヴィング》に屈する、という表現。痒《かゆ》いところを掻いてしまうようなものだ。

現在、私のところにやってくる患者は、過去にいくつかの依存を克服していて、今回は禁煙での手助けを求めてくるというケースが多い。コカイン、ヘロインなどの麻薬やアルコールの問題では、最悪の状況を何度も繰り返した結果、家庭や職場、健康面などのトラブル度が報酬をはるかに上回っていく。いくら痒くても掻いたあとのトラブルの山を考えると掻けなくなるのと同じで、負の強化（トラブル）が、前回の報酬（渇きが治まる）よりも大きくなった状態を経験してきたわけだ。

彼らは私の診察室に座り、タバコの箱を見つめて首をかしげる。

「ハードなドラッグを自力でやめられたのに、どうして禁煙ができないんでしょう？」

この疑問は特殊なものではない。ある研究によると、アルコールその他の物質乱用で治療

を受けている人の3分の2近くが、現在の薬物をやめるよりも禁煙のほうが難しいと考えている。[原注1]

歴史的知識として補足するなら、第1次世界大戦中、戦場の兵士たちにはタバコが配られていた。士気を鼓舞し、現状から心理的に逃避できるようにするためだ。第2次世界大戦では、アメリカ軍の戦闘食糧「Kレーション」の中に、毎食、タバコが入っていた。この食糧パックは1975年まで使われた。

もし誰かをニコチン依存症にしたいのなら、これは最良の方法だ。戦争中はストレス因子(刺激)にはこと欠かない。配給食糧を使えば確実にタバコを吸わせられる(行動)。そして気分が楽になる(報酬)。戦争が終わっても、すでに依存症は根をおろしているため、記憶やフラッシュバック、あるいはもっと日常的で単純なストレス因子にさらされるだけですぐにタバコに手を伸ばしてしまう。

タバコの「5つの性質」が禁煙を難しくしている

依存性の物質の中でも、ニコチンはとくにはまりやすく、抜け出しにくい。私の患者たちが禁煙に苦労する一因は、ニコチンが持つこの性質にありそうだ。

第一に、ニコチンは刺激物であり、認知能力を鈍らせたりしない。運転中でも、重機を動かしながらでも、タバコは吸える。

第二に、その気になれば1日中でも吸っていられる。朝の起き抜けに1本（朝はニコチンレベルが最も低いため、一番吸いたいタイミングだ）。通勤途中でも、休憩中でも、上司に怒鳴られながらでもタバコは吸える。毎日1箱吸う人は、1日だけで20回もこの習慣を強化できるのである。

第三に、職場でタバコを吸ったという理由では、解雇されない。酩酊状態やドラッグでハイになった状態で職場に現れたらそうはいかない。タバコ休憩で生産性は多少落ちるかもしれないが、（受動喫煙を別にすれば）自分の健康を損なうだけで、それも自分次第だ。

第四に、現在アメリカでは、予防可能な病因・死因の第1位が喫煙だが、喫煙ですぐに死ぬわけではないという事実がある。四六時中酔っ払っていたりハイになっていたりすればたちまち仕事や友人をなくしてしまうが、喫煙ではそうならない。たしかにスモーカーの息は臭い。けれどもガムやミントでごまかせる。喫煙に伴う身体の変化はゆっくりと進むため気づきにくく、何十年か経って初めて、肺気腫やがんなどの重大な病気が起こりはじめるのだ。

報酬学習は短期的な強化に関わるものである。長期的な計画を考えようとしても、将来がんになるかもしれないという程度では、すぐ目の前に問題があればそちらを優先してしまう。自分はがんにならないかもしれないのだから。

第五に、ニコチンを血流に取り込む毛細血管は非常に数が多い。それゆえ表面積も大きく、肺の毛細血管だけでも、広げて並べていけばテニスコートより広くなる。これだけの表面積があるため、ニコチンは即座に血流に取り込まれるのである。

ニコチンが急速に血流に取り込まれれば取り込まれるほど、脳内では急速にドーパミンが放出され、人はハイになる。このように、肺は吸入した物質を大量かつ急速に取り込む能力を持つ。そのため、同じコカインでも鼻の粘膜から吸引するスノーティングよりも、煙で吸入するクラックのほうが依存性は高くなる。毛細血管の数では、鼻は肺にはとうていかなわない。

こうしたことを考えれば、さまざまな難題を克服してきた私の患者たちが喫煙習慣だけは捨てられないというのも、驚くほどのことではないと言える。

「衝動の波」をサーフィンのように乗りこなす方法

事例を1つ簡単に紹介しよう。ジャックは診察室に入ってくるなり、タバコを吸わないと頭が爆発しそうになると訴えた。子どものころからずっと吸い続けていて、どうしてもやめられないという。ニコチンガムもニコチンパッチも試した。吸いたい渇望にとらわれたときはタバコの代わりにキャンディをなめたりした。しかしどうしてもうまくいかない。

いくつもの研究論文から、大半の禁煙薬は、せいぜい3人に1人しか効果がないことを私は知っている。また、こうした薬は、刺激が引き金になって生じた渇望には役に立たないのもわかっている。

大半の禁煙薬の仕組みは、一定のニコチンを与え続け、その結果ドーパミンを安定的に供給し続けるか、あるいはニコチンに対応する受容体をブロックして、タバコを吸ってもドーパミンが放出されないようにする。実際、このやり方は理に適っている。理想を言うなら、引き金となる特定の刺激を認識したときにのみ、ドーパミンを即座に大量に放出する薬があればよい。しかし現時点では、我々はそこまで1人ひとりに合わせた医療ができるレベルに達していない。

ジャックは診察室のドアの前に立ったまま、見たところ途方に暮れている。本当に頭が爆発しそうな様子だ。どう声をかけたらいいのだろう。どうすればいいのか。まずはジョークからはじめた。正直、ジョークは得意ではないので、あまり良い考えではなかったかもしれない。けれども、つい口から出てしまった。

「もし頭が爆発したらですね、ええと、破片を拾い集めてお電話ください。渇望で頭が爆発した最初の事例として記録しますから」

口ごもりながらこう言うと、ジャックはしかたがなさそうに笑ってくれた（少なくとも、私が診た退役軍人病院の患者たちは、優しい人ばかりだった。彼らがくぐりぬけてきた経験にもかかわらず、あるいはおそらくその経験ゆえに）。

さて、次は？　壁のホワイトボードのところに行き、ジャックに習慣のループについて説明した。並んでボードの前に立ち、引き金となる刺激からタバコを吸う行為に向かう線を描き、吸うたびにどのようにこのループが強化されるかを図示して見せたのだ。ようやくジャックは頷き、椅子に腰をかけた。一歩前進だ。

私も席に戻り、吸わないと頭が爆発しそうだというジャックの感覚を詳しく探りはじめた。まず、それはどんな感じなのかと尋ねると、「さあ、頭が爆発するような感じなんです」との答えが返ってきた。重ねて、実際どんな感じか、ゆっくりと細かく描写してほしいと求めた。

こうして私とジャックは、強い渇望を感じたときに頭に浮かぶ考えや身体的な感覚を少しずつすくい上げていった。さらに私はホワイトボードに太い上向きの矢印を描き、ジャックの身体的感覚を書き込んだ。

矢印の一番下に引き金となる刺激。そこから上に向かって、しだいに強く明確になる渇望の感覚を書き加えていく。矢印の先端には「頭が爆発」が来るはずだが、実際にはそこには、「タバコを吸う」が入る。なぜなら、そこまで来るとジャックは必ずタバコに手を伸ばしたからだ。

私はここで、「タバコを吸えないとき、たとえば飛行機やバスに乗っているときに吸いたい衝動を感じたことはありませんか？」と尋ねた。ジャックは「ありますよ」と答えた。「どうなりました？」と私。ジャックはしばらく考えて、「そのうち消えたような気がします」と曖昧な答えを返した。

「確認させてくださいね。タバコを吸わなければ、吸いたい衝動は勝手にどこかへ消えていくのですね？」

これは一種の誘導尋問である。けれども、念のために言うと、こちらが正しく理解しているか確認したいという真意もある。治療を進めるには、患者と同じ場所に立っていなければならない。私の質問にジャックは頷いた。

私はホワイトボードの矢印に戻り、先端（「タバコを吸う」と書いてある）のすぐ下のところから水平に線を引きはじめ、それを下のほうに延ばしていった。全体のかたちはタバコに向かう真っ直ぐな矢印ではなく、ひっくり返ったUの字、というか、丘のようになった。

「こういうことでしょうか。刺激を受けると吸いたい衝動が高まり、ピークに達して、そしてどこかへ消えていく」

ジャックの頭の上で電球が灯ったのが見えるようだった。

「あれ、待てよ。実は吸わなくても大丈夫だったんだ。それに気がついてなかった。吸いたくてたまらない気持ちはすぐに消えることもあれば長く続くこともあったけど、結局は必ず消えた。たぶん、要するに、タバコをやめることはできるんだ」

それから何分かかけて、私はジャックが本当に理解しているかを確かめた。タバコを吸うたびに、いかにその習慣を強化しているかを明確にしたのだ。

私はジャックに、渇望と共にやって来る身体感覚の1つひとつを、単純に自分に対して指摘する（声に出しても出さなくてもかまわない）方法を教えた。そのとき使ったたとえが、サーフィンだった。吸いたいという渇望は波のようなもの。そして「指摘する練習」がサーフボードだ。このボードで波に乗り、波が行ってしまうまで乗り切るのだ。吸いたい気持ちが高まり、ピークに達し、消えていく間、この逆U字型の波に乗っていけばいい。波を乗り越えるたびに、喫煙習慣の強化を止められることを私は説明した。ジャックは最終的に、タバコへの渇望を感じるたびに使える現実的なツール――マイ・サーフボード――を手に入れたのである。

ストレスを感じずに「やめられる」MBRPプログラム

ジャックに教えた禁煙法は、ただの思いつきではない。退役軍人病院で働きはじめたとき、私はすでに12年ほど瞑想を続けていた。イェール大学医学部で研修医として訓練を積んでいる間に、分子生物学の研究はやめて、マインドフルネスの研究に全力を傾ける決心をしたのだ。なぜか。医学部の在学中にはストレスと免疫系の調節異常を関連づける論文を主要学術誌に発表していたし、ある仕事では特許さえ取っていた。しかし、「それがどうした?」という思いが胸を去らなかった。

それまでの仕事はすべて、実験マウスで病気をモデル化したものだった。そんな研究で人間を直接救えるだろうかと私は考えた。さらに、私は個人的にマインドフルネスの効用を実感していた。こうした気づきから、私は精神科医になる訓練を受ける決心をしたのだ。

精神科に身を置いてみると、精神医学が患者をよりよく理解し、治療を進めるために利用している考え方と仏教の教えとの間につながりがあることが、ますますはっきりと見えてきた。

マインドフルネスの研究に転じる決断を、大学は快く認めてはくれなかった。一般論として大学は、薬のかたちで成果が表れないものや、少しでも代替医療くさいものには疑いの目を向けるものだ。私は彼らを非難するつもりはない。精神医学の世界では長い間、多くの困難な闘いが繰り広げられてきた。治療法の正当性をめぐる問題も、その1つなのだ。

退役軍人病院での勤めを始める数年前、精神科の研修医だった2006年に、私はマインドフルネスの訓練が依存症治療に有効かどうかを調べる初めての予備的研究を実施した。[原注2]

そのしばらく前に、ワシントン大学のアラン・マーラットらのグループが、マインドフルネス再発防止法（MBRP）が依存症の再発防止に有効であるという研究を発表していた。MBRPは、彼らが開発した再発防止プログラムをマインドフルネス・ストレス低減法（MBSR）と組み合わせた方法である。私は彼らの助力を得て、8週間のプログラムだったMBRPを外来クリニックで使えるように修正した。プログラムを4週間ずつの2つのブロック（AとB）に分け、A－B－A－Bと交互に教えられるようにしたのである。こうすることで、治療の開始を長く待たせずにすむようになった。また、2番目のブロックに進んだ患者が、そのブロックを最初のブロックとして始めたばかりの人々の手本となり、やり方を教えることもできた。

小規模な研究だったが（統計解析係にデータを渡すときに、全部レジ袋に入れていたため、「レジ袋研究ですね」と冗談を言われた）、結果は有望だった。この修正版MBRPがアルコールやコカイン使用の再発を防ぐ効果は、認知行動療法と同程度だったのである。

認知行動療法とは、大ざっぱに言うと、人の感じ方や振る舞い方を改善するために、従来の思い込みに疑問を投げかけ、考え方のパターン（認知）を変えていく訓練をする治療法だ。その有効性は比較研究により統計的に裏づけられている。たとえば、依存症で苦しんでいる患者は、薬物使用につながる自分自身についてのネガティブな信念に気づいたときに、「それを捕まえ、それを確かめ、それを変える」よう教えられる。「自分はどうしようもない」という考えを持っていたなら、それが真実かどうかを検証し、もっと前向きな考え方に変えるやり方を学ぶのである。

治療後の患者のストレス反応を調べてみると、認知行動療法を受けた人よりもマインドフルネス訓練を受けた人のほうが反応が弱いことがわかった（ストレス反応の検査は、自分についての話を録音しておいたものを本人に聞かせることにより行った）。マインドフルネスは、実験室の検査でも現実の生活の中でも、刺激への対処に役立っているようだった。

こうした力強い結果を得て、私は喫煙問題の取り組みをスタートした。先に説明したように、ニコチン依存は極めて克服が困難な依存症である。

そのしばらく前から、マインドフルネスによるアプローチが慢性痛やうつや不安の改善に有効であることが証明されてきていた。[原注3] こうした分野でマインドフルネスが助けになるのなら、依存症（この分野は取り組みが遅れていた）への新しい行動療法の先駆けとして有効かもしれず、私の患者の力にもなると考えられた。

医学部時代の指導教官は、よく笑顔でこう言ってくれたものだ。

「大きなことをするんだ。そうでなければ故郷に帰りたまえ」

居心地のいい世界を踏み越えてリスクを取るか、無難な道にとどまるかの間で迷うのなら、前者を取れという激励だ。人生はあまりにも短い。そんな恩師の声を胸に、私はMBRPからマーラットらの依存症再発防止プログラムの部分をすべて削ぎ落とし、純粋にマインドフルネス訓練のみからなる禁煙研究のマニュアルを書き起こした。マインドフルネスがそれ自体で有効かどうかを見たかったのだ。もしマインドフルネスが依存症の中でもとりわけ治療困難とされる喫煙に有効なら、ほかの依存症にも楽々と利用できるだろうと私は考えた。

頭が爆発しそうな「脳の渇望」を体感する

禁煙研究の準備の一環として、私は2時間の瞑想に挑戦した。目標は、2時間後にアラームが鳴るまで動かずにいることだ。少しばかりマゾヒスティックに聞こえるかもしれないが、私は次のように考えたのだ。

ニコチンの半減期は2時間。当然、喫煙者はたいてい2時間経つとタバコ休憩を取る。体内のニコチンレベルが下がるため、満タンに戻せと脳が指令を発するわけだ。タバコを減らそうとするときは、喫煙の回数が少なくなる。そうすると、吸いたい気持ちがいっそう強まる。これまでの禁煙法では、少しずつ吸う本数を減らして、生理学的に生じる渇望を弱めようとしてきた（こうした訓練は刺激によって引き起こされる渇望には役に立たない）。完全にやめられたとしても、「禁煙し続ける」ためには、渇望に襲われるたびにそれを乗り越えていかなければならない。

　先に述べたとおり、私はタバコを吸わない。とはいえ、禁煙で頭が爆発しそうだと感じる患者の気持ちを理解する必要があった。「私は医者なんだから言うとおりにしなさい」といったバカげた押しつけができるはずはなく、患者に信頼してもらわなければならない。問題をきちんとわかっていることを彼らに信じてもらうことが不可欠だった。

　そんなわけで、私は2時間の静座を始めた。いや、瞑想の姿勢を2時間保つ努力を始めたと言うべきか。

　驚いたことに、私が参ったのは、長時間動かずにいることによる身体の痛みではなかった。問題は気持ちの落ち着かなさだった。私の脳は「ちょっとだけ、ちょっとだけでいいから動け」と要求してきた。さらに「立ち上がれ！」と落ち着かない心が叫ぶ。私はこうして患者が耐えているものを知った（少なくとも近いものを感じた）。頭が爆発するような感じとは何なのかが、ようやくわかったのだ。

　2時間続けて座れるようになるまで何カ月かかったか思い出せない。1時間45分座って立ち上がったことも何度もあった。ほとんど2時間近くまでいって、まるで「落ち着かなさ」という名の操り手に動かされる人形のように、突然クッションから飛び上がることもあった。単純に、そうせざるをえなかったのだ。

　そしてある日、私はやり遂げた。2時間座り通した。そのときようやく、〝操り人形〟の糸は切れると実感した。その後はどんどん楽になっていった。できると確信できたからだ。そして私は、患者たちもタバコをやめられることを知った。ただ、適切なやり方をすればいいだけなのだ。

2008年、ついに準備が整った。序章で紹介したように、私はイェール大学で治療神経科学講座を開設し、禁煙研究を開始した。狙いは、「マインドフルネス訓練は現在の最良の標準的治療法と同等の効果を持つか？」という単純かつエレガントな問いに答えを出すことだった。禁煙について言えば、アメリカ肺学会が適切にも「喫煙からの自由」と命名したプログラムが標準的治療法だった。そうした中で、私たちは「薬を使わない無料禁煙プログラム」という紙マッチの広告を周辺に配り、喫煙者を募ったのである。

「わかっちゃいるけどやめられない人」は「わかっていない」だけ

最初の晩、待合室に入ってきたプログラムの参加者たちは、カウボーイハットに入れた紙片を1枚引かされた（助手がそういう段取りをするのが上手だった）。「1」と書いた紙を引いた人はマインドフルネスのトレーニングを受けることになる。「2」の紙を引いた人はアメリカ肺学会の「喫煙からの自由」プログラムに割り当てられた。

それから4週間、参加者は週に2回の治療を受けた。1カ月の治療後、全員が飲酒運転検査器のような装置に息を吹き込んで禁煙の状況を検査する。この装置はアルコールの代わりに一酸化炭素を検出する。不完全燃焼の際に発生することで知られる一酸化炭素だが、タバコを吸うと血中の一酸化炭素が増えるため、喫煙の代理指標として利用できる。一酸化炭素は赤血球のヘモグロビンに酸素より強く結合する。閉め切ったガレージで自動車のエンジンをかけているると窒息してしまうのは、これが原因だ。喫煙は、これをゆっくりとやっているようなものなのだ。一酸化炭素はしばらく血中にとどまり、徐々に赤血球から離れて呼気中に出て行く。このため、呼気に含まれる一酸化炭素が喫煙の適切なマーカーとなるのである。

その後2年の間、私は毎月、応募してきた新しい禁煙希望者のグループにマインドフルネスを教えた（ただし12月は行わなかった。年末は禁煙を試みるのにふさわしい時期ではない）。初回では習慣のループを教え、引き金となる刺激を見つけさせ、タバコを1本吸うたびにその引き金がどのように喫煙行動を強化するかを説明する。その日はただ、自分の引き金刺激に注意を向けて、「タバコを吸ったときにどんな感じがするかを意識してみよう」とだけ言って解散した。データを収集する段階だ。

3日後、2回目のセッションで、退屈からタバコを何度も吸ってしまったことに気づいたと話す人が出てくる。ある男性は、1日30本吸っていたのに、この2日で10本にまで減ったと報告した。タバコに手を伸ばすのはほとんどが習慣的なものか、ほかの問題の「解決」のためだと気づいたからだという。たとえば、コーヒーが苦かったから、それをごまかすために吸ったりする。それに気づいたこの男性は、代わりに歯を磨くことにした。

タバコを吸ったときにどんな気持ちになるのか——。参加者たちから寄せられた感想は、もっと興味深かった。それまで何も考えていなかった人が多く、タバコの味がひどいことにも気づいていなかったようだ。中でも「臭いは腐ったチーズみたいだし、味は化学薬品みたいだった。気持ち悪っ」という報告は私のお気に入りだ。

ある女性患者は、喫煙が健康に悪いのは知識としては知っていた。だからこの講習プログラムに参加したわけだ。

この女性も、タバコを吸うまさにそのときに好奇心を持って注意を向けるようにしただけで、味がひどいことに気づいた。これは重大な発見だ。知識が知恵に変わり、頭ではわかっていた「喫煙は身体に悪い」という事実を体感したのだ。喫煙の呪縛は解けた。そのときから彼女は、縛られていた行動から本能的に抜け出しはじめた。無理な努力をする必要はなかった。

「努力」や「意思力」でやめようとするのは間違い

ここで「努力」などという概念を持ち出したのには理由がある。認知行動療法などの治療法では、行動をコントロールするために認知を用いる。しかし残念なことに、脳の中で意識的に行動を規制する能力が最も高い前頭前皮質は、ストレスがかかると真っ先に機能を停止する。前頭前皮質の機能が止まると、私たちは馴染みの習慣的行動に逆戻りする。だからこそ、私の患者たちが経験したように「呪縛から解かれる」ことが重要なのだ。習慣的行動から本当のところ何を得ているのか——それに目を向けることで、私たちはその何かを深いレベルで理解し、体得できる。それができれば、タバコに手を伸ばさないよう自分をコントロールしたり、無理に努力をしたりする必要はない。

この気づきの状態こそ、マインドフルネスの中心だ。行動にとらわれているとき、何が起こっているかを明確に見る。すると腹の底から呪縛が解けてくる。そうしているうちに、行動の結果がより明確に見えるようになり、古い習慣を捨て、新しい習慣を形成できる。

しかし、ここには逆説的な面がある。この変化の中でマインドフルネスが関係するのは、単に自分の身体や心に起きていることに興味を向け、近づき、関わり合う側面だけにすぎない。マインドフルネスとは、実は、自分の体験に向き合おうとするこの意思なのである。決して自分の不快な渇望をできるかぎり早く捨て去ろうと努力する意思のことではない。

我慢せずに「やめる」4つのステップ——RAIN

「タバコを渇望するのは全然かまわない。タバコに手を伸ばすことさえ問題ない」

こうした態度がプログラムの参加者の身につきはじめたら、次にサーフボードの乗り方を教える。このとき私はＲＡＩＮ《レイン》という言葉を利用する。瞑想の優れた教師であるミシェル・マクドナルドが考えた（そしてタラ・ブラックにより広められた）略語である。私自身、マインドフルネスのトレーニングを進める中で何か1つの考えのパターンにはまり込んだり、頭の中で繰り返し誰かに向かって怒鳴りつけたりしているとき、このＲＡＩＮのやり方がとても助けになった。

(1) 認識（Recognize）／リラックス（Relax）
そこに起きていること（渇望が生じている、など）を認識し、気を緩める

(2) 受け入れ（Accept）／許し（Allow）
それがそこにあることを受け入れる

(3) 検証（Investigate）
身体の感覚、感情、思考を検証する（「今、私の身体や心で、何が起きているのか」と問う）

(4) 言葉（Note）
そのときそのときに起きていることを簡単な言葉にする

最後のNについては、私が学んだときには「距離をとる」（Nonidentification）と教わったが、少し修正した。考え方としては、次のようなことだ。

私たちは意識している対象と自分を同一視して、その対象の中にとらわれたりする。結果、それを自分に関わるものとして捉えてしまうのだ。そこで、「距離をとる」という姿勢を保ち、その対象を自分に関わるものとして捉えないようにする。

私のプログラムではこのような説明をするのはやめて、「言葉にする練習」を利用した。この技法は、ミャンマーの高僧、故マハーシ・サヤドー師が広めたものだ。これについてはさ

RAIN

サーフィンのように、欲望の波に乗る方法を覚えましょう。

(1)まず、何かを求める渇望がやって来たことを**認識**します。そしてリラックスしてその渇望に身をゆだねます。

(2)渇望の到来はコントロールできません。ですから、その波をそのまま**受け入れ**ます。無視したり、気を逸らせたり、それに対して何かをしようと試みたりしてはいけません。これはあなたの経験です。波をうまく受け入れる方法を見つけましょう。「そのとおり」「さあいこう」「これだ」などとつぶやいてもいいし、ただ頷くだけでもいいでしょう。

(3)欲望の波を捕まえるには、それを注意深く調べて、高まってくる波を**検証**する必要があります。「今私の身体はどう感じられるか」と自問します。何かを見つめようとしてはいけません。一番強く感じられるものに目を向ければいいのです。自然に任せましょう。

(4)最後に、今体験していることを順番に**言葉**にします。1つの単語や短い語句で、できるだけ簡単に。たとえば「考えている」「お腹が落ち着かない」「気が高ぶっている」「灼けるようだ」などです。

波が完全に収まるまでそれを追いかけます。気が逸れたときには「いま私の身体はどう感じられるか」という**検証**に戻ります。波が完全に消えるまで乗っていられるでしょうか。波打ち際まで乗り続けましょう。

まざまなやり方が教えられているが、一般にこの練習をする際には、自分の経験の中でも最も目立つものを、思考でも、感情でも、身体の感覚でも、あるいは目に見えたものでも聞こえたものでも、何でも簡単な言葉にしていく。

対象を意識の上に乗せているとき、私たちはそれと自分とを（あまり）同一視できなくなる。それゆえ、言葉にする練習は、距離をとるための現実的な方法なのである。たとえて言うなら、素粒子物理の世界で、観察するという行為が観察の対象を変化させるようなものだ。同じように、身体の中で起きてくる、渇望につながる感覚に気づいて（そして言葉にして）いるとき、単純にその観察という行為によって習慣のループにとらわれにくくなるのである。

2回目のセッションの最後に、資料とRAINの要点をまとめたカードを配布し、家に帰ってからRAINの練習ができるようにする。これが、この講習プログラムの主な自由練習であり、渇望が押し寄せてきたときに役立ててもらうのが狙いだ。

通常の「禁煙プログラム」の5倍の効果があったメソッド

RAIN以後のセッションでは、いくつかの正式な瞑想のやり方を教えていった。それを毎日（朝または晩に）実践してもらう。そうすることで、1日中マインドフルな状態でいられるようになる。

参加者には毎週、瞑想実践をしたか、しなかったかの記録と、タバコを日に何本吸ったかの記録を提出してもらった。プログラムでは当初、禁煙達成目標日を2週目の終わり（4回目のセッションのあと）に設定していた。しかし、大半の参加者にとって、これは少々早すぎたようだった。中には2週目で禁煙できた人もいた。そういう人は、残りの2週間を、新たに身につけた方法の強化に充てた。もっと時間が必要な参加者もいた。

私の患者たちがマインドフルネスで禁煙を学んでいる間、同じ建物の別の部屋ではアメリカ肺学会で訓練を積んだ心理学者が「喫煙からの自由」プログラムによる治療を行っていた。2つの方法にいかなる偏りも生じないよう、部屋は1カ月ごとに交換する。2年間の治験期間中に750人以上の応募者があり、その中から100人弱が私たちのプログラムに参加した。最後のグループが治療を終え、4カ月の追跡調査の最後の面談を済ませたところで、私たちはすべてのデータを取り出し、マインドフルネスの訓練がどのくらいの成果を上げたかをチェックした。

私はこの新しい治療法が標準的な方法と同程度の効果を上げることを期待していた。ところが、統計処理の専門家から戻ってきたデータを見ると、マインドフルネス訓練を受けたグループの禁煙成功率は、「喫煙からの自由」のグループの2倍もあった。そればかりか、マインドフルネスの参加者では禁煙できた人のほぼ全員がその後も禁煙を続けられていた。これに対して、もう一方のグループではその後再び吸いはじめた人がかなりいて、最終的には5倍の差がついていた。期待をはるかに上回る成果であった。

では、なぜマインドフルネスがうまくいったのか？　私たちは参加者に、自分の習慣のループに注意を向けることを教えた。これは、実際に自分が何を得ているか（たとえば、化学物質のような味といったもの）をはっきりと見て取ることを通じて、従来の行動（喫煙）の呪縛から逃れられるようにするためだ。それだけでなく、参加者には、呼吸を意識する瞑想や慈悲の瞑想といった、マインドフルネスのほかの練習も教えた。こうしたおまけの練習のおかげで、意識を喫煙から逸らすことができた可能性はある。あるいは、私たちが予想もしなかったまったく別の事態が起こったのかもしれない。

瞑想の「どの要素」が依存ループに効いているのか？

私はイェール大学医学部の学生たちに、この違いの原因を追究するという課題を与えた。私の研究室で博士論文に取り組んでいたサラ・マリクは、マインドフルネス・グループと「喫煙からの自由」グループの双方について、正式な瞑想や簡略化したマインドフルネスの練習（RAINなど）が禁煙の成果とどう関係するかを追究した。すると、マインドフルネスの実践と禁煙には強い相関関係があるのがわかった。一方、「喫煙からの自由」のグループは、CDを聞きながら、リラクセーションや、渇望から気を逸らす方法を学んでいったのだが、こちらは禁煙との相関関係は見られなかった。

この結果から、私たちは次のようないくつかの仮説を立てた。

まず、つらい瞑想の時間を（私自身と同じように）我慢することが、喫煙への渇望をやり過ごす役に立ったのかもしれない。あるいは、瞑想の能力というものがあって、それが単にマインドフルネスを活用しやすい人の特徴である可能性も考えられた。マインドフルネスのグループにおけるＲＡＩＮの練習は禁煙結果と非常に強く相関したが、「喫煙からの自由」グループで用いた簡略な自由練習は禁煙の成果に関連しなかった。つまり、結果をもたらした要因はＲＡＩＮだったとも考えられる。はっきりした答えが得られないまま、私たちはこれらすべての考えられる説明を盛り込んだ研究結果を発表した。原注4

ハニ・エルワフィという学生は、マインドフルネスによる禁煙の効果が人によって異なる要因に目を向けた。もしマインドフルネスが持つ効果の心理学的メカニズムを明確にできれば、将来の治療ではよけいなものを削ぎ落とし、有効な要素だけに集中できる。たとえば、風邪を治すにはチキンスープがいいとする。この場合、効いているのがチキンなのかスープなのかニンジンなのかを割り出し、その素材を摂れば確実に効果が得られる。

エルワフィはマリクのデータを利用して、マインドフルネスの練習方法（瞑想、ＲＡＩＮなど）の中のどれが渇望と喫煙とのつながりに大きく影響したかを探りはじめた。

渇望と喫煙のつながりに限定して調査したのは、渇望が明らかに習慣のループの一部をなしていたからである。渇望がなければ、タバコに手を伸ばすことはそれほどない。エルワフィは実際、マインドフルネスのトレーニングの前には、渇望が喫煙行動の予測因子になっているのを確認した。タバコを吸いたくなれば、たいてい吸っていたわけだ。しかし、４週間のトレーニングを終えるまでに、このつながりは断ち切られていた。ただし、面白いことに、禁煙した人のタバコを吸いたいという渇望のレベルは、禁煙しなかった人と変わらなかった。禁煙した人は、単に吸いたくなったときに吸わなくなっただけだったのだ。

欲求に「燃料」を与えないのがカギ

しかし、いったんやめてしまうと、吸うことへの渇望もしだいに収まっていく。その理由を、私たちは論文の中で次のように説明した。

単純化したアナロジーで言うなら、タバコを吸いたいという渇望は、喫煙という燃料により燃え上がる炎のようなものである。吸うのをやめても渇望の炎は燃え続けるが、燃料が切れれば（そして注ぎ足されなければ）燃え尽きるだけである。私たちのデータは、この結論を直接支持する。(1)禁煙した人の渇望が低下するのは喫煙の停止からしばらくあとになる。これは、残った「燃料」のせいでしばらく渇望が生じ続け、燃料が少なくなっていくにつれ、遅れて渇望も収まっていくことを示唆する。(2)喫煙を続ける人は渇望も続く。これは、継続的に燃料が補給されていることを示唆する。[原注5]

この説明は、初期仏教から拝借したものである。古い仏典には、渇望[*2]（渇愛）を燃料になぞらえるたとえ話があふれている。[原注6] 昔の瞑想者たちは賢かった。

さて、最初の疑問に戻ろう。マインドフルネスのスキルのうち、どれが渇望と喫煙のつながりを断ち切る一番の要因か、である。勝者はＲＡＩＮだった。正式な瞑想も禁煙の成功と正の相関を示したが、統計的な検閲を唯一パスしたのは、略式のＲＡＩＮの実践だった。これで話は見事につながる。

「気合い」でやめても続かない理由

マインドフルネスのトレーニングがなぜ禁煙や禁煙の維持に役立つのか。そこを詳しく調べていくと、ほかの治療法や禁煙法がなぜうまくいかないかが見えてきた。

渇望と喫煙の結びつきを明確にした研究はいくつもある。きっかけ（刺激）を避ける方法は、引き金を引きにくくする役には立つだろう。しかし、問題の核心である習慣のループは手つかずだ。

たとえば、喫煙者の友人と会わないようにするというアプローチは効果があるかもしれない。だが、こんなケースはどうだろう。上司に怒鳴られることが喫煙の引き金となっている場合、対策として上司を避けてばかりいたら、クビになるかもしれないという別のストレスを引き起こすかもしれないのだ。

キャンディをなめるといった昔ながらの禁煙法は、それなりに効果を上げてきた。しかし、体重が増える（タバコをやめたときにはよくあることだ）のに加え、これは、タバコへの渇望を覚えたときになめる、という習慣づけをしているようなもので、事実上、1つの悪習から別の悪習に乗り換えたにすぎない。

これに対して、私たちのデータは、マインドフルネスが渇望と喫煙のこのつながりを断ち切ったことを示していた。そればかりではない。渇望と喫煙のつながりを断つことは、きっかけとなる刺激を引き金として目立ちにくくするという点で、とても大切だと考えられる。私たちの脳は、刺激と行動をつなぐ記憶を蓄えるたびに、その刺激と似たものを探しはじめるからだ。つまり、もともとの刺激と似たものは何であれ、それが渇望の引き金となりうるのである。

ブッダが語った「報酬学習モデル」

ここで私は好奇心を覚えた。それまで、瞑想について個人的に探究する中で数々の初期仏教の教えに触れてきていた。それらは、自分の渇愛（渇望）に取り組むことを強調していた。[原注7] 渇愛を標的にすれば耽溺を克服できる。標的にするとは、力で押し切ることではない。直感には反するが、それに向き合い、そこに近づくことを通じて取り組むのである。それを直に観察することで、「中毒」（intoxicated）を軽くできる（intoxicatedはパーリ語の*āsava*：漏〈煩悩〉の英訳である）。私の患者たちの中にもこの効果は認められた。衝動に基づく行為から得られる報酬を直に観察していると、たしかに彼らは中毒から解き放たれていった。しかしこのプロセスは、本当のところはどう働いているのか。

ジェイク・デイヴィスは、上座部仏教（テーラワーダ仏教、南伝仏教）の元僧侶であり、パーリ語学者である（仏教の教えは、最初はパーリ語でまとめられた）。デイヴィスに初めて会ったのは、私が研修医の期間を終え、イェール大学の学部スタッフになったころだ。友人で同僚だったウィロービー・ブリトンの紹介だった。ブラウン大学の研究者だったブリトンも瞑想を実践していた。当時デイヴィスは大学院で哲学を研究しており、私たちは出会ってすぐに意気投合した。２人とも瞑想と関係のない些末な話には興味がなかったからだ。

あるとき私はデイヴィスに、その時点でわかっていた報酬学習の心理学的モデルを見てもらった。医学部時代に読んだ仏教の教科書に出ていた「因縁（縁起）」の考え方に似ているように思えたからだ。パーリ語の仏典によれば、ブッダは悟りを得た晩に、この観念について熟考していたという。深く考察する価値があるかもしれなかった。

因縁は、「十二因縁（十二支縁起）」という12の因果の輪で表される。起こったことは、それを起こした何かほかのものによっている、つまり、「これは、そうであるがゆえにこうである。これは、そうでないがゆえにこうでない」というつながりである。これが私の目を引いた。その図式が、オペラント条件付け、つまり報酬学習についての２５００年前の記述であるように思えたからだ。

その説明は次のように展開する。私たちが感覚的な経験をすると、心が過去の経験に基づいてそれを解釈する（仏典はこれを「無明」と表現する）。その解釈は自動的に、快または不快として経験される「感覚のトーン（*vedanā*：受）」を生み出す。この感覚のトーンが渇愛、すなわち衝動を導く。渇愛は快を持続させ、不快を遠ざける。こうして動機付けられた人間は、この衝動のもとに行動する。

衝動は、仏教心理学が「有身見」（自我が在ると見ること）と呼ぶものを生む燃料となる。この燃料にあたる言葉（*upādāna*）は、昔からattachment（執着、愛着）と訳されてきた。西洋文化がしばしば大切にする概念である。その行為の結果は記憶にとどめられ、輪廻（*saṃsāra*）における次の「生《せい》」の条件となる。

このモデルは少々ややこしく思えるかもしれない。それも無理はない。実際にややこしいからだ。デイヴィスと私は12の因縁の1つひとつを丹念に見ていき、これはやはり報酬学習に対応しているとの結論に達した。実際両者は見事なほどに対応していた。12の因縁の各段階は、報酬学習の各段階と本質的に同じなのだ。ただ、違う名前で呼ばれているにすぎない。最初から見ていこう。初期仏教の無明の概念は、現代の主観的バイアスの概念に非常に近い。私たちは物事を見るとき、過去の経験の記憶に基づく一定の見方をする。こういったバイアスは、ある種の習慣的な反応を生む。そしてその反応はたいてい感情的なものだ。つまり、物事が情緒的にどう感じられるかにからんだ反応になる。

このような無意識の反応は、因縁が説くところの快と不快に関する部分に対応する。たと

因縁（縁起）の複雑な図式

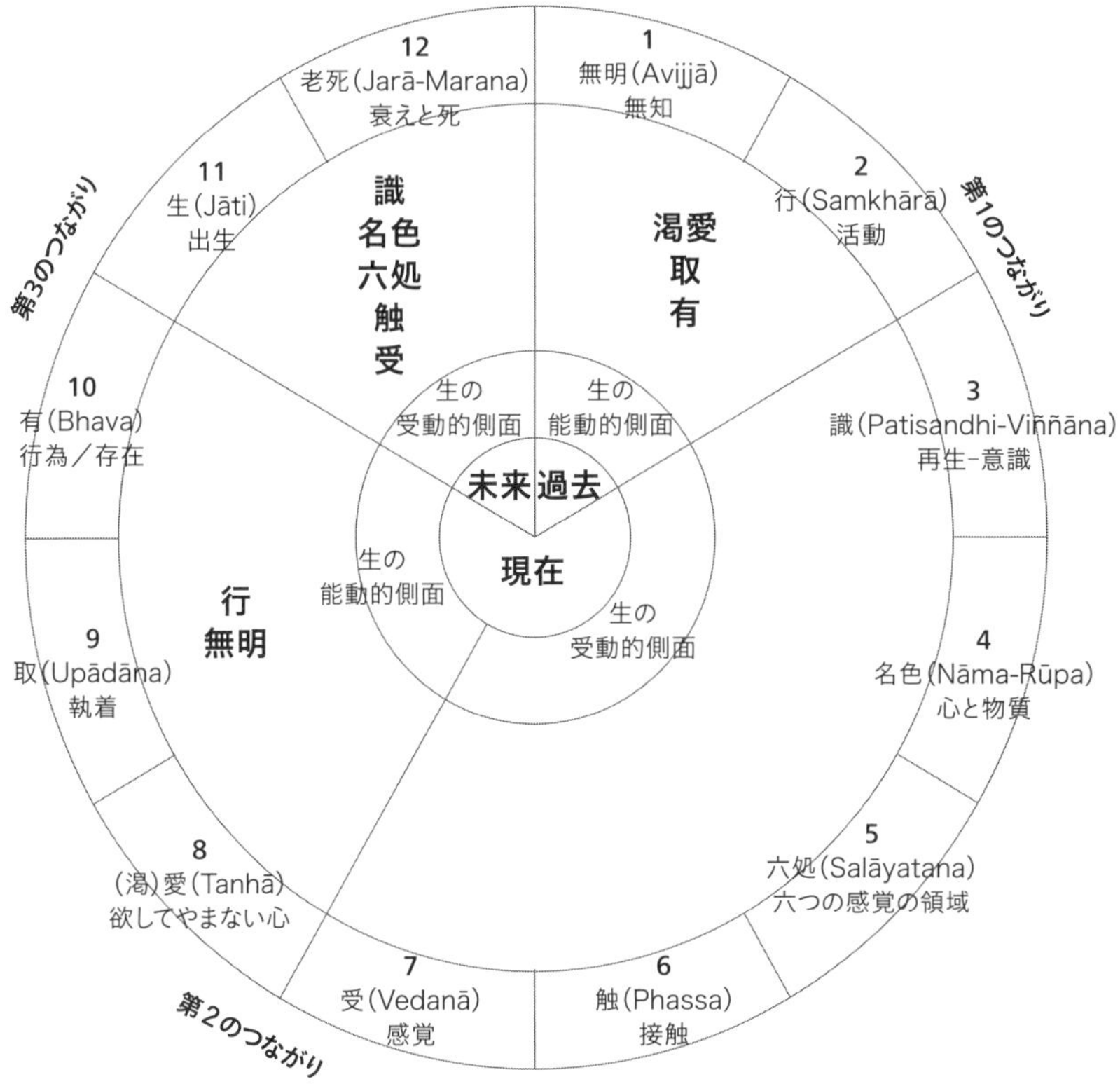

"The Wheel of Life" by Kalakannija.Licensed under CC BY-SA 4.0 via Wikimedia Commons.

えば、チョコレートがおいしかったという過去の経験があれば、チョコレートを見たときに快の感情を覚えるだろう。前回チョコレートを食べたときにお腹をこわしたとしたら、次にチョコレートを見たときにそれほど良い感情を抱かないかもしれない。

報酬学習モデルでも因縁モデルでも、快が渇望を導く。そしてどちらのモデルでも、渇望が行動を促す。ここまで、対応付けはきちんとできている。

ここからはデイヴィスの助けが必要だった。十二因縁では、行動は「生」（誕生）につながる。初期仏教は、記憶の形成についてはっきりとした説明をしていない（古代において、心の在処は文化により肝臓だったり心臓だったりした）が、因縁の「生」が、私たちが現在、記憶と呼ぶものである可能性はあるだろうか。私たちが、自分が何者であるかをどのように知るかを考えてみよう。自分が何者であるかという知識は、主として記憶に基づいているのではないだろうか。これで、一応は説明がつく。

そしてもちろん、輪廻は完全にこの図式に当てはまる。不快な経験から逃れようと酒を飲んだりタバコを吸ったりするたびに、私たちはそれを繰り返す訓練をしている。問題は解決しないのだが。この方向に進み続けるかぎり、苦悩は永遠に巡り続ける。

デイヴィスと私は1つの単純な図を描いてみた。「これは、そうであるがゆえにこうである」という因縁のかたちに添いながら、表現を現代化した図である。輪の最初の段階（無明）を表すために、眼鏡の絵を使った。バイアスのかかったものの見方が情報のフィルターとなる様子をわかりやすく示すためである。この見方が輪を回し、習慣を形成して強化するサイ

単純化した因縁（縁起）の図式

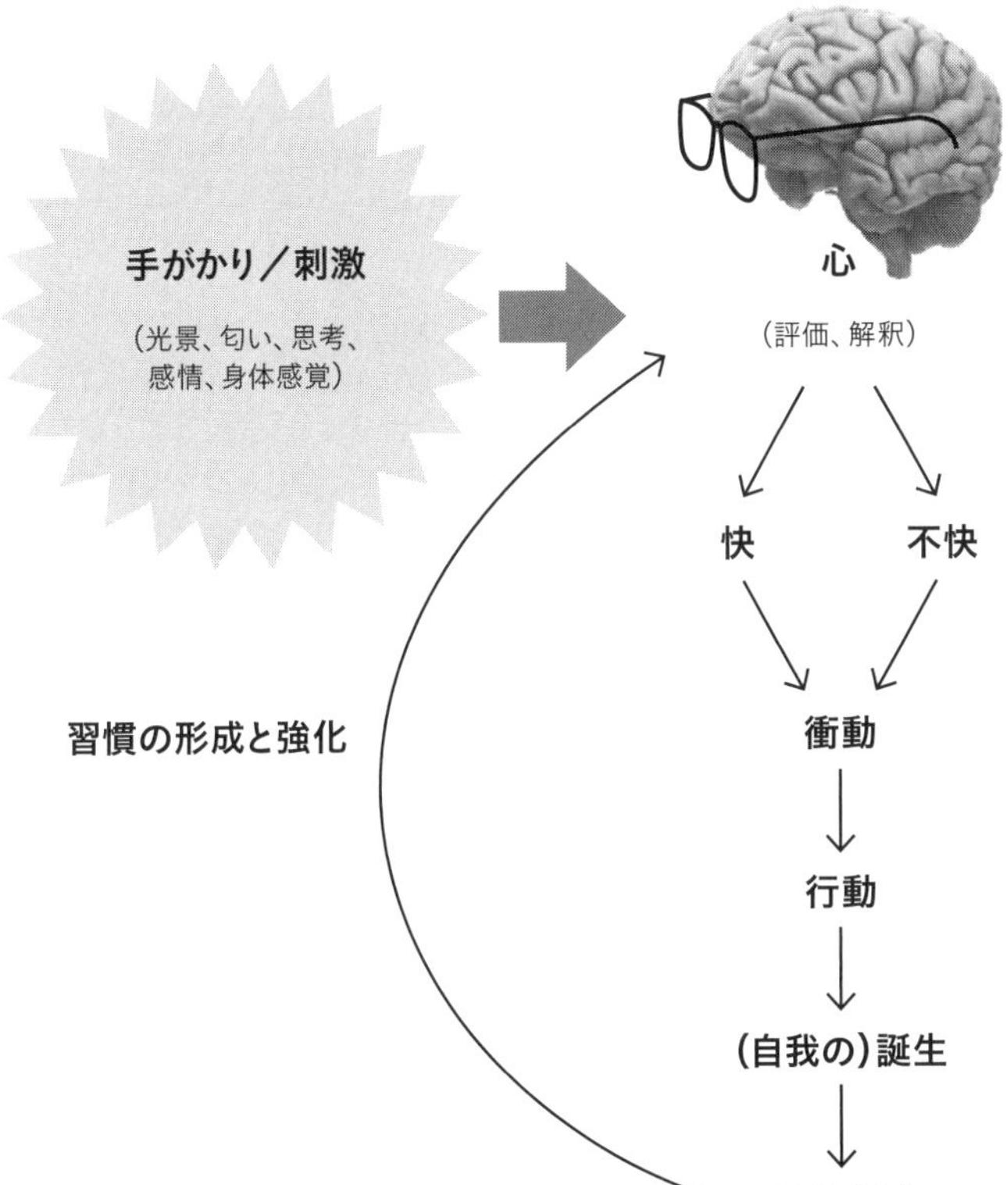

クルを持続させているのである。

古くて新しい「やめる」ための科学的モデル

私たちはさらに学者や臨床家向けに、依存症を事例としながら因縁と報酬学習の間の驚くべき対応を示す論文をまとめ、発表した。[原注8]

このモデルについては、これまで数年の間に数々の学会発表や討論会で検討されてきたが、理論的に崩されてはいないように思う。このモデルが結びつける古代的でありながら現代的な観念が、私たちの治療法を有効に働かせているであろうメカニズムを支えているのだ。

古代の用語と現代の用語を対応付けられれば、翻訳で失われる部分も減り、学問的な煩雑さもなくなる。また、純粋にダーウィン的適者生存の見地から言っても、それを現在のモデルと同じと見るのであれ、現代における再発見と見るのであれ、あるいは古いワインを新しい袋に入れたと考えるのであれ、12の因縁のような心理学的モデルが、ともかくも時間の試練に耐えてきたという事実は何とも心強いものだ。

科学の世界で生きる者にも報酬学習は働く。まず、学説を組み立てたり新たな発見をしたりする（刺激）。それについての論文を最初に発表する（行動）。その論文がほかの研究者に引用されたり昇進したりする（報酬）という具合だ。論文発表で人に先を越されることもある。そんなとき私たちは、一種の業界用語で「スクープされた」と言う。つまり言ってみれば、ブッダは紙が発明されるずっと前にスキナーをスクープしていたわけだ。

長年私の心の中を去来していた「それがどうした」という思い（69ページ）に、ついに答えが得られた。私自身の依存症的な考え方のプロセスを通じて、自分がどのようにして、さらに多くを求めるだけにすぎない習慣を形成してきたかを理解できた。この洞察から、患者の問題を理解し、説明できるようにもなった。さらには、彼らの依存症をどう治療すればいいかということもだ。この知識をもとに治験を行ったところ、この技法はさまざまな患者に有効と思われた。これを理解した私たちは、現代の機械論的モデルが教えるものは、数千年前に作られた教えと同じだということを学び、また原点に戻ることができた。

このモデルは重度の依存症以外の行動全般にも適用できるだろうか。仮に可能ならば、それは一般の人々がよりよい生活を送る助けにもなるのではないだろうか。

訳注

＊1 メサドンはオピオイド（アヘン様物質）の一種で、それ自体麻薬性の鎮痛剤だが、ヘロインなどからの離脱のための処方薬として用いられる。

＊2 本書では英語のcravingを主に「渇望」と訳しているが、仏典でcravingと英訳されるのはパーリ語の*tanhā*（タンハー）であるため、仏教的文脈のcravingには*tanhā*に対応する「渇愛」という訳語をあてる。

第2章

「いいね！」は脳の麻薬である

ついついスマホを見てしまう理由

テクノロジーと奴隷制の違いは、奴隷は自分が自由でないことに十分に気づいているという点にある。

——ナシム・ニコラス・タレブ

フェイスブックが頭から離れない！

２０１４年12月、私は妻と共にパリを訪れた。マインドフルネスの科学について講演する予定があったからだ。

この「光の都」を初めて訪れた私たちは、多くの観光客がするように、まずはルーブル美術館へと向かった。ひどく寒い曇りの日だったが、この有名な美術館についてはこれまでさまざまな評判に触れてきたため、ここを訪れる機会に私たちは興奮していた。ことに聖書学と古代近東学の研究者である妻は、古代の宝の数々を私に見せられると喜んでいた。

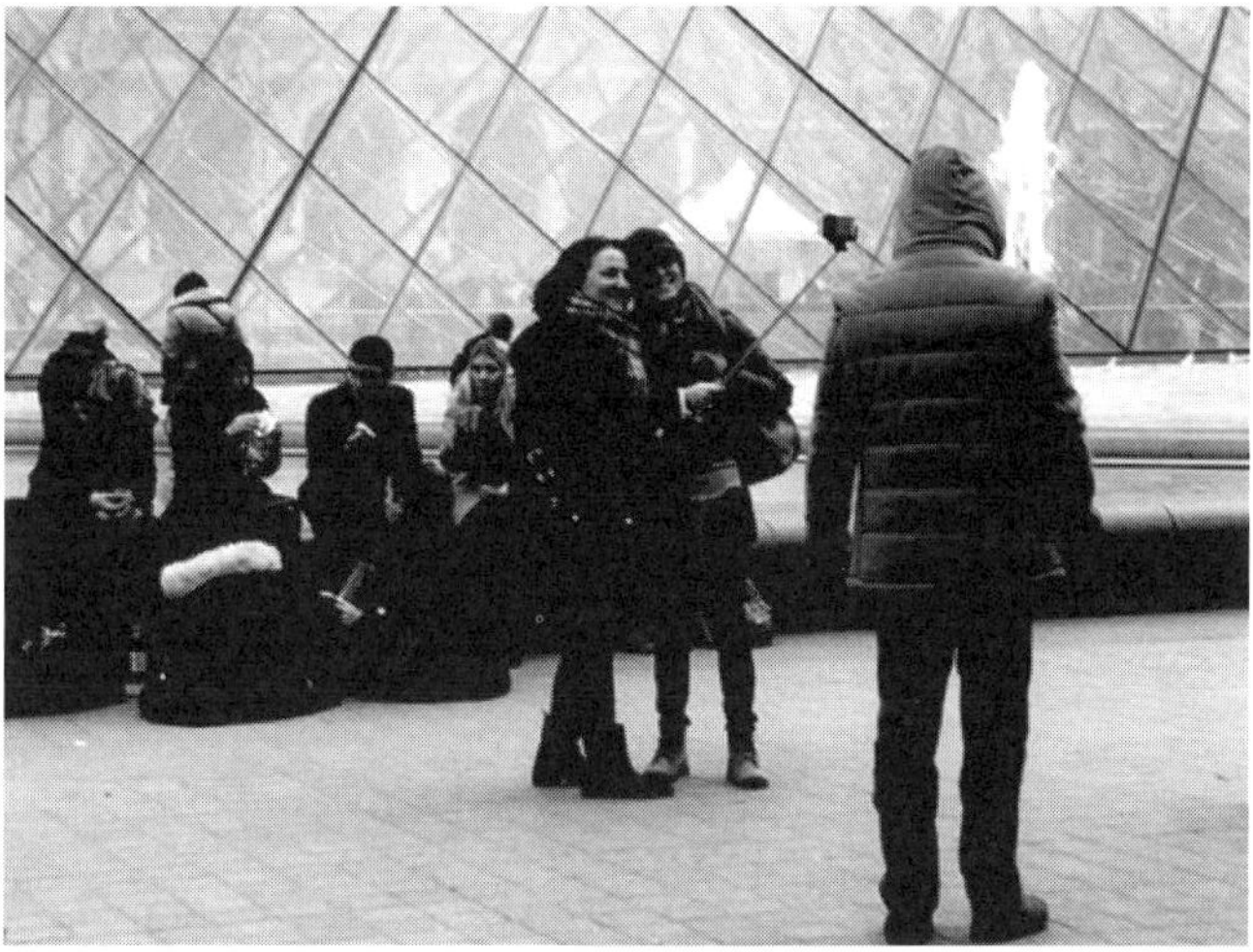

ルーブルに向かうパリ第1区の路地を足早に通り抜け、アーチ型の建物をくぐり、あの象徴的なエントランスのある広場に入った。あたりでは多くの人が歩き回り、ものを食べたり写真を撮ったりしていた。すると、私の前で数人が立ち止まり、行く手をさえぎった。そのときの様子を撮ったのが上の写真だ。

素人写真ゆえ出来の良し悪しには目をつむっていただくとして、ともかく、自撮りをしている2人の女性の写真を見てほしい。手前でフードを被り、力なく立っている男性の姿が悲しく見え、私の胸を打ったのだ。この男性は写真を撮っている2人の片方のボーイフレンドなのだが、60センチばかりの折りたたみ式のアルミの棒に押し退けられ、寒さの中で物憂げにたたずんでいたわけだ。男性の顔に浮かんだ不快《ディスイーズ》を思わせる表情は「僕はもう用無しなのか」と語っていた。

2012年、「セルフィー（自撮り）」という単語は、タイム誌が選ぶ流行語ベスト10に入った。2014年、「自撮り棒」はその年の発明品ベスト25に選ばれている。私に言わせれば、世も末だ。

自分の写真を撮る習慣は19世紀の半ばまで遡る。なぜ人はこれほど自分の写真を撮ることにこだわるのだろう。

2人の女性の片方の心の中を想像してみよう。

女性（頭の中でつぶやく）「やった！　ついにルーブルに来たわ！」
女性の心「そうよ、ぼーっと立ってちゃだめ。写真よ。待って。親友と一緒に。待って待って。そう。写真を撮ってフェイスブックに上げるのよ」
女性「それ、すごくいい考え！」

この女性「ダニエル」（と呼ぶことにしよう）は写真を撮り、スマホを自撮り棒から外し、美術館に入って展示を見はじめた。ところが、10分もしないうちにスマホをチェックしたい衝動を感じはじめた。友だちが展示を見ている間に、ダニエルはこっそりとスマホを盗み見て、アップした写真に「いいね！」が付いているかどうかを確認した。少し後ろめたかったのだろう。ダニエルは友だちに見つからないように、すばやくスマホをしまった。数分後、また衝動に駆られた。そしてもう一度。

結局ダニエルがその日の午後、ルーブルを歩き回りながら何をしていたかというと、世界に名だたる傑作の数々を鑑賞することなく、自分のフェイスブックでいくつ「いいね！」やコメントが付いたかだけを追いかけ続けていたのだ。どうかしていると思われるかもしれないが、このようなことは日常的に起こっている。

タバコ、セックス、ドラッグ、SNS……「ハマる原理」は同じ

その理由は、もうおわかりだろう。

答えは刺激→行動→報酬である。学習行動の形成に決定的なこの3つの要素は、本書の基盤をなすものであり、何度でも繰り返す。この3つの要素はセットになって、最も原始的な神経系を持つ生き物から、依存症（コカインでもフェイスブックでも）に苦しむ人間まで、あらゆる動物の行動を形作る。さらには社会運動にもこの要素が影響している。[原注1]

報酬学習には、問題のないものから重症のものまで、さまざまあると考えられる。靴ひもを結ぶといった単純な習慣を子どもが身につける場合、報酬は親に褒められることだったり、自分でできないフラストレーションからの解放だったりする。反対の極には、スマホにのめり込みすぎて、ついには運転中にメッセージをやり取りしてしまう（飲酒運転並みに危険だ）といった報酬学習がある。この危険運転もやはり、繰り返しにより強化される。そしてその中間に、空想に浸ったり、同じことばかり考えたり、ストレスで疲れ切ったりしてしまうよ

うな報酬学習が存在している。

私たちはみな、ストレスの引き金になる何らかのボタンを持っている。そのボタンがどんなものであるかは、報酬による学習で身につけてきた人生への取り組み方（あるいは取り組まないやり方）でほぼ決まってくる。また、そのストレス因子が自分の生活や周囲の人間にどの程度影響するかで、問題の重症度が決まってくる。

最も重症な側に依存症、つまり悪影響があるにもかかわらずやめられない学習がある。靴のひもを結ぶのは問題のない習慣だが、運転中のスマホは悪い習慣だ。ここで重要なのは、どのような行動を身につけるか、どのくらいのペースでそれを学習するか、どのくらい根深い習慣になるかは、報酬の中身次第という点だ。

スキナーは、行動は２つのあり方で形成されるとした。

「強化される事柄には２つの種類がある。まず、状況に何かを付け加える刺激――たとえば食べ物や水や性的接触――を提示するかたちの強化だ。これらの刺激を正の強化子と呼ぼう。もう１つは、騒音や、まぶしすぎる光、極端な寒さや暑さ、電気ショックなどを状況から取り除くことからなる強化である。こちらの刺激は負の強化子だ。どちらの強化も効果は同じで、反応率が上昇する[原注2]」

単純に言えば、私たち生物は、望ましい結果につながる行動を学び、悪い結果につながる行動は避ける。行動と報酬のつながりがはっきりしていればいるほど、強化は強まっていく。

ルーブル美術館のダニエルは、自分が進化上の最古の仕組みにとらわれているなどとは、思いもしないだろう。しかし、フェイスブック（刺激）に写真をアップする衝動に駆られ、実際に写真を上げ（行動）、たくさんの「いいね！」（報酬）をもらうたびに、彼女はこの古いプロセスを守り伝えているわけだ。意識していようといまいと、自分の行動を強化している。彼女はルーブルの豊かな歴史に身を浸す代わりに、依存症者のように朦朧とした頭で次にアップできる写真を求めてさまよっていた。

では、こうした強迫的な行動は、世の中にどのくらい広まっているのだろう。それは、「自己中」文化の興隆に関係しているのだろうか。

何も考えずに「いいね！」を押しまくる快感

中学3年の少女3人組が、ポッドキャスト『ディス・アメリカン・ライフ』の「ステータス・アップデート」というエピソード内で、インスタグラムの利用について話をしているのを聞いたことがある。インスタグラムは写真を投稿して共有し、それにコメントを付けられる簡単なアプリだ。簡単ではあるが、そこには大きな価値が生まれている。事実、フェイスブックは2012年、10億ドルでこのアプリを買収した。

ポッドキャストは、インタビューがはじまるのを待つ3人の中学生たちが、自撮りをしてインスタグラムにアップする様子を伝えるところからはじまった。彼女たちは普段から、写真をアップし、コメントを付け、友だちの写真に「いいね！」を付けたりして1日を過ごしているという。少女の1人は、「みんなずっとインスタ上にいる」と話し、別の少女は「たしかに奇妙な心理がある。心理っていうか。暗黙のルールがあって、みんながそれを知っていて、それに従っているっていう感じ」と打ち明ける。彼女たちが「いいね!」をする際、「とくに何も考えていない」ということもわかった。それを受けて、司会のアイラ・グラスが面白い質問を投げかけた。

「何も考えなくていいの? それで気分がすっきりする?」

すると少女の1人が「画面に出てくるものには全部〝いいね!〟する」(つまり、どんな写真であろうと〝いいね!〟をクリックする)と認めた。そして、そんな〝いいね!〟であっても、他人からもらうと気分がいいと全員が同意した。

「人間って、そういうものじゃない?」

1人がそう言って、インタビューを締めくくった。

彼女らは自分の行動が機械的で何も考えていないと話したが、それでも何らかの報酬があったはずだ。ラットは食べ物を求めてレバーを押す。3人の少女は〝いいね!〟を求めてボタンを押す。おそらくその報酬は、写真を撮ることにあるのではなく、写真の対象、つまり自分にある。しかしそれは、私たちが「もっともっと」と繰り返すに値する報酬なのだろうか。

「自分語り」にはドラッグに似た快感がある

現代の神経科学は、このティーンエイジャーたちが話した人間の本性を捉えることに成功したのかもしれない。ハーバード大学のダイアナ・タミアとジェイソン・ミッチェルは、被験者の脳をｆＭＲＩ（機能的磁気共鳴画像法）でスキャンしながら質問に答えてもらうという簡単な調査を行った。被験者たちは２００回近く質問に回答するが、そのつど自分の意見や態度について回答する質問か、他人の態度について判定する質問か、雑学的な質問のいずれかを選択する。[原注3] 選んだ質問に回答している間、脳の活動がモニターされた。

調査のポイントは、選んだ質問により回答に金銭的な報酬が伴うことだ。たとえば、自分についての質問と他人についての質問のどちらかを選び、前者に答えればＸドル、後者に答えればＹドルがもらえる。金額は質問ごとに変えられ、金額の高いほうの選択肢もそのつど変更された。すべての回答が終わったあと、支払いの差し引きを計算すれば、果たして人は獲得できる報酬を減らしてまでも自分の話をしたいと思っているのかがわかるはずだ。

結果は予想どおりだった。被験者は自分について考えたり話したりするために、最も多く得られたはずの額よりも平均して17％少ない金額しか受けとっていなかった。これに関しては、少し考える必要がある。人はなぜそんなことのために、相当額のお金をあきらめられるのだろう。

被験者たちの脳を見ると、この選択を行っている間、側坐核という領域が活性化していた。

これは、薬物依存のせいで仕事も家族への責任も放棄してしまう人の脳に比較的近い。しかし、コカインその他の薬物を乱用するときに活発になる脳領域が、自分について話すときにも活性化するなどということが、果たしてありうるのだろうか。

実際、側坐核は依存症の発生と非常に密接に関係する場所だ。ということは、自己と報酬はつながっていると考えられる。自分について話すことは報酬なのだ。自分の話にこだわるのは、薬物にはまるのと似たところがあるのかもしれない。

「いいね！」中毒者たちの「脳活動」はどうなっているか？

もう一歩踏み込んだ研究がある。[原注4] ベルリン自由大学のダー・メシらは参加者を募り、自分について（対照群には他人について）の肯定的なフィードバックを量を変えながら与え、脳の活動を測定した。すると、ハーバード大学の研究と同様、参加者の側坐核は自分に関係したフィードバックを受けると活動を高めたのだ。

この研究では、参加者にアンケートに答えてもらい、それぞれの「フェイスブック熱中度」も測定した。アンケートには、フェイスブックの友だちの数やフェイスブック上で1日に過ごす時間などを尋ねる項目が含まれていた（最も多い人は毎日3時間以上費やしていた）。

こうして、側坐核の活動とフェイスブック熱中度を関連づけてみると、側坐核の活動量がフェイスブック利用の熱中度を予測していることがわかった。つまり、側坐核の活動が多ければ多いほど、その人物がフェイスブック上で長時間過ごしている可能性が高くなる。

もう1つ、UCLAのローレン・シャーマンらが行った総仕上げ的な研究がある。青年期の被験者に、インスタグラムに似せた「フィード」画面を見せながら脳の活動を測定したのだ。画面は、自分で投稿した写真とほかの人が投稿した写真(研究チームが用意した)からなる。できるだけ正確にインスタグラムの画面を再現するため、被験者が投稿した写真にはそれぞれ「いいね!」の数を表示した。細工をしたのはこの点で、写真をランダムに2つのグループに分け、片方には「いいね!」の数を多く付け、片方は少なくした。

現代では、自分の写真に対する評価の多くはオンラインでほかの人々により付けられるものであり、数値として明確に定量化される。シャーマンらはここに目を付け、右のような実験的な操作を行って、この種のやり取りが脳の活動に及ぼす影響を測定した。この調査方法だと、相手と対面した場合と違って文脈や、表情やしぐさによる非言語的な手がかり、声の調子などが関係しない。そうした要素があると、曖昧さや主観的解釈の余地が残ってしまう。ティーンエイジャーたちは「どうして彼女はあんな目で僕を見たんだろう?」「あの言葉の本当の意味はなんだったんだろう」と考えがちで、しばしば不安に陥ることがある。

要するに、この研究が明らかにしたのは、SNSを通じて明確に定量化できる他人のフィードバックが青年期の脳にどう影響するかということだ。結果は最初の2つの研究と同様で、被験者の脳の側坐核および、「自己関連づけ」(自己へのとらわれ)に結びつく脳領域の活動が有意に高まるのがわかった(この点については後に詳述する)[原注5]。

これらの研究から判明したのは、自分について語ったり、（はっきりとした）フィードバックを得たりすると、生物学的な何らかの報酬が得られるらしいということだ。しかもそれは、依存症を突き動かす報酬と同種のものである可能性が高い。その意味で、ユーチューブという名称が、「あなたテレビ《ユーチューブ》」であることは興味深い。

「イケてる」かどうかが死活問題になっている脳

そもそも、なぜ我々の脳はフィードバックを受けたり、あるいは自分のことを考えるだけでも報酬を受けとるようにできているのだろうか。これについては、先ほど紹介したポッドキャストのティーンエイジャーたちがヒントを与えてくれる。

ジュリア「なんていうか……自分がブランドになったような気がして」
エラ「自分を宣伝しようとしてるのよね」
ジュリア「ブランドよ。そして私がその責任者で……」
ナレーター「つまり、あなたたちは製品なのね」
ジェーン「たしかに自分を宣伝しようとしてる」
ジュリア「ずっとイケてられる[*1]（relevant）ようにね……」

それから彼女らは「イケてる」ことについて会話をはじめ、グループがきっちりと固定化された自分たちが中学の中でいかに「イケてるか」という話題で盛り上がった。彼女らのグループはメンバーが顔見知りで安定しており、付き合い方のルールも確立していた。それについては一片の曖昧さもなかった（少なくともティーンエイジャーの心で捉えられるかぎりでは）。しかし、彼らが高校に進学して3カ月経つと、グループの友人関係は不安定になり、収拾がつかなくなった。グラス氏はこれを「多くの事柄が危うくなる」からだと分析している。

「イケてる」か否かという彼女たちの会話は「自分に意味があるのか」という実存的疑問を指し示しているように見える。進化の視点から言えば、この疑問は生存に関わる疑問につながる。「自分に意味がある」ならば生き延びる可能性が高まるだろうかという疑問である。

この場合、生き延びるとは、社会的に生き延びることだ。序列のある社会の中で上に昇っていけるか、はじき出されずにいられるか、あるいは少なくとも他者との関係の中で自分の立ち位置を確認できるかということだ。

私が中学生のころ、仲間から認められるスキルはたしかに死活問題であるように思えた。自分があるグループに受け入れられるかどうかがわからないという不安は、ひどく神経をすり減らすものだった。そのグループに人気があろうがなかろうが関係なかった。はっきりとしたフィードバックを受けると、夜も眠れないような不安から解放される。フェイスブックやインスタグラムの場合と同じで、社会的な生存も、報酬学習の単純な「ルール」を通じて与えられると考えられる。その報酬学習のルールとは、生物としてのヒトが進化の過程で、食物を見つけた場所を記憶するのに役立つものとして身につけてきたものである。

ほかの人々から「いいね！」をもらうたびに興奮という味わいを一服し、また「いいね！」につながるであろう行動を繰り返すことを学ぶ。私たちは生きるために食べなければならないが、脳にとっては、社会的な食べ物も本物の食べ物と同じ味がするのかもしれない。いずれも脳の同じ回路を活性化させるのだから。

脳の「やめられない！」を巧みに利用した報酬システム

ルーブル美術館で見かけた女性、ダニエルに話を戻そう。彼女も投稿ボタンを押し続けた末にフェイスブックやインスタグラムに写真を載せる習慣を身につけたと言える。ポッドキャスト『ディス・アメリカン・ライフ』のティーンエイジャーたちと同じで、「いいね！」が気分を良くすることを学んだわけだ。ダニエルはスキナーの正の強化の規則に従っている。では、気分がすぐれないときはどうなるだろう。

女性（車で帰宅し、自分のことを考えている）「あー、今日はくたくた」

女性の心（彼女を元気づけようと）「お疲れのところすみません。フェイスブックに写真を上げると気分が良くなりますよね。やってみたらいかがですか？」

女性「いいわね！」（フェイスブックのフィードをチェックする）

何が問題なのだろう。これはスキナーが記述したのとまったく同じ学習プロセスだ。ただ、引き金が違う。女性がここで利用しているのは負の強化のほうなのだ。投稿で気分が良くなるということのほかに、不快な気分（悲しみなど）を——少なくとも一時的に——押しやるのにも同じやり方が利用できることを学ぼうとしている。繰り返せば繰り返すほど強化が進む。その行動はついには自動化して習慣となり、そしてときには、お察しのとおり依存症にまで発展する。

このシナリオは単純すぎるように見えるかもしれない。しかし、社会面、技術面でのいくつかの重要な進歩により、インターネットなどのテクノロジーを過剰に利用する条件が整い、今日、その依存症が表れつつある。

第一に、ユーチューブやフェイスブック、インスタグラムなどのソーシャルメディアにより、出来事を共有する障壁が低くなった。事実上どこにいても、ほぼタダで何でも共有できる。写真を撮り、「シェア」をタップするだけだ。「瞬間的記録《インスタグラム》／通知」という名称がすべてを物語っている。

第二に、ソーシャルメディアはゴシップを語り合うのに申し分のない場所を提供する。そして、ゴシップはそれ自体が報酬となりうる。

第三に、インターネットベースの社会的やり取りは、非同期的である（同時に起こらない）ことが多い。それゆえ、選択的、戦略的なコミュニケーションが可能になる。「いいね！」の数をできるだけ増やすために、コメントや写真を投稿する前に、リハーサルしたり、書き直したり、何枚もの写真を撮ったりできるということだ。再びポッドキャストから引用しよう。

ナレーター「すっぴんの顔や、クールじゃない自撮り写真を投稿すると、ほかの少女たちがそれのスクリーンショットを撮って、あとでゴシップのネタにします。こういうことはしょっちゅうです。そのため、彼女たちは6年生のころからこれをやっていて、もう自撮り投稿のベテランなのに、1枚の写真を投稿するのにとても気を遣います。用心深くやるのです」

エラ「みんな投稿したり、メールしたり、チャットをしたり、友だちに何かを送ったりする前に、これを送っても大丈夫かなって人に聞くようにしてる。私、かわいく見える?って」

グラス「それってつまり、4~5人の友だちと一緒に投稿を管理してるみたいな感じじね」

これはいったい何の話だ? まさに品質管理ではないか。製品(自分の写真)の品質が業界基準を確実に満たすよう、工場から出荷する前に検査をしているわけだ。目的が「いいね!」を獲得して(正の強化)、ゴシップネタにならないこと(負の強化)にあるのなら、投稿前にテストランをすればいい。

承認欲求が満たされない人が「ハマる」仕掛けがある

この条件に、投稿した写真にいつ、どんなコメントが付くかわからないという不確実性が加わる。行動心理学では、このような来るか来ないかわからないという予測不能性は、間欠強化の特徴とされる。ある行動を繰り返しとったときに、一部のケースにだけ報酬が得られる強化である。カジノのスロットマシンがこの種の強化を採用しているのは驚くにはあたらないだろう。スロットマシンはランダムに見えるけれども、人をゲームに引き留められる程度には当たりを出す。

フェイスブックはこうしてすべての要素を混ぜ合わせ、成功のレシピを編みだした。少なくとも私たちを夢中にさせるレシピだ。別の言い方をするなら、間欠強化という「のり」ですべてをくっつきやすくしている。つまり依存性を高めている。そのくっつきやすさはどのくらいのものなのか、多くの研究が行われるようになってきた。そこからは興味深いデータが得られている。

ロゼリン・リーウォンらは「フェイスブック中毒」と題した論文の中で、自己呈示（他人に対して自分のポジティブな印象を与え、それを維持すること）への欲求が、「オンライン・メディアの問題含みの使用を理解する鍵である」と論じている。[原注6]

彼らは、社会的に承認されることへの欲求と、過剰で制御不能なフェイスブック使用との間に相関関係があることを立証した。とくに、自分の社会的スキルが不十分だと感じている人にその傾向が強かった。私たちは不安や退屈や孤独を感じているときにフェイスブックに投稿する。それはいわば、フェイスブック上の「友だち」全員に向けた呼び出しなのである。そして彼らが「いいね！」や短いコメントで反応する。そのフィードバックが、私たちがつながっていること、自分に注意が向けられていることを再確認させてくれる。言い換えれば、私たちがネットにアクセスしたりＳＮＳに投稿したりするのは、自分が「イケて」いて、意味のある存在だということを示す報酬を受けとるためなのである。承認を受けるたびに強化が進み、孤独感が消え、つながりの感覚が心地よく感じられる。そしていつしかこれを繰り返す習慣を身につけていく。

ＳＮＳを見るほど、脳は「抑うつ状態」に陥っていく

では、心地よさを感じるためにフェイスブックから離れられなくなるとき、私たちに何が起こっているのだろう。ザック・リーらは２０１２年に発表した研究でこの問題を追究した。[原注7]

彼らが調べたのは、気分を調整するためのフェイスブックの利用が自己制御欠陥（つまりフェイスブック依存障害）をもたらしているかどうかだった。要するに、フェイスブックにはまるのは、コカイン依存症と同じようなものかを調べていった。依存症患者がハイになろうとするのと同じように、彼らも気分を上げようと努力する中でフェイスブックに取り込まれていくのだろうか。

私の患者でコカインを使用している人たちは、コカインを摂取しても気分が良くなるわけではなく、使用後は確実に気分を悪化させている。これと同様に、リーの研究チームが確認したところでは、ソーシャルメディアへの嗜好は、気分調整欠陥や、さらには自己価値観の低下、社会的引きこもりの増加など、ネガティブな結果と相関していた。繰り返すが、ソーシャルメディアへの参加は、社会的引きこもりを増加させたのである。気分を良くするために強迫的にフェイスブックにアクセスしたのに、あとで気分が落ち込むのだ。なぜか。それは、悲しいときにチョコレートを食べるようになる場合と同じで、習慣的にSNSを利用しても、そもそも悲しみの原因である根本問題が解決するわけではないからだ。私たちは単に、気分を良くすることとチョコレートやフェイスブックを連合させることを学習したにすぎない。

さらに悪いことがある。写真やコメントを投稿した本人にとっては、最新の素敵な写真や要を得たコメントの投稿自体が報酬となりうる。しかし、その投稿がほかの人には悲しみの種となることがあるのだ。

マイリー・スティアーズらは、「他人のハイライト映像を見る――フェイスブックの利用がいかに抑うつ症状と結びつくか」という研究の中で、フェイスブック利用者が自分と他人を比較して落ち込むのを確認した。[原注8]

それはそうだろう。フェイスブックの非同期的な性質のおかげで私たちは最良の自分を選んで投稿できる。しかし、他人の美しく飾られた生活を見るときには、豪勢な休暇を過ごす完璧な「スナップ」写真を目にするわけだから、自分の生活にけちが付いたように感じるかもしれない。まして、その写真をパソコンのモニターで見ているのが上司に叱られた直後で、画面から目を上げても窓のない小さなオフィスの壁しか見えないとしたら、その不幸な感覚はひどく心を苦しめかねない。「自分もあんな暮らしがしたい」と考えるだろう。

これでは、雪だまりにタイヤが突っ込んだときに思いっきりアクセルを踏んでいるようなものだ（ますます雪にはまり込む）。習慣のループに巻き込まれ、以前は報酬を与えてくれた行動を繰り返しながら、その行為が実は事態を悪化させているのに気づかない。

あなたが悪いわけではない。ただ、私たちの脳はそのように働くというだけのことだ。

「ドーパミン発火＝幸福」という致命的な誤解

習慣の形成という、この章で解説してきた驚くべき事柄については、誰でも何らかのかたちで馴染みがある。その悪習は、コカインかもしれないし、タバコかもしれない。もしくはチョコレート、メール、フェイスブック、その他、時間をかけて身につけてきた奇妙な習慣など、さまざまだろう。

その習慣がどのように形成され、またなぜその自動的なプロセスが維持されるかについても、ある程度おわかりいただけたと思う。つまり、正の強化、負の強化を通じて沁みついていくのである。では次に、習慣のループがどのようにして私たちを突き動かすのか、それを生活の中から見ていきたい。私たちは報酬を求め、どんなレバーを押しているのだろうか。

依存症については「問題解決の第一歩は、問題の存在を認めること」という昔からのジョーク（あるいは格言）がある。あらゆる習慣が依存症というわけではない。どの習慣が不安を生み、どれが生まないかを見分ける必要があるだけだ。靴のひもを結ぶ動作は別にストレスを生まない。だが、自分の結婚式の最中に自撮りをしたい衝動に駆られるとしたら、それは心配するべきだろう。

極端な例はさておき、まずは実際に「充足感（幸福）」として感じられているものは何なのかというところから見ていこう。

ミャンマーの瞑想の師、サヤドー・ウ・パンディタは著書『まさにこの生の中で』の中で、「人は幸福を追い求めるとき、心を沸き立たせることを真の幸福と取り違えている」と書いている。[原注9]

私たちはうれしい知らせを聞いたり、新しい出会いを得たり、ジェットコースターに乗ったりすると興奮する。人類は、歴史上のどの時点かで、脳内でドーパミンによる発火が起こったときの感覚が幸福であると考えるよう条件付けられたのである。

忘れてはならないのは、この条件付けがおそらく、本来はどこで食べ物を見つけられるかを記憶できるように備わった力であって、「今、満ち足りている」という感覚を与えるためのものではなかったということだ。充足感（幸福）を定義する作業が、極めて主観的できわどいものなのは確かである。その科学的な定義をめぐっては、今後も激しい議論が続くだろう。

この感情は、適者生存の学習アルゴリズムの中に位置付けられるようなものとは思えない。だが、報酬への期待と幸福が別物であることは、確実に推定できる。

私たちは、自分が何からストレスを受けているのか、よくわからなくなっているのかもしれない。私たちは日々、「あなたは幸福ではない。けれどもこの車を買えば、この腕時計を買えば、すぐに幸せになれる」といった広告を浴び続けている。美容整形を受ければいつでも素晴らしい自撮り写真が撮れて、あたかもそこに幸せが待っているかのようだ。ストレスがたまったときに服の広告を見て（刺激）、ショッピングモールに行って服を買い（行動）、家に帰って鏡の前で着てみると気分が良くなったりする（報酬）。このとき私たちはおそらく、繰り返しのトレーニングをしているのだ。

では、その報酬を、私たちはどう感じているのだろう。その感覚はどのくらい続くのだろう。最初に不-快を引き起こしたものが何であれ、その感覚は原因を解決して、私たちをより幸せにしているだろうか。

コカイン依存症の患者はハイになったときの感覚を「イラつく」「落ち着かない」「興奮している」、さらには「うろたえる」とさえ表現する。これらはとても幸福の表現とは思えない（実際、彼らは幸福そうには見えない）。

それでも「いいね！」を押し続けますか？

実のところ、私たちは、それが最良の方法だと思って機械的にドーパミンのボタンを押しているのかもしれない。もしかしたら、ストレスの方向を測るコンパスの調整がおかしくなっているのではないだろうか。あるいはコンパスの読み方を誤っているのかもしれない。ドーパミンがもたらす報酬を避けなければいけないのに、間違ってそちらに向かっている可能性もある。もしくは、間違った場所に愛を求めているのかもしれない。

私たちの多くは、ティーンエイジャーだろうが、ベビーブーマーだろうが、世代を問わずフェイスブックなどのSNSを利用している。テクノロジーは21世紀の経済を作りかえた。技術革新の多くは役に立つものだが、明日がどう変わるかわからないという環境から私たちが身につけたのは、依存症をはじめとする有害な行動だった。

フェイスブック社は私たちがどのボタンを押したかを巧妙に追跡することで、私たちの行動原理を把握している。そして、その情報を活用して私たちをいっそう囲い込む。悲しいときにフェイスブックなどのSNSに頼ることで、果たして気分は改善するのだろうか、それとも悪化するのだろうか。

そろそろ、そのような自分に注意を向けてみたらどうだろうか。不安や強化学習の報酬が、自分の身体と心の中でどう感じられているのかに注意を向けるのだ。一歩後ろに下がり、本当の報酬について顧みる余裕ができる程度にしばらくの間レバーを押すことをやめてみれば、どの行動がストレスを呼び寄せるのかが見えはじめてくる。そして、自分を本当に幸せにするものが何なのかも（再）発見できる。すなわち、自分のコンパスの読み方を真に学べるのである。

訳注

＊1 relevantはここでは誰かにとって意味や価値あると認められること。あるいは何らかの基準に沿って適切と認められること。

第3章

「ワタシ」が頭から離れない！

偏見・思い込みにハマるメカニズム

自我――自分自身であると人が信じている自己――とは、習慣のパターンにほかならない。

――アラン・ワッツ

必死で「思い込み」にしがみつく脳

白状しよう。医学部に籍を置いていたころ、夏になると研究室のシフトをそっと抜け出して、ツール・ド・フランスの生中継を何時間か見るのが日課だった。理由？　ランス・アームストロング選手の大ファンだったからだ。

ツール・ド・フランスは、史上最も苛酷な、というのは言いすぎかもしれないが、ともかく極めて厳しい自転車耐久レースだ。選手は7月の3週間にわたり、総延長3500キロにも及ぶコースを走り抜く。個人総合時間賞を獲得するのは、フィニッシュまでの合計タイムが最も少なかった選手だ。この賞を勝ち取るには、長距離、山登り、タイムトライアルと、あらゆる条件のレースを強靭な精神力で勝ち抜かなければならない。どんな環境でも、疲れ切った身体がもうやめたいと悲鳴を上げても、毎日毎日自転車にまたがるその行為は、驚嘆に値する。

アームストロングは最強だった。転移性の精巣がんを克服し、1999年のツール・ド・フランスで個人総合時間賞を手にしてから勝ちまくり、その後7連覇した（それまでの記録は5連覇だった）。

私は、学生寮のラウンジ（大型テレビがあった）に座り、2003年の山岳ステージに挑むアームストロングに声援を送った日のことを今でも思い出す。彼が先頭集団の中で急な坂を下っていたとき、前を走る選手たちが突然クラッシュした。彼は衝突を避けるために本能的にハンドルを切り、道路から外れて、でこぼこの原野を全力で突っ切って道路に戻ると、再び先頭集団に加わった。

彼がテクニシャンだということは知っていたが、この走りは信じられなかった。イギリスの放送局のアナウンサーも同じ思いだったようだ（「このような光景は生まれて初めて見ました」と言っていた）。その日は1日中興奮が冷めず、それから何年もの間、あのシーンを思い出すたびに身体が熱くなるのを感じたものだ。

私はアームストロングに夢中だった。レースの各ステージが終わるごとに行われる記者会見で、彼はフランス語で対応した。また、がん患者のための基金も設立している。人柄を語るエピソードにはこと欠かない。彼が間違ったことをするなど、考えられなかった。

彼のキャリアの物語は興奮に満ちていた。だからこそ、研究室でおとなしく研究をしながら、ハイライトニュースを待つだけでは我慢ができなかったのだ。次のステージでは（次の年には）どんな芸当で驚かせてくれるだろうかと、生中継にかじりつかずにはいられなかった。それゆえ、彼にドーピング疑惑が浮上したときには、人と話をするたびに懸命に彼を弁護した。私自身を護るためにも。


このエピソードは、たまたま私の話ではあるが、主観的バイアスの好例と言える。アームストロングは明らかに過去最高の自転車選手であるという主観的バイアスを私は育んでいた。このバイアスのせいで、私はアームストロングの物語にこだわり続け、ドーピングなどするはずがないという考えを振り捨てられなかった。それを考えるだけで非常につらい気持ちに陥った。

すでに述べたように、依存症とは「悪影響があるにもかかわらず繰り返しそれを使用すること」と大まかに定義される。私は彼への依存症になっていたのだろうか。証拠が積み上がっているのに、その事実にどうしても目を向けられなかったのはなぜだろうか。この2つの問いは、おそらく関連し合っている。その関係を理解できれば、習慣はもとより、依存症というものがどのように形成され、維持されるかという問いを解明する手助けになるだろう。

脳はつねに「きっとこうなる」とシミュレーションする

プラサンタ・パルとは、イェール大学のニューロイメージング解析施設で出会った。パルは応用物理学の博士号を取得したばかりの柔和な口調で話す小柄な男性で、いつも笑みを浮かべていた。私たちが出会ったとき、パルはｆＭＲＩを使って心室の血液の乱流を測定していた。

あるとき、一緒にお茶を飲んでいると、彼が生まれ育ったインドの文化では、瞑想は生活の一部であるという話をしてくれた。原注1 パルは瞑想中の脳の活動について私が書いた論文を読んでおり、それが本格的に研究されているのを知って興奮したという。実際彼は、身につけたスキルを私たちの研究に役立てたいと申し出てくれた。

この組み合わせはうまくいった。応用物理学者としてのパルの専門領域は、現実世界に最もよく合うようデータをシミュレーションすることだ。私の研究室で彼は、多くのモンテカルロ・シミュレーションを設計してくれた。

モンテカルロ・シミュレーションとは、未知の要素が多いシステムの中でランダムなサンプリングを行い、結果の可能性（蓋然性）を予測する方法だ。これを使えば、既知の情報をもとに多くのシナリオをシミュレーションして、現実に実施した場合にどうなる可能性が最も高いかを推測できる。

実際私の脳は、アームストロングを神聖な場所にとどめておくためにモンテカルロ・シミュレーションをしていたわけだが、なぜそんなことまでしたのだろうか。

こう考えてみよう。私たちはこうしたシミュレーションのようなことを常時行っていると
も言える。

高速道路で運転しているとき、降りるべき出口が近いことに急に気づいたとしよう。ところが追い越し車線を走っている。こんなとき、私たちは頭の中でシミュレーションをはじめる。追い越したい走行車線の車との距離と速度差、こちらの速度、出口までの距離を見て、スピードアップして相手の車の前に出るか、逆にスピードを落として後ろに付くかを計算するだろう。

別の例を挙げよう。パーティーへの招待状を受けとったとき、開封後に差出人を見て、まずは日時を確認する。その後、パーティーに出席している自分の姿を想像して誰に会うかを思い浮かべ、食べ物はおいしいか、行かなければ招待してくれた人が気を悪くするか、その日にほかにすること（もっと魅力的な誘い）があるかなどを考えはじめる。行くべきか、家でネットフリックス三昧のほうがいいかと、パートナーと話し合いながらシミュレーションするかもしれない。

こうした脳内シミュレーションは日々の生活に役立っている。高速道路でいきなり割り込みをして事故を起こすより、いくつかのシナリオを思い浮かべて確かめるほうがずっといい。頭の中でパーティーのリハーサルをしておけば、会場に着いて先客を目にしたときに、「うわっ、失敗した」という気持ちに襲われずにすむだろう。

シミュレーションには「脳の思い込み」が紛れ込む

パルは私たちの研究室で、脳波計のヘッドセットの調整をしてくれた。私たちはニューロフィードバック[*1]の研究で脳の各所の活動を計測していたが、頭のどの位置で測定すれば一番効率的かを彼が考えてくれたのだ。

彼に与えられた課題は、ヘッドセットが記録する入力データの数を128から32に減らすことだった。そこで彼は、頭皮からの入力を一度に1つずつ、ランダムに除外するシミュレーションを行った。仮に実際に電極を1つずつ外しながら測定する作業を行ったなら、どれほど大変か想像してほしい。モンテカルロ法のおかげで、この複雑な問題は驚くほど効率的に解決できた。

確実なことは誰にもわからないが、頭の中でシミュレーションをするという人間の能力は、農耕社会の出現と共に将来の計画を立てる必要性が高まったために進化してきたのではないだろうか（たとえば、収穫期までの一定の期間を想定して作物を育てはじめるというスケジュールを立てなくてはならないため）。マーク・リアリーは著書『自我という呪い』の中で、約5万年前に農耕と具象芸術が出現し、同時に舟も作られはじめたと書いている。リアリーが指摘するのは、収穫期に基づいた耕作計画が有用であるのと同じく、舟造りも「自分の似姿――あとで自分がその舟を使うところ――を想像することが必要な仕事」という点だ。[原注2]頭の中でのシミュレーションの適応は進化の際に不可欠だったのである。

石器時代の祖先たちの計画は、立てたとしても収穫期を念頭に置く比較的短期の計画だった。現代に目を転じると、私たちはもはや獲物を狩ることも、季節ごとの収穫に頼ることもなく、はるかに安定的な社会に暮らしている。次の収穫期のことを考える必要はなく、計画のスパンは長くなった。

私たちの計画は、大学を卒業して、キャリアを築き、引退する——そして火星に移住する——といったものだ。また、座って自分のことを考える時間もたっぷりある。これはいわば、人生の次の段階をシミュレーションしているようなものだ。

頭の中でシミュレーションする場合、その成否を決めるいくつかの要因がある。時間的な幅や、データの解釈などである。遠い将来のシミュレーションは、未知の変数が多くなりすぎて精度が低下する。小学校6年生が、自分がどの大学に行くかを予測するのは、高校3年生が同様のシミュレーションをするよりもずっと難しい。高校3年生のときには、自分の学校の成績も大学進学適性試験の点数も、どの大学に願書を出したかもわかっている。けれども小学生のころには、どんな種類の大学に行きたいかさえわからないのが普通だ。

しかし、おそらくそれよりも重要なのは、データの質とデータをどう解釈するかだろう。それ次第でシミュレーションから生まれる予測は大きく歪められてしまう。ここで主観的バイアスが働く。世界をありのままの姿ではなく、自分の眼鏡を通して自分が見たいように見るからだ。

私が高校2年生のとき、学校でプリンストン大学の募集説明会があった。説明を聞いたあと、私たちは俄然やる気になり、その日は1日中、プリンストンに入ってゴシック建築の丸天井のチャペルでコンサートを聴いたり、ボート競技チームのトライアルを受けたりしている自分の姿を想像して過ごしたものだ。

だが、プリンストンに合格する人の適性試験の平均が1450点で、自分の点数が1200点だったとしたら、いくら私たち自身や友人や親たちが私たちを有能だと考えていたとしても、どうにもならない。現実には、オリンピックに出場できそうだったり、親が施設をまるごと1つ(か2つ)大学に寄付していたりしないかぎり、頭の中でどれほどシミュレーションを繰り返そうとも、プリンストンに入れる可能性は限りなく低い。主観的バイアスは、現実の世界を私たちの見方に合わせてはくれない。仮にそうなると思い込んで行動したりすれば、間違った方向に進んでしまうことだってある。

思い込み依存とドラッグ依存は似ている

このことを念頭に置いて、アームストロングに対する私の見方を振り返ってみよう。私はなぜ、「彼がドーピングをするはずがない」という筋書きにあれほど固執して、いろいろな説明をでっち上げたりしたのだろう。自分の歪んだシミュレーションがことごとく破綻していることが、主観的バイアスゆえにわからなかったのだろうか。自分の世界観への依存症になっていたのだろうか。
事実を整理してみよう。

(1) 事実――アームストロングはがんからの奇跡的なカムバックを果たし、あらゆる自転車レースで優勝した。
私の解釈――彼は「アメリカン・ドリーム」の完璧な体現者だ。がんばって取り組めば、何でもやり遂げられる。インディアナ州の貧しい家庭に育ち、高校の進学指導でプリンストンは無理だと言われた経験を持つ私にとって、この解釈はとても説得力があった。

(2) 事実――アームストロングは少々変わった性格で知られていた。
私の解釈――彼には闘争心がある。もちろん人は彼の成功を妬んで、悪く言うだろう。

(3) 事実――アームストロングは身体機能を強化する薬物を使用していた。
私の解釈――制度が彼を有罪にしようとしていた。何年も調査を続けてきたが、何も証明できなかったのだ。

オプラ・ウィンフリーの番組のインタビューで、アームストロングがとうとうドーピングを（しかも、発覚を避ける精妙な手段を考案し、何年もそれを続けていたことを）認めたとき、当然のことながら、私の脳は大混乱に陥った。私は彼を決まった見方で捉えようとしており、完全にバイアスのかかった「彼は驚異だ」という眼鏡を通して見ていた。事実は明白だった。ただ、私が正しく解釈できなかったのだ。真実を見ようとせず、自分の世界観に合う答えを見つけようとシミュレーションを繰り返し、そのあげくに、彼の告白で、主観的バイアスの眼鏡を叩き壊されたわけだ。私のアームストロング依存症は終わった。

起きたことが明確になると、私の熱はたちまち冷めた。彼の過去の偉業を思い出してみても、単純に、もう興奮を覚えなかった。彼が超人的だったのは化学物質の助けを借りたせいだと脳が思い出させるからだ。ちょうど私の患者たちがタバコから得ていたものを明確に認識することを学んだときと同じように、私もアームストロングの呪縛から解かれ、自分の心の働きについて認識を深めたわけである。

私たちの心は、最善の結果を導き出すようなシミュレーションをすることがよくある。そのシミュレーションは主観的バイアスで簡単に歪められる。世界をありのままに見るのではなく、見たいように見てしまう。その間違ったものの見方は、薬物依存と同じように、心の中に根を張れば張るほど、問題があることすらわからなくなっていく。まして、見方や行動を変えるなど、とてもできない。

私の場合、アームストロングの真実を知ることは苦い教訓となった。私は立ち止まって自分のストレス・コンパスに目を向けなかったのだ。事実に目を向け、自分の心と身体の声（ストレスや、際限のないシミュレーション）に耳を傾けることができなかった。バイアスに引っ張られなければ、自分が何かを見逃しているのがわかったはずなのに。

「自分らしさ」にも脳の快楽が潜んでいる

第2章で見たように、頭の中で自分の物語を語ることは報酬をもたらす。ときには自分の姿を見る依存症になってしまう。自分が映画の主役になり、宇宙の中心にいるような気持ちに慣れると、頭が固くなり、新しい情報を受け入れられなくなったり、周囲の変化に適応できなくなったりするものだ。

このような自己中心的状態は、結果として悪いほうに流れることが多い。私はアームストロングの夢が破れたあと、ずいぶんと屈辱的な目にあった。しかしそんなことは全体像から見ればたいしたことではない。もっと大変な影響を受けた人々もいた（たとえばプロの自転車選手はみな、評判を傷つけられた）。

個人や集団が、社会に影響を及ぼす力を持つ人間についての見方を固定化しはじめた場合はどうだろう。たとえば政治家に対する見方だ。歴史を振り返ると、カリスマ的指導者が出現するときにはそうした現象が起きている。アドルフ・ヒトラーもそうだった。現代の政治家が、私にとってのランス・アームストロングのように、素晴らしいアメリカン・ドリームを成し遂げた物語で現実を見えなくしてしまうことも起こりうる。

では、自分を宇宙の中心に立たせるプロセスは、どのように作られるのだろう。それを知る手がかりは、イギリス生まれのアメリカ人東洋哲学者、アラン・ワッツが自我について語った言葉から得られるかもしれない。

「自分がそうであると信じてきた自我[原注3]」

彼の表現が示唆しているのは、主観的バイアスが作られ、強化されていく様である。私たちはある決まった光のもとで自分を繰り返し見ることを学ぶ。その自己イメージは、ついには固定した見方、つまり信念になる。信念は何もないところから魔法のように出現するわけではない。それは反復を通じて形成される。そしてしだいに強化される。

最初は、自分は何者か、大人に、たとえば20歳になったときにどんな人間になっていたいかというイメージからはじまるかもしれない。そして、その自己イメージを支えてくれそうな人を周囲に集め、そうした環境に身を置いていく。それから数十年、仕事にも生活にも慣れて40代になり、地位や配偶者や財産や家族ができていくにつれ、その自己像は強化されていく。

信念がどのように作られていくか、理解の助けになるようなたとえ話を1つしよう。新しいセーターかコートを買いに出かける際に、アドバイスをしてもらえる友人を1人連れて行くとする。ブティックかデパートで試着し、いよいよ服を選ぶ段になって、どうするだろうか。鏡を見て、身体にフィットし、似合うかどうかを確かめるはずだ。それから友人に、どう思うか尋ねる。自分ではそのセーターが似合っていると思うが、品質はどうか、高すぎはしないかと迷うかもしれない。15分ほど思い悩んでも決められず、友人に助けを求め、「そう、それよ。それは買わなきゃ」と背中を押してもらう。そこであなたはレジに向かうのだ。

私たちが、服ではなく自分自身を見てどう捉えるかも、やはり報酬学習の眼鏡を通して形成されるのだろうか。

たとえば、6年生のテストでAの評価を取った。たいしたことではないと思ったが、家に帰って親に見せると、「すごいわね。なんて頭がいいんでしょう」と褒められた。親の賞賛は報酬だ。気分が良くなる。次のテストでもAだった。前回のヒントがあったため、褒められることを期待して親に見せ、予想どおりに褒められる。

こうした強化がモチベーションになり、その学期を通して一生懸命に勉強して通知表がオールAになるかもしれない。こうして、成績や友だちや親から繰り返し自分は賢いと言われていると、それを信じはじめるだろう。なぜなら、そうではないと示唆するものは何もないのだから。

これは買い物の例と同じだ。セーターを着た自分を三面鏡でじっくり眺め、友だちに承認されて、自分に似合っているという十分な確認を得る。実際に何度も着てみると、脳のシミュレーションが働いて結果を予想しはじめる。

格好良く見えるに違いない。そう、知的に見えるはずだ。褒められるはずだ――。

こうして同じ結果を得続けると私たちはその強化に慣れていく。これを馴化《じゅんか》という。

ウォルフラム・シュルツは1990年代に一連の実験を行い、この種の強化学習と馴化がドーパミンと結びついていることを確認した。サルの脳の報酬中枢をモニターしながら学習課題の報酬としてジュースを与えると、学習の初期段階ではドーパミン・ニューロンの発火率が増加するが、しだいに減少し、通常の発火率に落ち着くというのである。[原注4]

つまり、褒められると、ドーパミンの噴出で気分が良くなって「自分は頭が良い」と学習するが、100回目に「またAなんてすごいわね」と言われたときにはすっかり慣れっこになり、目をくるりと回してみせるだけになる。「あなたは賢い」という親の言葉を信じてはいるが、報酬の甘さはもはや消えているのだ。

ワッツが指摘するように、「自分は頭が良い」という見方はおそらくしだいに「純然たる習慣のパターン」へと変化する。こうした自己観の形成も、喫煙やフェイスブックへの投稿の習慣化とまったく同じように報酬を受け、強化されている可能性がある。

「褒められたくて仕方がない」人たち——のさばる自我

ほかの主観的バイアス、たとえばパーソナリティー特性や性格のもとでも、これと同じプロセスが働いているかどうか考えてみよう。私たちは自己観に基づいて日々自分のパーソナリティーを背負っている。そして、そのパーソナリティーが私たちの世界観を色づけているのだ。これは、自己という習慣と言っていいだろう。

パーソナリティーに報酬学習の考え方を適用できるかどうか、まずは極端な例から見ていこう。

パーソナリティー障害という疾患はしばしば、普通のパーソナリティーとして記述される性格特性が極端化し、不適応の範囲に至ったものと説明される。それゆえ、パーソナリティー障害を見ていけば、人間のあり方について洞察する助けになるだろう。ここではある性格が10倍に強まっていると考えればいい。拡大すればするほど、そこで何が起こっているか見て取りやすいという理屈だ。そこで起こっているのは依存症と同じで、行動が何度も繰り返され、ネガティブな結果を招くほどになり、「正常な社会」からはみ出してしまった状況である。

端から端まであるパーソナリティーのスペクトラムの中で、真ん中あたりに普通の自己観があるとしよう。このような普通の自己観の発達は、ある程度の安定的な育ち方をしてきたことを示唆する。報酬学習の観点からすると、親が予測可能な報酬の与え方をしてくれたと言える。良い点数を取れば褒められる。嘘をついたりものを盗んだりすると罰を受ける。そればかりでなく、そのような人は人格形成期を通じて注意と愛情を注がれ続けてきた。ころんだり怪我をしたりすれば助けてもらえ、学校で仲間はずれにされたときも、あなたはできる子よと言ってもらえたはずだ（第2章の少女たちの言葉で言えば、「イケてる」となる）。こうして、時と共に私たちは安定した自意識を発達させる。

こうしたスペクトラムの一方の端に、自我を増長させる経験を多くしすぎたと思われる人がいる。傲慢で、過度に自己中心的な人だ。

私の元同僚に、研修医としての訓練時代や専門医になりたてのころ、「若手のホープ」と見られていた人物がいた。彼は、会うたびに自分の話をした。彼が発表した論文、彼が（厳しい競争の末に）勝ち取った賞、彼の患者の素晴らしい回復などについて聞かされた。彼の成功に祝意を表すと、次に会ったときにはまた同じように自慢話を聞かされるのだ。刺激（ジャドソンに会う）、行動（新しい自慢話をする）、報酬（おめでとうと言われる）というわけだ。私はどうすればよかったのだろう。彼に「我慢がならない」と言えばよかったのか。

彼のような性格の極端なケースが、自己愛性《ナルシシスティック》パーソナリティー障害（NPD）と呼ばれる。NPDの人の特徴は、他人からの承認を目標設定の基本とすることや、他人の反応に過剰に調子を合わせること（ただし自分に関係していると思ったことのみ）、注意を向けられようとしすぎること、人からの賞賛を求めることが挙げられる。

NPDの原因は不明だが、ある程度は遺伝的要因があると考えられる。[原注5] 報酬学習の観点から単純に考えれば（単純化しすぎているだろうが）、「私は頭が良い」というパラダイムがねじまがったものと想像できる。子育てが偏りすぎて、必要以上に褒めたり（「誰にだっていいところはあるけど、あなたは特別！」）、矯正的な罰を一切与えなかったりして（「うちの子は我が道を行っているから」）、報酬学習のプロセスが過剰に刺激され、社会規範から外れるレベルで固まってしまったのかもしれない。アルコール依存に陥りやすい遺伝的素因を持つ人がいるが、こうした偏った育ち方をした子どもの場合も、簡単には満たされない賞賛への嗜好（というよりも欲求だろうか）が身についてしまっている。彼らはアルコールを欲しがる代わりに、『いいね！』を付けてほしい。すごいと言ってほしい。もう1回」と、正の強化をつねに求めるのだ。

「セルフイメージが不安定な人」に見られる特徴

スペクトラムの反対の端に目を向けよう。普通でも過剰でもなく、ともかく安定した自意識を発達させられないとどうなるか。この極端なかたちは、境界性《ボーダーライン》パーソナリティー障害（BPD）だろう。『精神疾患の診断・統計マニュアル（DSM）』の最新版が挙げるBPDの特徴は、「発達が不良な、または不安定な自己像」「慢性的な空虚感」「不信、困窮、および現実のまたは想像の中で見捨てられるという不安に満ちたとらわれによって特徴づけられる、激しく、不安定で、かつ葛藤を抱えた親密な関係」「重要な他者からの拒絶および／または別離についての恐怖」「低い自尊心」などである。

精神科の研修医だった訓練時代にBPDについて学んだとき、この症状のリストはなかなか理解できなかった。それも当然だろう。あまり関連性があるように思えないこれらの症状を、ひとまとめに考えることができなかった。統一性も一貫性も（少なくとも私の中では）見出せなかったのだ。

自分の診察室や精神科ERで患者を診察するようになると、私はこうした基準表を引っ張り出してBPDに適合するかどうかを見ようとした。彼らの中には合いそうな患者も合わなそうな患者もいた。処方薬を選ぶ際も、1つの症候群として考えようとするとうまくいかなかった。治療ガイドラインは、症状の緩和を推奨するもので、抑うつ症状があれば抗うつ薬を処方する。軽い精神病症状が見られれば、低用量の抗精神病薬を処方する。しかし、こうした対症的な治療は、あまりBPDの患者の助けにはならなかったのだ。

パーソナリティー障害というのは、慢性的で治療が難しい。医学生時代、BPDには「ソフトな兆候」(診断の参考にはなるがカルテに記載されることのない古くからの言い伝えのようなもの)があると言われていた。「病院にテディベアを持ってきていたらBPD患者だ」というのだ。彼らはある意味で成長しきっておらず、安定した自己像やアイデンティティーを確立していないという理解である。このようなBPD患者を、どう治療すればいいのだろうか。

我が師は、まるでベテランの将軍が新兵を戦場に送り出すかのように「幸運を祈るよ」と訳知り顔でウインクしつつ、臨床の知恵を授けてくれた。BPD患者に対しては「アポは毎週決まった時間にすること」「診察室の中はつねに同じにしておくこと」「電話で追加のアポを求められたら、礼儀正しく対応すること。ただし、絶対に要求に応えてはいけない」「彼らは徹底的に限界を超えて要求をしてくる」といったものだ。「好き勝手にさせてはいけない」と師は警告した。

何人かのBPD患者を診たあと、師が言いたかったことがわかりはじめた。興奮した患者からの電話を受けると、さらに多くの電話がかかってきたからだ(それはどんどん増えていった)。セッションの時間を一度延長すると、次のセッションの終わりにまた延長を懇願された。

ＢＰＤ患者はほかの患者よりもはるかに多くの時間とエネルギーを必要とする。言葉を交わすたびに弾丸を撃ち込まれているかのように思えてきた。それは実際、戦いだった。それも劣勢の戦いに思えた。私は身構え、戦線を死守すべく全力を尽くした。延長はしない。追加のセッションはしない。一線を守るのだ。自分にそう言い聞かせた。

なぜ「自分がない人」ほど依存に陥るのか？

患者とのやり取りについてさんざん思い悩んだ末（そのときはわからなかったが、実はまったく周りが見えなくなっていた）、ある日、頭の上で電球がパッと灯ったように突然ひらめいた。こう考えたのだ。人は安定した子育てが受けられなかった場合にどうなるのだろうと。

私はオペラント条件付けの観点からＢＰＤ患者を見はじめた。ＢＰＤの人が、子ども時代に予測可能なフィードバックを安定して受け続けることなく、スロットマシンのような育てられ方をされていたらどうなのだろう。安定した強化ではなく、間欠強化を余儀なくされていたら……。

そこで私はちょっとした調査をはじめた。ＢＰＤの人の子ども時代に最もよく見られる特徴は、母親の愛情が薄いことと、性的、身体的虐待とされる[原注6]。私の患者たちもこれを裏づけていた。育児放棄と虐待の話は頻繁に耳にした。問題は育児放棄のタイプだ。突っ込んで尋ねてみると、親はときどきは温かく愛情を注いでくれたという。そしてときには、正反対になる。子どもは、ママやパパが帰ってきて自分を抱きしめてくれるか、それとも殴られるか、予測がつかなかったのだ。

答えが見えはじめた。そして、ある患者の最近の行動について考えながらホワイトボードの前に立っているときに、突然すべてがあるべき場所に収まった。

患者たちの症状。そして師のアドバイス。それらが結びついて意味を持ちはじめた。BPD患者は人との関わりの中で予測可能なルールを持てなかったために、安定した自意識を発達させられなかったのだろう。彼らの脳は、どうすれば愛されていると感じ続けることができるか、少なくとも苦しまずにすむか、その方法を見出そうとずっとシミュレーションを繰り返してきた。これに比べれば私のアームストロング依存などたいしたことはない（少なくとも本人が告白した段階で、シミュレーションは完全に消えた）。レバーを押し続けるラットのように、あるいはフェイスブックに投稿し続ける人のように、彼らは無意識のうちにもう一度ドーパミンを得られる方法を探していたのだ。

私がセッションを延長すれば、彼らはそれを特別と感じる。行動と報酬だ。「本当に必要」という理由で追加のセッションの予定を入れれば、彼らはやはり特別と感じる。行動と報酬。うぶだった私は、彼らが「危機的状況」にあるかどうかがわからず、その場でどうすれば最善かを決めなければならなかったのだ。つまり、患者だけでなく私も、自分の行動の予測が付かなかったわけだ。

患者たちは、最も基本的な意味で愛してくれる人、安定した愛着と予測可能な案内図を示してくれる人（この場合、私）を求めていた。彼らは無意識のうちに、私がそういう人であることを示唆する行動を私に取らせようとしていた。そして、私が何らかの一貫しない行動を取ると、彼らは最たる強化である間欠強化を受けるはめになる。私は知らないうちに彼らの行動を強化していたのである。

「不健全に他人にのめり込む人」に対処する方法

報酬学習というこの新しいレンズを通して見ると、患者の考え方がよくわかり、彼らに共感さえできるようになった。たとえばBPD患者独特の特徴として、人間関係を極端に理想化していたかと思うと、急に貶《おとし》めたりする（以前の私はこの特徴に混乱させられていた）。矛盾しているではないか。具体的に言うと、ある日、新しい友人や恋人がいかに素晴らしいかを力説していたかと思うと、数週間後にはその相手は「クソったれリスト」入りしているのだ。

新しい関係が始まると、彼らは暮らしを安定させようと、すべてをその関係に注ぎ込む。誰だって注意を向けられると悪い気はしないわけで、この努力は双方のためになるように思える。しかし、慣れていくに従い、相手のいい気分は薄れていく状況が生じる。

BPDの人による過剰に献身的な振る舞いを経験すると、「これはいったいどうしたのだ」と、ある時点で懸念に変わることがある。息苦しさを感じはじめ、こののめり込み方は少し不健康なのではと感じた相手は、一歩身を引くようになる。すると患者はそこに不安定さの影を感じ、さらにアクセルを踏み込んでいく。

「いけない、また大事な人を失いそう。私のすべてを投げ出すのよ」

ところが、これが逆効果となる。こうして相手との関係は壊れ、またしても患者は特別セッションを求めて私に電話をしてくるのだ。

ある患者などは、父親に見捨てられそうだという感覚が引き金となり、職場を変えたり付き合う相手を変えたりということを100回近く繰り返した。安心を得ようと懸命になるあまりの結果である。

これに気づいた私は、単に患者からの攻撃を避けながらそのたびごとのセッションを乗り切っていく姿勢をやめ、意味のある質問を投げかけられるようになった。改訂のたびに内容が変わる不可解な治療マニュアルを読み解こうと努力する代わりに、自らBPD患者の気持ちになり、一時的な救いになりそうな次のドーパミンのもとを、つねにイライラしながら探し求めている状況を自分で想像したのだ。

こうすれば問題の核心を直接つかめる。私はもはや、BPD患者に「特別」セッションを行わないことに悩んだり、罪悪感を抱いたりしなくなった。なぜなら、特別セッションが彼らにとって助けになるどころか、有害であることがはっきりと見えたからだ。私は医師として「まずは害をなさない」というヒポクラテスの誓いを立てている。なすべきことは明らかだった。

BPD患者をこのように見て、その枠組みから学ぶことで治療は前よりも容易になった。患者が自己と世界についての安定した感覚を発達させる手助けができるようになったのだ。まずは、セッションをつねに決まった時間にはじめ、決まった時間に終えるというごく単純なルールを固定化し、間欠強化を与えないようにする。こうすることで、安定した学習と馴化をもたらせた。信じられないほど単純に見えるかもしれないが、驚くほど効果的だった。

私はもはや最前線で「敵」と戦う兵士ではなかった。治療も患者の回復具合も改善した。患者との協働作業を通じて、症状を抑えるだけでなく、彼らの生活そのものを改善する最良の手助けができた。絆創膏を貼るだけの治療から、傷を圧迫止血する方法へと進むことができたのである。

過度な愛情を注いでしまう人は、「何」を欲しているのか?

再び主観的バイアスの話になるが、ひょっとすると私も「自分は患者のために最良の治療をしている」と思い込んでいたのかもしれない。患者も私を喜ばせようと(それは彼らにとっても報酬となる)、行動を通じて私に正の強化を行っていた可能性もある。彼らは私をクビにしてほかの医者を探したりはしなかったからだ。

私は自分が単に問題をすり替えているだけではないのを確かめるため、BPDについて報酬学習の視点からアプローチするこの考え方について同僚と話をしたり、講演を行ったりした(科学者や医者は、人の理論や治療法に問題を見つける才能に恵まれているものだ)。すると、彼らの目からしても、私のやり方は見当外れな方法のようには見えなかったようだ。

研修医たちの症例コンサルティングの際にこの話をすると、彼らに感謝されたりもした。患者をよく理解できて、治療結果も向上し、最前線で闘わなくてすむようになったと言うのだ。さらに、勇猛果敢な研修医リーダーを中心に、私を含めた数人の研究者は「境界性パーソナリティー障害の評価的説明――身体的シミュレーションを通じた自己と他者に関する予言的学習の障害」[原注7]という査読付き論文を発表した（ある分野で考え方を広めようとする際には査読付きの学会誌に論文を発表するのが王道だ）。

この論文の中で私たちはBPDの症状についてアルゴリズムを用いた説明を展開し、これがBPDの「病理生理学的基盤に対処する治療法への有用な手引き」となる可能性があると論じた。BPDの人が予測可能なルールに従っていると見ることで、治療法を開発できるかもしれないと考えたのだ。この見方から、これまで以上に正確にBPDの核心的原因およびその他の要因を特定できる。たとえば、報酬学習を修正すれば、BPDの人の主観的バイアスを大きく変えられるかもしれない。

私がアームストロングのドーピングの証拠を目の前にしてもなかなか認められなかったのと同じように、BPDの人も、とくに感情が乱れているときには、（自分と他人の）行動とその結果を正しく解釈できないことが多いと思われる。これが心理的な障害となり、たとえば新しい人間関係がはじまったときに、彼らは相手に過剰な気遣いをしたりする。その集中的な関心の向け方は、彼らにとってはおそらく正当なものだが、相手にしてみれば完全に行きすぎと感じられ、気味が悪く思えることさえある。

問題となるのは、恋愛関係にあった相手が引きはじめた場合だ。

仮に自分の基本的な考え方の枠組みが愛（気遣い）を求めることだったとしたら、相手も自分と同じものを求めていると考えてしまうだろう。そのため、一歩引いて相手の視点から正しい現実を見つめようとしない。ましてや、相手が息苦しく感じているとは想像もできず、よりいっそう相手に愛情を注いでいく。


別の言い方をするなら、ＢＰＤの人は過去の報酬学習に問題があり、人間関係における出来事の結果を予測するのが困難なのだ。薬物依存者が大半の時間、薬をどうやって手に入れるかで頭がいっぱいなのと同じように、ＢＰＤの診断を受けている人も、心の深い空しさを埋める方法として知らず知らずのうちに人の注意を引こうとしているのかもしれない。人の注意を引けば、一時でもドーパミンがハイな気分をもたらしてくれる。

すでに見たように、このようなタイプの学習の失敗は良い結果を生まない。エネルギーを無駄に使ったあげくに、求めた安定した人間関係は得られず、人生全体も思うようにいかなくなる。こうした傾向を10倍に強めると、病的と呼ばれるパーソナリティー特性になる。ＢＰＤに特徴的な情緒的な不安定さもその1つだ（患者にとっては本当にこの世が終わるかのように感じられる危機が頻繁に訪れる）。ＢＰＤの人は混乱し、激しく何かを求め続け、そのことに疲れ果ててしまう。これはすべて、単純な学習プロセスのねじれから生じているのである。

あなたは「どんな私（エゴ）」にとらわれているか？

報酬学習でパーソナリティーが極端に――自己が弱すぎたり強すぎたり――なるということの見方から、人間のあり方について理解を深められる。大切なのは、自分の心がシミュレーションを（常時）行っていると認識することだ。その情報を利用して自分のシミュレーションを意識できれば、あまり頻繁にそのシミュレーションに我を忘れたり、とらわれたりせずに、時間とエネルギーを節約できる。

主観的バイアスの働きを理解していれば、シミュレーションが軌道を外れたときに元に戻しやすくなる。そのためには、自分の主観的バイアスがどこで生じたのかもっと明確にしておく必要がある。それは「俺様を見ろ」というNPDの映画スター的な態度に由来するのか。それとも舞台裏に座って、どうやってカメラの前のポジションを奪おうかと企むBPDの女優的態度に由来するのか。この両極端な態度の間のどこにそのバイアスの由来があるのかを明らかにしておくのだ。

人の注意を引こうとしたり、何らかのかたちで褒められようとすることで、こうしたさまざまな依存症的な態度にはまり込み、主観的バイアスによって深みにはまり、それがまた主観的バイアスを強化する。私たちの世界観を歪めている眼鏡を外すには、まず、バイアスがある場所を素直に見つめる必要がある。主観的バイアスがいつどのように道を外れるかを理解するのが、主観的バイアスを修正する第一歩となる。

すでに指摘したように、主観的バイアスについての情報を利用して生活改善を始めるには、まず自分のストレスを知るためのコンパス（方位磁石）を取り出すことだ。そして、自分の行動の結果を真っ直ぐに見つめられるようになるといい。第2章で、私たちがソーシャルメディアに足を引っ張られ、自分に溺れている様子を少しばかり学んだ。しかし、テクノロジーはただ、私たちが社会的動物として何千年も前からしてきたことを利用しているにすぎない。

たとえば、誰かから「いいね！」をもらった瞬間、どんな感じだろう。気持ちが温かくなるその気分には、興奮も交じっていないだろうか。もっとのめり込んで、もっと求めようという気になってはいないだろうか。

逆に、ほかの人のエゴをかきたて続けているとどうなるだろう。私が無意識のうちに元同僚にしていたようなことだ。その状況から相手は何を得て、私たちは何を得るのか。私の場合、無知ゆえに、あの自慢屋の話に耳を傾けざるを得なかったが、あれはたしかに罰だった。

このような状況をもう少しクリアに見れば、一歩引いて自分のコンパスを眺められるようになる。習慣的にか、あるいはその時点ではそれが一番楽な道に見えるからか、ともかく自分が（自分や他人の）不-快《ディスイーズ》を長引かせているかどうかを明確にするコンパスである。

一歩下がって自分の思い込みやバイアスのせいでコンパスを正しく読めていないのではないかと慎重に眺めてみれば、その認識の助けを借りて、よりよい道を見つけられるのではないだろうか。その道は、自我を肥大させずにすむ道かもしれない。

状況に慣れすぎてしまって、どんな状況や機会が改善につながるかわからないときもある。カート・ヴォネガットは小説『ホーカス・ポーカス』の中で「自分が素晴らしい人間だと思っているからといって、本当にそうであるとはかぎらない」と書いている。自分自身に対する自分の見方にもっと深く気づき、それを考え直すことが役立つ場合もある。

ときには欠点や長所を指摘してもらうことも必要だ。そのときは、それを言ってくれた人に感謝し、指摘を喜んで受けとる態度を身につけなければならない。建設的な批判を避けたり、逆に、心からの敬意を受けとれなかったりするのはよくない。人は、他人からのフィードバックによってこそ学べるものなのだ。またあるときには、人に（礼儀正しく）フィードバックするにはどうすればいいかを学べることもある。いずれにせよ、最初は心の中でこう言ってみよう。

「警告！　自我をのさばらせるな」

訳注

＊1　ニューロフィードバックとは、脳波など神経活動の測定結果をリアルタイムで当人が確認できるようにすることで、その神経活動に変化を起こさせる技法。第5章参照。

第4章

「雑念まみれの脳」を救うには？

過去・未来に振り回されなくなる方法

大衆の気を惹くようにうまく考えられた仕掛けは、ヤク中のナルシストの心に低俗な娯楽を提供する。

——コーネル・ウェスト

ティーンエイジャーは、互いに「自分だけを見て」もらうことを問題にする。彼らは「気を引く文化」の中で育った。彼らは幼児のころに両親がゆりかごを揺らしながらスマホを見ていたのを記憶している。今も両親は食事のテーブルでメールを送るし、学校に迎えに来たときもスマホから目を上げないのだ。

——シェリー・タークル

あなたのスマホ依存度は？

こんな経験はないだろうか？　夜、運転していて赤信号で止まり、周りの車を見回すと、ドライバーがみんな下を向いて青白い光を下から浴びている。あなた自身も、仕事の真っ最中に突然（また）メールをチェックしたくなる。

ニューヨークタイムズ紙の投書欄を読んでいると（私の悪癖だ）、月に一度くらいはテクノロジー依存症を嘆く意見を目にする。意見というより、ざんげのようなものだ。

仕事が片付かなくなった。生活がめちゃくちゃだ。どうしよう？　テクノロジー断ちというか、テクノロジーの「休暇」を何週間かとってみたところ、なんと、1年前からベッド脇のテーブルに載ったままだった小説を、一度に1段落以上読めるようになった！　悪くないんじゃないか？

では、セルフチェックをしてみよう。次の項目の当てはまるものにチェックを入れてみてほしい。Xというのは、この場合スマホだ。

□　思ったよりも長時間Xを使ってしまう。
□　Xの使用を減らそう、あるいはやめようと思っているが、なかなかできない。
□　Xを使うのに、あるいはXから離れるのにかなり時間がかかる。
□　Xを使いたくてたまらない衝動がある。
□　職場や家庭や学校ですべきことがXのせいでうまくできない。
□　Xのせいで人間関係に問題が生じているときでさえ使い続ける。
□　大切な社会活動や仕事、娯楽などをXのせいであきらめる。
□　Xのせいで危険が生じているにもかかわらず、繰り返し使ってしまう。

□　身体的・心理的な問題が生じたりそれが悪化したりしていてもXを使い続ける。
□　求める効果を得るためにXの使用を増やす必要がある（耐性が生じている）。
□　Xを使うことで緩和される離脱症状が生じている。

チェック1つを1点として、合計点を見るとあなたのスマホ依存度がわかる。2〜3点なら軽度、4〜5点なら中等度、6〜7点なら重度だ。

第1章で紹介した依存症の定義を覚えているだろうか。

「悪影響があるにもかかわらず継続的に何かを使用すること」

これが依存症の定義だ。実は、今やってもらったリストは、私たち精神科医が、患者に薬物使用の障害があるかどうか、あるとしたらどの程度の依存度なのかを決めるために使うDSMという診断基準に挙げられている内容である。

スマホで怪我人が急増⁉

あなたの依存度はどうだっただろう。2016年にギャロップ社が行った調査によると、回答者の半数が1時間に何回かスマホをチェックすると答え、軽度の依存に相当した。「良かった。まだ軽度だ。たいしたことはない」と思っただろうか。あるいは「スマホ依存症は、人を傷つけるような犯罪じゃないだろう？」と開き直ったかもしれない。

その点をどう考えるにせよ、少なくとも自分の子どもの安全を図ることが「重大な義務」であるという点には賛成していただけると思う。

２０１２年にウォール・ストリート・ジャーナル紙にベン・ウォーセンが寄稿した記事がある。それによると、子どもが怪我をする率は１９７０年代以降着実に低下してきた。遊び場の改善やベビーサークルの利用増加などによると見られる。[原注1]

しかし、米疾病予防管理センター（ＣＤＣ）によれば、５歳未満の子どもで命に関わるほどではない怪我は、２００７年から２０１０年までの間に12％も増加したという。ｉＰｈｏｎｅの発売が２００７年だ。それから２０１０年までにスマホを持つアメリカ人は６倍に増えた。これは偶然だろうか。ここで思い出していただきたいのだが、脳は物事を関連づけたがる。相関関係は必ずしも因果関係を意味しない。

２０１４年にクレイグ・パルソンが「たしかにスマート！　スマホと子どもの怪我」という論文を発表した。[原注2]パルソンは２００７年から２０１２年までに５歳未満の子どもが命に関わらない不慮の怪我をしたケースについて、ＣＤＣのデータを調査したのだが、その際に見事な推理をしてみせた。

ｉＰｈｏｎｅは最初、ＡＴ＆Ｔの３Ｇネットワークでしか利用できなかったが、その後、利用エリアはしだいに拡大していった。そこで、データを精査すれば、ｉＰｈｏｎｅが子どもの怪我の増加の間接的な要因かどうかを推定できると考えた。全米の病院の怪我の調査データベースを使えば、子どもの怪我を報告した病院が「怪我の時点で３Ｇネットワークにアクセスできる地域にあったかどうか」がわかる。

その結果、次のことが判明した。5歳未満の子ども（親が見ていないととくに怪我をしやすい乳幼児）の怪我は、その地域が3Gサービスのエリアに入ると増加していたのだ。これは、怪我とスマホ利用の間接的な因果関係を示唆する。決定的な証拠ではないが、さらに探究する価値は十分にある結論だ。

ウォール・ストリート・ジャーナル紙に掲載されたウォーセンの記事は1つの事例を取り上げている。

父親が1歳半の男の子を連れて散歩中に妻にメールを送った。顔を上げると、ケンカ中の二人組を引き離そうとしている警官のところに、自分の子どもがふらふらと近づいていき、「もう少しで警官に踏みつけられる」ところだったという例だ。

ユーチューブなどを見ていると、スマホに気を取られて車道に出てしまったり、桟橋から海に落ちたりする動画がよくある。2013年の報道によれば、2007〜2010年に携帯電話がらみの歩行中の怪我は3倍以上に増えたというが、これも頷ける。[原注3] さらに、2015年の上半期の歩行者の死亡事故は10％増で、これは過去40年で最大の増加率だという。[原注4]

数年前のことだが、イェール大学近くの交差点の路面に、ニューヘイブン市当局が「LOOK　UP（顔を上げろ）」と大きく黄色い文字でスプレー描きしたことがあった（ニューヨーク市も同様の対策を取った）。最近では大学生のレベルが下がっているのだろうか（そんなことはないと思うが）。それとも、若者はスマホの引力に圧倒され、単純な生存スキルさえ忘れかけているのだろうか。

「快感そのもの」よりも「快感を予期させるもの」に反応する脳

報酬学習は人間が生き延びるための特別な恩恵をもたらした。おかげで、私たちはどこで食べ物を見つけ、どこで危険を避けるべきかを記憶できるようになった。

ではなぜテクノロジーはそれと正反対の、私たちを危険にさらすような真似をするのだろうか。第2章で、テクノロジーのある種の因子が自分自身に関わる報酬学習の機会を与えてくれることを概説した（簡単なアクセスや手っとり早い報酬など）。

第3章では、サルがある行動に対して報酬（ジュースをひと口）を得ると、側坐核のドーパミン・ニューロンが活性化したというウォルフラム・シュルツの画期的な実験を簡単に紹介した。

ドーパミンに対するこのニューロンの反応は長時間持続しないため、「一過性（相動性）発火」と呼ばれる。ドーパミン作動性ニューロンはしだいに、報酬を得てもこの種の発火をしなくなり、低レベルの「持続性」の活動に戻っていく。現代の神経科学は、この一過性発火が行動と報酬の結びつきを学ぶ手助けをしていると考えている。

そして、魔法が起きる。行動と報酬がいったん結びつくと、ドーパミン・ニューロンの一過性発火のパターンが変化し、報酬の発生が予測できる刺激に対して、脳が反応するようになるのだ。ここで、報酬学習の舞台に「引き金（刺激）」が登場する。

誰かがタバコを吸っているのを見ると、突然タバコへの渇望を感じる。焼きたてのクッキーの匂いを嗅ぐと、その味を予想して口の中につばがたまる。最近怒鳴られた相手がやってくるのを見ると、すぐに逃げ道を探しはじめる。これらは単純な外的な手がかりで、私たちは学習によりその手がかりと報酬行動とを結びつけている。実際にクッキーを食べたり相手とけんかをしたりするわけではない。脳が次の事態を予測するのだ。

私の患者たちもそうだ。依存の対象が何であれ、それを予期してうずうずしている。ときには私の診察室の中で、ただ単に前にやってしまったことを思い出すだけで、それが軽い引き金になったりする。記憶だけでも十分ドーパミンを引き出すわけだ。映画でドラッグのシーンを見るだけでもドラッグが欲しくなることもある。そのうずうず感は、その渇望の波を乗り切る心のツールを持ちあわせていなければ、実際に薬物でなだめるしかない——。

「期待させるくすぐり」に脳はめっぽう弱い

少し紛らわしいかもしれないが、興味深いのは、このドーパミン・ニューロンは引き金を目にしたときに予測モードに入るだけではなく、予期せぬ報酬を受けたときにも活性化することだ。

では、報酬を予測するときも、予想外の報酬があったときにも脳が活性化するのはなぜだろうか。第3章で見た「お前は賢い」と親に言われ続けた例を振り返ってみよう。テストで初めてAを取って学校から帰ったとき、過去に経験がないと親がどう反応するかわからない。そっとテスト用紙を手渡し、親の様子をうかがうだろう。そこは未知の世界であり、脳は何も予測できないのだ。そして親に初めて褒められたとき、脳には一過性のドーパミンがあふれ、それが出発点となって、以後、これまで説明してきたような報酬学習と馴化のプロセスが始まる。初めてC評価をもらって帰ってきたときも同じだ（親はどう思うだろう？）。このようにして、私たちは日常世界の地図を作り上げていく。

子どものころ、友だちのスージーと遊ぶ約束をしていた。約束の時間に彼女がやってきたとき、私は楽しい時間を予期していた。ところが彼女は入ってくるなり、私がなんてひどい友だちかをまくし立てはじめた。そんなことを予想していなかった私のドーパミン系は荒れ狂った。次にスージーと会うときには、どんな会話ができるかわからず、少し用心深く彼女の顔色をうかがうことになった。

今では、これが生存上の利点となるのがわかる。誰を信頼できるか、信頼できないかを予測できれば、生存のために有利に働く。一般的に言うなら、〝信頼の貯蔵庫〟を作る道具を持っていることが大事なのだ。

こうした事象は、スマホに気を取られることとどう関係するのだろう。報酬学習についての現代の知見は、私たちが異常なまでに——依存症的ともいうべき——テクノロジー使用にはまり込んでいくことについて、少しずつ説明できるようになっている。予期がドーパミンを導くことを知っている企業は、広告バナーをクリックさせたりアプリを起動させたりするためにそれを利用する。例として、CNNサイトのトップページからニュースの見出しをいくつか挙げてみよう。

「スター・ウォーズのストームトルーパー――彼らのメッセージは?」
「大金を相続したティーンが引き起こした損害」
「なぜプーチンはトランプを賞賛するのか」

これらは事実に基づくメッセージとして書かれたものではない。たとえばプーチンがトランプを「活気に満ちている」「才能あふれる」などと褒め称えたかどうかは不明だ。これらはただ、読者の脳内に予期のジュースをあふれさせるための「くすぐり」として書かれている。読者に火を付け、ドーパミン・ニューロンを発火させて、記事へのリンクをクリックさせるための餌なのだ。注意を引くためのこうした見出しを彼らが「クリックベイト(クリックの餌)」と呼んでいるのも頷ける。

SNSは「脳がハマる」仕組みに気づく「きっかけ」になる

メールはどうだろう。コンピューターやスマホは、メールやメッセージが届くたびに着信を知らせる仕組みになっている（プッシュ通知）。素晴らしいではないか。上司からの「重要」メールは見逃したくない。インスタント・メッセージならもっと素晴らしい。メールを開く必要すらない。メッセージはそこにある。ツイッターはどうか。140文字という制限は理由のないものではない。この文字数はとくに選ばれた長さだ。この長さだと、私たちは自動的に読まされてしまう。そして、ここに「予期せぬこと」という問題が関係してくる。予期せぬタイミングで着信音が鳴ったりバイブが震えたりするたびに、脳はドーパミンを分泌する。

すでに述べたように、間欠強化が最も強力で消去できない学習を促すのである。相手への反応を迅速にしようとメールやメッセージの着信アラートを設定するとき、私たちは自分を、ベルの音を聞くと食べ物を予期してよだれを流すパブロフの犬にしているのだ。

ここではっきりさせておかなければならないが、コミュニケーション・テクノロジーの潜在的な危険性を指摘すると言っても、ラッダイト[*1]のように技術革新に異を唱えようというのではない。私はポニーエクスプレス[*2]や伝書バトよりも電子メールを使いたい。質問をするには、テキスト・メッセージのほうが電話より手っ取り早いことも多い。こうした技術は私たちの生活の効率を上げ、潜在的な生産性を高める。

私が脳の学習機能と現代のテクノロジーの成果を結びつけて語ろうとしているのは、そうすることで何かに気を取られる行動の起源がどこにあるかについて、より明確な図を描けるからである。

ついつい「心ここに在らず」になってしまう脳

ここからは、先に示した情報と、頭の中のシミュレーションについてわかっていることを結びつけながら説明していきたい。

第3章では、頭の中のシミュレーションの進化について触れ、多くの要素が関係する状況で、人間は起こりうる結果に対してよりよい判断ができるように予測をする方法を発展させていったという話をした。

ところが、主観的バイアスが働き、世界を自分の望むようなものとして見ている場合は、このシミュレーションはうまく機能しない。そのようなシミュレーションは「正しい」解決ばかりを導き出そうとするか、少なくとも自分の世界観に収まるものしか生み出さないからだ。

上司に昇給を求めるにはどう話を切り出したらいいだろうかとシミュレーションし、話し合いが予想どおりに進んだら、たしかに報われたと言えるだろう。だが、その種のシミュレーションが報酬系思考に乗っ取られると、昇給につながるはずの仕事をしている最中や、あるいは子どもに注意を向けていなければいけないときに、心を「お留守」にしてしまうことがある。いわゆる白日夢のことだ。

このように空想にふけることは、目の前の課題から注意が逸れる代表例と言える。子どもたちのサッカーの練習を座って眺めているとしよう。みんながフィールドの向こうのほうにいて、とくに変わったことも起こらない。そんなとき、来月の家族旅行はどうしようかという考えがポッと浮かんできた。そうなると、頭は旅行の計画に切り替わり、海辺の様子が思い浮かぶ。熱い砂浜に座り、潮風を感じながら、お気に入りの本とさわやかな飲み物を周りに並べ、波打ち際で遊ぶ子どもたちを眺めている（そう、空想の中ではちゃんと子どもたちを見ている）。サッカーの練習を見ていたのに、次の瞬間には心は何千キロも遠くに飛んでいるのだ。

現代人の心の50％は「今ここ」にない

こんな白日夢の何が問題なのか。何も問題はないと思うかもしれない。旅行計画を夢想しているとき、私たちはマルチタスクをこなしていて、必要なことは同時に片付けている。頭の中のビーチでくつろげば、シミュレーションの太陽から心のビタミンDをもらえるかもしれない。実際、いい感じじゃないか。

しかし、何かを見逃している。頭の中で「予定表」を書く事例を少し細かく見てみよう。休暇の計画でも何かほかの予定でもいい。ともかく頭の中で予定を立てる。そうしていると、こんな考えが浮かんでこないだろうか。

「うわ、今度の旅行は盛りだくさんだな」

「何か忘れてないといいが」

しばらくすると空想から覚め、サッカーの練習に注意が戻る。旅行はまだ先の話で、実際に予定表を書いているわけではない。だから、次の週も同じように空想にふけることになる。ストレスのコンパスから見て、このシミュレーションは不快《ディスイーズ》を遠ざけるものとなりうるだろうか。平均的観点からすると、そうとは言えない。しかも、物事を悪化させることもあるのだ。

2010年にマット・キリングスワースとダン・ギルバートが、空想をして心がさまよっている（専門用語で言うと「刺激非依存性思考」）ときに何が起こっているかを調査した。[原注5] iPhoneを使い、2200人を対象に、普段の生活を送る中でいくつかの質問に答えてもらった。質問は「今、何をしていますか」「今していることと違うことを考えていますか」、そして「今どんな気分ですか」（「とても悪い」から「とても良い」までの選択回答）というものだ。果たして、どのくらいの人が空想に浸っていただろうか。驚くなかれ。なんと調査対象者たちは、ほぼ半分の時間、今していることとは違うことを考えていると判明したのだ。実に起きている人生の時間の半分である。

なぜ「空想に溺れる脳」は不幸になりやすいのか？

そして、ここからが大事な点だ。研究者らが、目前の作業に注意を向けることと、そのときの気分とを関連づけてみたところ、平均して、心がさまよっているときほど幸せではないという結果が出た。

この研究は、次のように結論づけられた。

「人間の心はさまよう心である。そして、さまよう心は不満な心である」

どうしてこうなるのだろう。たとえば、ハワイでの休暇を思い浮かべれば気分は良くなるものだ。先に述べたように、未来の行動を予期するだけでもドーパミンが分泌されるからだ。ただし、快い出来事を夢想するときの幸福度は、平均すると、目下の作業に——どんな作業であれ——注意を向けているときと同程度だったのである。当然ながら、普通の空想や不快な空想をする場合、幸福度の点数は平均よりも低くなり、全部を合わせると、キリングスワースとギルバートが言う「不満な心」という結論に至るのだ。

頭の中で別の計画を立てるのに忙しいときに人生に何が起きるかについて、いくつもの歌の文句や格言があることを私たちは知っている。空想に浸っていると、する必要のない心配や興奮に自らをわざわざ陥れかねない。そればかりか、子どものサッカーの試合を見逃したりもする。

まとめるとこうだ。私たちの脳はどうやら気持ちと出来事を連合させるようにできている。たとえば、ハワイは素敵だ、と。そして、未来の出来事を予期するとき、私たちはドーパミンの「報酬」を得る。ただ問題は、この2つが合わさったときだ。私たちは、快い思考と不快な思考のどちらを抱えるのか（できるとしても）をあまりコントロールできないため、結局のところ楽しい空想とともに残念な空想にも押し流されてしまう。結果、こちらに突進してくる車であれ、自分の子どもの初めてのゴールであれ、目の前で起こっている現象から気を逸らしてしまうのだ。
いったいどうすればいいのだろう。

昔ながらの「自制心」には個人差がある

多くの人に愛されている映画『ショコラ』（2000年）は、フランスのある古風な村で四旬節[*3]の間に起きた出来事を描いている。敬虔な村人は頻繁に教会に通い、「罪深い」生き方に罪悪感を覚えさせる説教に耳を傾け、チョコレートを食べるようなごく日常的な行為さえも悪習として遠ざけていた。そこに、ジュリエット・ビノシュ演じるわれらがヒロイン、ヴィアンヌがフードの付いた赤いケープを身にまとい（悪魔の装いだ）、北風に吹かれながら登場する。

ヴィアンヌはこの町でチョコレート店を開く。すると、騒動が巻き起こる。以後、映画はチョコレートを悪役にして、正義の自制と罪深い放縦との対比を描いていく。

『ショコラ』と同じ物語は、誰の胸にもある。誰であれ、後ろめたい楽しみの1つも持っているものだ。そうした不節制や悪習は、元気なときはうまく自制できる。

子どものサッカーの練習を見ているときにスマホを取り出してメールをチェックしたいという衝動に駆られたとしよう。そのとき頭の中では、例の敬虔な天使の声が響く。「おわかりでしょう？　お子さんを見ていなければいけませんよ」

運転中に着信音が鳴って、誰からのメッセージか気になってしかたがないとき、その声は「ラジオで聞いた話を覚えていますか。運転中のスマホ操作は飲酒運転より危険だと言ってましたよね」と語りかけてくる。私たちは良い天使に、子どもと仲良くしていられることに、あるいは高速道路で事故を起こさずにすんだことに感謝する。

天使の言葉に耳を傾けているとき私たちが何をしているか、おわかりだろう。昔ながらのセルフコントロールである。科学者はこれを「認知的制御」と呼ぶ。認知を使って行動を制御しているわけだ。認知行動療法などの治療法は、この種の制御をうつや依存症などさまざまな疾患に適用する。

私の親友のエミリーのように、認知的制御のお手本のような人間もいる。エミリーは最初の子どもの出産後、妊娠前より14キロも太ったという。そこで、5カ月で元の体重に戻すためには1日の摂取量を何カロリーにしなければならないかを計算し、毎日ただ単純に（エクササイズ分を調整して）その日に食べる量を限度内に収めていった。するとどうだろう。予定どおりに元の体重に戻したのだ。2人目の子どものときも同じようにして、今度は2カ月で7キロ戻した。

「そんなの不公平！」

「私もやったけどダメだった」

こんな叫び声が聞こえてきそうだ。そんな私たちから見れば、エミリーは（ほかの数々の美点以外にも）セルフコントロールという面で『スタートレック』のミスター・スポックのような心を持っている。つまり、極めて論理的な精神を持ち、物事をきちんと考え抜き、「そんなの無理、できっこない」といった私たちの心にしばしばあふれる感情的な声に惑わされずに実行するのだ。

ミスター・スポックはカーク船長が何かで感情的になったときに落ち着かせる役割で知られている。カーク船長がエンタープライズ号の舵を危険と思われる方向に切ろうとすると、ミスター・スポックは冷静な表情で船長を見つめ、こう言うのだ。

「船長、それは極めて非論理的です」

エミリーもまた、「でも、お腹が空いてるんだもん」という心の叫びをあっさりと落ち着かせ、次の割当量が許される翌日まで待てるのだろう。

頭の中の「天使と悪魔」を脳科学的に説明すると……

神経科学者は、私たちの脳の中に、ミスター・スポック（合理的な心）とカーク船長（情熱的で、ときに不合理になる心）に相当するバランスの仕組みがあることを明らかにしはじめている。実際、『ファスト＆スロー』（邦訳 村井章子訳、早川書房刊）の著者であるダニエル・カーネマンは、この分野の業績で２００２年のノーベル経済学賞を受賞した。カーネマンらはこの2種類の考え方（心）をシステム1、システム2と名付けた。

システム1はより原始的かつ感情的なシステムで、カーク船長のように衝動と感情に基づ

システム1

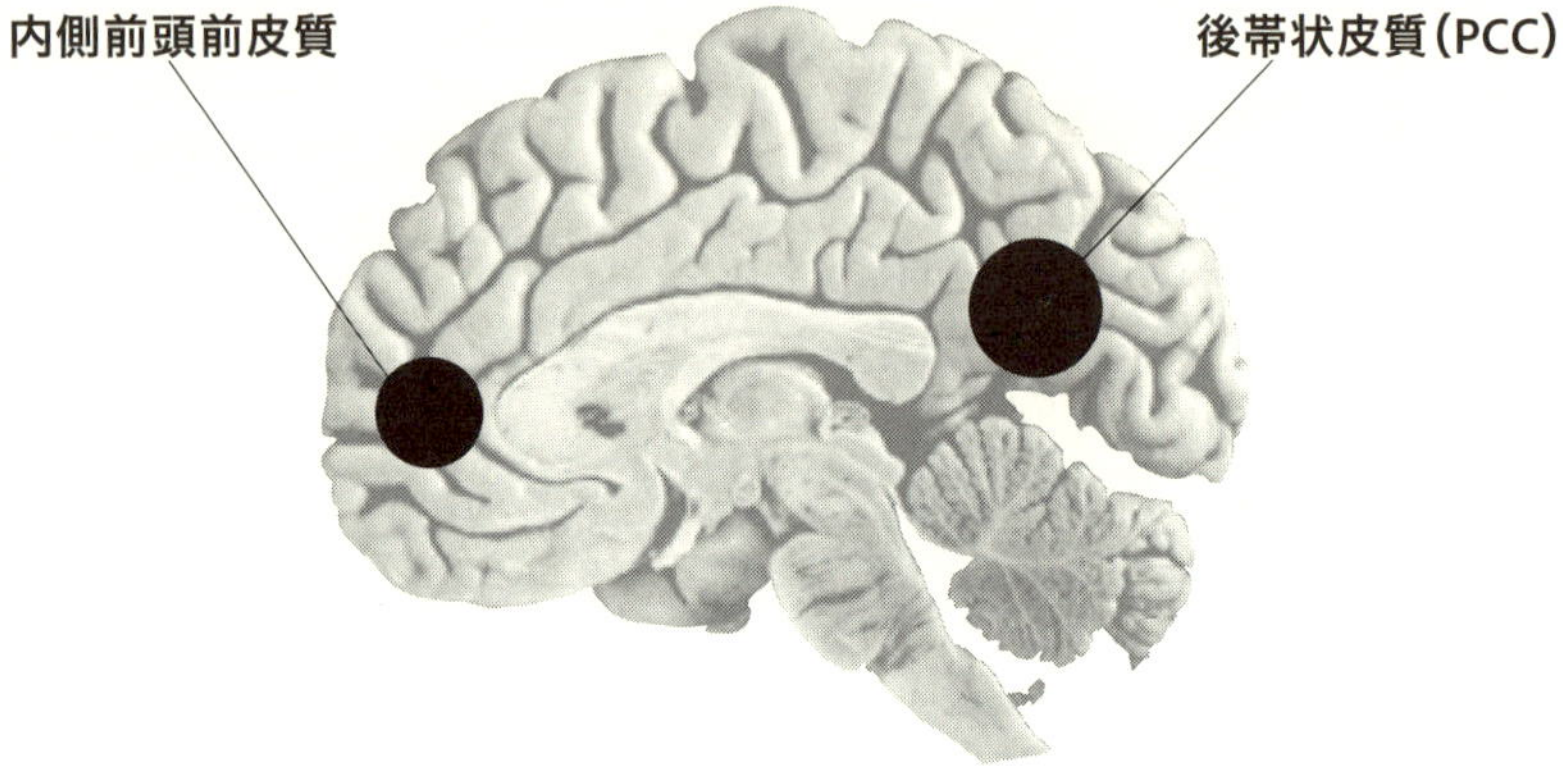

脳の正中線に沿ったこれらの組織は、
自己関連づけと衝動的反応に関係する脳内システムの一部である。

いて迅速に反応する。このシステムに関連する脳領域は、内側前頭前皮質と後帯状皮質など正中線に近い部分である。これらの領域は何か自分に関連したことが起きたときにつねに活性化する。たとえば自分について考えたり、空想にふけったり、渇望が生じたりしたときだ。[原注6]システム1は「私は〜したい」という衝動と、直感（瞬間的な印象）に対応する。カーネマンはこれを「速い（ファスト）」思考と呼んだ。

　システム2は脳が最後に進化した部分で、人間を人間たらしめている高次の能力を発揮する。機能としては、計画、論理的推論、そしてセルフコントロールなどに対応する。このシステムの脳領域としては、背外側前頭前皮質がある。[原注7]もしバルカン人の脳が人間と同様だとしたら、ミスター・スポックの背外側前頭前皮質は、貨物列車のようにゆっくり着

システム2

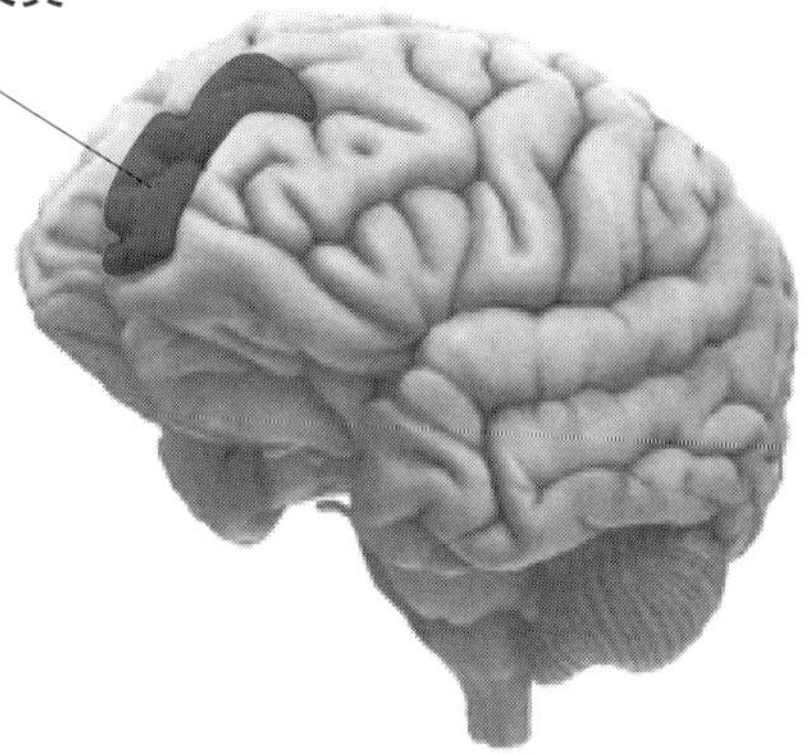

背外側前頭前皮質は認知的制御に関係する。

実に絶対に脱線しないように働いていることだろう。「スローな」システム2は、「自分はどうでもいい。なすべきことをなせ」というタイプの思考を表していると考えられる。

さて、『ショコラ』に登場するレノ伯爵は、この村で敬愛される村長で、セルフコントロールの権化のような人物である。おいしい食べ物を（クロワッサンも紅茶もコーヒーも）自制し（飲むのはホットレモン）、秘書のカロリーヌへの不埒な考えも抑え込む。私の親友エミリーやミスター・スポックなら、レノの振る舞いに満足するだろう。しかし物語が進むと、レノの自制心は次から次へと試される。ときには明らかに葛藤が見て取れるが、レノは冷や汗をかき、歯を食いしばりながら強引に切り抜けていく。

イースターの前日、レノは、自分と同じ自制心の持ち主だったはずのカロリーヌがチョコレート店から出てくるのを見て愕然とする。ヴィアンヌとチョコレート店が模範的な自分の村を破壊しはじめていると確信したレノはいつもの冷静さを失い、ついには店に押し入ってショーウィンドウに飾られた享楽的で退廃的な品々を壊しはじめる。

そうして荒れ狂う中、一片のチョコレートクリームがレノの唇に落ちる。それを味わったとたん、レノの中で自制心がぷつんと切れ、我を忘れてチョコレートを食べまくるのだ。レノのようにチョコレート店に押し入る人はそういないだろうが、特大のアイスクリームカップを最後まで食べきったことがある読者はずいぶんいるのではないだろうか。

自制心のダムを決壊させるには「ちょっとしたストレス」で十分

いったいレノに(そして、エミリーやミスター・スポックでない私たちに)何が起きたのだろう。

システム2は最後に脳に加わった新参者の部位だ。どんな集団でも同じだが、新参者の発言権は小さい。そのため、脳にストレスがかかったり、燃料切れになったときに最初に犠牲になるのはどこかというと、新参者であるシステム2となる。

イエール大学の神経科学者、エイミー・アーンステンはこの事態を「制御不能な急性のストレスは、ごく軽いものであっても、前頭前皮質の認知能力を急速かつ劇的に失わせる」と説明する。[原注8] 言い換えると、日常生活の中で足を踏み外すには、さほどのストレスは必要ないということだ。

心理学者のロイ・バウマイスターはこのストレス反応を、おそらく皮肉を込めてだろうが「自我の消耗」と呼んだ。私たちは、ちょうど必要な量だけガソリンを入れている車と同じように、セルフコントロールのタンクに1日分の燃料だけを入れているのかもしれない。それを裏づける最近の研究もある。バウマイスターの研究グループは具体的に、多くの種類の行動で「資源の消耗」（つまりガソリンタンクの枯渇）が欲望への抵抗力低下に直接影響することを確認している。

バウマイスターの研究チームはスマホを使って人々の行動を追跡し、社会的接触やセックスなど、多くの誘惑に対する欲望の程度を測定した。[原注9] スマホを通じ、調査の参加者に対してランダムに、今欲望を感じているか、あるいはこの30分で欲望を感じたかを尋ねたのだ。参加者は欲望の強さと、それがほかの目標達成の妨げになっているか、それに抵抗できているかを回答していった。

その結果は次のようなものだった。

「そのとき以前に欲望に抵抗した頻度が高いほど、またそれが直近であるほど、続くほかの欲望に対する抵抗力が働く率が下がる――」

『ショコラ』でも、村長は多くの試練にさらされ、ガソリンタンクの燃料をかなり消費していた。彼がぷつんと切れたのは、村の大問題に対処した晩であり、タンクが空だったのだ。興味深いことに、バウマイスターのチームは、ソーシャルメディアへの欲望は「抵抗にもかかわらず、とくに高まりやすい」ことを確認している。気を引く機器がいかに依存的になりうるかについて理解を深めた私たちにとって、それはもはやさほど意外ではないだろう。

自制心を保ちたければ、「脳を休める」べき

では、システム2がそれほど発達していない私たち大半の人間に希望はあるのだろうか。アーンステンは、システム2のガソリンタンクをつねに満タンにしておくことが効果的だと示唆する。たとえば睡眠や食事を十分にとるようにするなど、単純な事柄が役立つだろう。おそらく、ストレスを軽くしておくのも大切だ。

考えれば幸福になれるというものではない。それに、先の計画をあれこれと考えたりしていろいろと空想にふけっているとストレスがたまり、生活から切り離された感覚を強めかねない。だからこそ、先に進むためにはまず、これらのプロセスが頭の中で、また現実の生活の中で、どのように働いているかを見る必要がある。

子どもたちや大切な人に注意を払っていないときというのはどんな状態なのかを見つめれば、気を散らしているその状態から実際私たちがどんな報酬を得ているかをはっきりと理解しやすくなる。

ストレスの方向を示すコンパスを取り出し、着信音が持つ引力に注意を向ければ、スマホ依存から自らを遠ざけ、現在の瞬間にとどまりながら一歩引いていられるようになるだろう。

訳注

＊1　19世紀英国の産業革命期に機械化に反対し、機械の打ち壊し運動を起こした手工業労働者たち。

＊2　アメリカ西部開拓時代にミズーリとカリフォルニアを結んだ早馬乗継速達便。

＊3　カトリック教会などにおける復活祭（イースター）の前の準備期間。イエスが荒野で40日間の断食をしたことに由来する。

第5章

「反芻思考」が脳を疲労させる

DMNの思考ループを止める方法

非常に重大な依存症の1つに思考依存症がある。誰もこれについて書かれた論文を読んだことはない。なぜなら、思考依存症の人はそれについて知らないからだ。

——エックハルト・トール

「頭を使うこと」がやめられない！

瞑想を最初に学んだときに行った練習の1つに、自分の呼吸を利用するものがあった。この練習には、呼吸という「錨《いかり》」の助けを借りて、心をさまよわせずに現在にとどめるという目的があった。教えはシンプルだ。呼吸に注意を向けろ。心がさまよいだしたら引き戻せ。船が潮に流されたときに錨が海底をつかむように。

IMS（Insight Meditation Society：ジョセフ・ゴールドスタイン、シャロン・ザルツバーグ、ジャック・コーンフィールドが設立した瞑想センター）で9日間、呼吸に注意を向ける訓練をした修養会は今でも覚えている。その場所は、自分が息をする音以外は、すべてが静寂に包まれていた。この瞑想センターがアメリカ北東部のマサチューセッツ州バリにあるのは幸いだった。12月の厳寒の中では森に散歩に出る誘惑に駆られることもなかったからだ。

修養会は厳しかった。瞑想をしているとTシャツが汗でぐっしょりとなり、機会を見つけては仮眠をとった。ちょうど『ショコラ』の村長と同様、内なる悪魔と格闘しているように感じられた。どうがんばっても自分の思考を抑え込めない。だが、あの修養会の一番のシーンを振り返ると、どうしても思い出し笑いをしてしまう。それは、修養会を指導していたベトナムの僧と個人面談をしたときのことだ。私は通訳を介して、「思考を抑え込もうといろいろな技法を試みているのだが、なかなかうまくいかない」と訴えた。加えて、瞑想中に身体が本当に熱くなることも告げた。

それを聞いて師は頷くと、微笑みながら（通訳を介して）こう言った。

「ああ、それはいいね。煩悩が燃え尽きる」

私のがんばりを見たコーチは、次のラウンドのゴングが鳴る前に、少しばかりの励ましの言葉をかけてくれたわけだ。

当時は気づかなかったが、私はあることにとりわけ依存していた。それは、頭を使うことだった。私はずっと自分の思考というものに引きつけられ、あるいはとらわれていた。その傾向に気づいたとき、多くのことが腑に落ちた。

プリンストン大学の学生募集ビデオのタイトルは、「実のある会話」だった。そう、私が入りたかったのは、ルームメイトとの深い話に没頭し、空が白むまで語り明かすような大学だった。そして実際に、そのような夜を過ごした（行動）。それはとても心地よい体験だった（報酬）。

当時、私はつねに課題に取り組んでいた。試験で間違えた合成有機化学の問題を持ち帰り、解き直したことを思い出す。卒論の実験に取り組んだときは、一連の合成を経て新しい有機分子を作り出した。実験が計画どおりにいったかを確かめるため、その化合物を精製し、データを見直し、指導教官とあれこれ議論しながら、その物質が何であるか、さまざまな可能性を提示していった。

あるとき「これだ！」という瞬間が訪れ、私は答えにたどり着いた。急いで教官にそれを告げに行くと、教官は満面の笑みで「よくやった！」と私の結論を認めてくれた。自分で正解にたどり着けたことが本当に誇らしく、私はそれから何週間もの間、実験中に暇な時間ができると、そのデータを引っ張り出しては眺め、その喜びの体験を反芻《はんすう》したものだった。

その後私は、迅速かつ明晰な思考が求められる医学部に進んだ。

医学生たちは、ティーチング・ホスピタル（教育病院）で研修医や教授たちから頻繁に「指導」的な質問を受け[原注1]、正解すれば褒められる（報酬）。卒論のときと同じで、医学部では学術的な問題を解明して、学会でポスターや口頭で結果を発表することが報酬となった。

究極の報酬は、研究論文が査読をパスして学術誌に掲載されることだ。当時の私は主観的バイアスのかかった世界観にはまり込み、ずいぶんと時間を無駄にした。私の研究の素晴らしさを理解しない査読者を罵《ののし》り、論文を通してくれた査読者を褒めちぎった。そして、つらいときには卒論のときと同じように、論文の掲載誌を引っ張り出し、印刷された私たちの研究（と私の名前）を見つめては、身体が熱くなるような興奮を感じたものだった。

修養会に話を戻そう。真冬の瞑想訓練のさなか、私はぐっしょりと汗をかきながら、「考えるのをやめなければ……」と考えていた。これまで繰り返し何度も報酬を受けてきた事柄について考えるのをやめようと努力していたのだ。そのときの私の心は、かなりの速度で航行する巨船のようなものだった。これほどの慣性を持って進む船では、錨は何の役にも立たなかった。

ドーパミンの大量分泌が「鮮明な記憶」をつくる

プリンストン大学の有機化学教授で、のちに私の指導教官となったメイトランド・ジョーンズ・ジュニアは、卓越した教え方でよく知られていた。有機化学は、みなが進んで受けるというより、我慢して受講するものと見られがちな科目であったうえ、医学部への進学志望者にとってはこの科目が必修だったこともあり、彼のような存在はありがたかった。

授業を少しばかり面白くするために、学生はジョーンズ教授にいたずらを仕掛けるのが常だった。それほどたちの悪いいたずらではない。あるとき授業中に新聞を読んでいる学生がいて、ジョーンズ教授が叱った（当然だ）。その翌週、教授が教室に入ってくると、全員が新聞を読んでいるといった具合だ（200人の学生がそろって新聞を読むふりをしているところを想像してみてほしい）。私も嬉々としてこの種のいたずらに参加した。というか、先頭に立って企《たくら》むこともあった。

2学期が終わるころ、私はジョーンズ教授の研究室に呼び出された。その少し前に私とともう1人の学生が、教授のお気に入りの教室の黒板に食用油をくまなくスプレーするといういたずらをした。その日、教授は教室に入ってきて、分子合成の経路図を描くのにずいぶん時間がかかるのに気づくと、いたずらにもほどがあると、長々と説教をはじめた。そして最後に「このようなことをした者は退学してもらわねばならん」と締めくくった。

私たちのいたずらが限度を超えていたのは明らかだった。その授業が終わるとすぐに、私と友人は自分たちが犯人だと白状し、黒板を拭いて元どおりにした。それですべては済んだと理解していた。なのになぜ、私は呼び出されたのだろう。

研究室に入ると教授は私を机のところまで呼び寄せ、机の上のものを見るようにと手振りで示した。私はどうすればいいのか、戸惑っていた。机の上には何かをプリントした紙があり、その上に別の紙が載っていた。

教授はゆっくりと上の紙片をずらし、下のプリントの一番上の行が見えるようにした。それは、私たちのクラスの成績表だった。私は混乱した。どうしてこのようなものを私に見せようとしているのか？　それから教授はまた紙片をずらし、次の行を見せた。そこには「1.ジャドソン・ブルワー　A＋」とあった。

「おめでとう。きみがトップだ。きみの力だよ」

教授はにこやかに言った。私は有機化学が好きだったが、一番になれるとは予想していなかった。その瞬間、私の側坐核はあふれ出るドーパミンでクリスマスツリーのように輝きだしたはずだ。まるでジェットコースターだ。興奮で震え、言葉が出なかった。

なぜ私は、このときの出来事をこれほど詳細に語れるのだろうか。それこそがドーパミンのなせる業だ。ドーパミンは、文脈依存記憶の形成に作用する。先が見えないときはとくに顕著に働く。脳にとってそれは、ドーンと打ち上がる花火のようなものだ。

たいていの人は、このような人生のハイライトの瞬間を驚くほど鮮明に思い出せる。配偶者がプロポーズに応えてくれたときの顔。最初の子どもが生まれたときの病院の部屋の細部。私たちはこうした瞬間に生じた感覚を再体験しさえする。そのとき覚えた感情の高ぶりまで。その感覚を思い出せるのは、脳の見事な働きのおかげなのである。

問題は「思考」ではなく、「思考へのとらわれ」

言うまでもないが、私たちの脳が、物事を覚えるようにできているという事実は問題ではない。この能力は1つの生存メカニズムだ。食べ物を得られる場所を思い出しやすくする（太古の祖先の場合）ことであれ、大学院でつらい時期を乗り切るための記憶であれ、それを可能にするメカニズムなのだ。また、考えることそれ自体は悪ではない。学校で数学の問題を解いたり、職場で新しい仕事のやり方を考え出したりすることは、人生を前に進める役に立つ。休暇の計画を立てるから旅行ができるのであって、飛行機の予約なしではパリに行くのも難しい。

しかし、そうして役立っているドーパミンが、ときに自分の足を引っ張ることにも、私たちはそろそろ気づいていい。とくに〝自分〟に関係することでは、インスタグラムやフェイスブックにあまりに多くの時間を注ぎ込んでしまう。主観的バイアスに目隠しをされると、間違ったシミュレーションに時間と心的エネルギーを奪われる。落ち着かないときや退屈なときに空想にのめり込み、結婚式を思い出したり、将来の楽しい計画を思い浮かべたりするわけだ。

つまり問題は、思考とそれに伴うもろもろ（シミュレーション、計画、想起）ではなく、そこにとらわれてしまうことなのである。

「考えすぎ」がパフォーマンスを低下させる

ロリ・〝ロロ〟・ジョーンズは、ハードル競技の元オリンピック選手だ。1982年にアイオワ州に生まれた彼女は、州立高校時代に女子100メートルハードルで高校記録を塗り替え、ルイジアナ州立大学時代には11度にわたって全米代表選手に選ばれた。2007年に初めてインドアの国内大会で優勝すると、2008年にはアウトドアの国内大会でも優勝し、オリンピックのアメリカ代表選手になった。悪くない経歴だ。

2008年の北京オリンピックでもジョーンズは快走を続け、100メートルハードルで決勝に進んだ。そして、事が起きた。ルイジアナ州の地元紙のケビン・スペイン記者の記事から引用しよう。

オリンピック女子100メートル決勝。ロロ・ジョーンズは第3ハードルの時点でレースを自分のものにした。第5ハードルでリードを奪い、第8ハードルではほかの選手たちを引き離していた。

あとハードル2つ。9歩、19メートルが、元ルイジアナ州立大学の天才アスリートと金メダルとの距離だった。もっと言うなら、4年間の努力と幼いころからの夢の達成までの距離だった。

そのとき悲劇が起こった。[原注2]

ジョーンズは最後から2つ目の第9ハードルを脚に引っかけた。その結果、金メダルどころか7位に終わった。4年後のタイム誌のインタビューで彼女はこう語っている。

「素晴らしいリズムだった。ある時点で勝てるとわかった。『わぁ、オリンピックの金メダルが取れるわ』というような感じではなくて、『いつもどおりだ』と思えたの。それからあるポイントで、『脚をちゃんと伸ばさなきゃ』と自分に言い聞かせた。それでやりすぎたのね。ちょっと力みすぎた。ハードルに引っかかったのはそのとき」[原注3]

ジョーンズの体験談は、考えることと考えにとらわれることの違いをよく表している。レース中も彼女の頭には多くの考えが通過していく。その中で、技術を確実に正確に実践しようと自分に言い聞かせ、自分で自分の道をふさぎ、「やりすぎた」のだ。文字どおり自分でつまずいたわけだ。

スポーツでも音楽でもビジネスでも、1つのレースや1つの成績、1つの出来事で成否が決まる場合は、準備を重ね、コーチから訓練を受け、何度も身につくまで繰り返すことが実際に役に立つ。そして、勝負のときが来たらコーチは、いつもどおりにやれ、と私たちを送り出す。微笑みながら「楽しんでこい」と、私たちをリラックスさせたりもする。なぜか。緊張していては、最高の走りも最高の演奏もできないからだ。力んでしまえば、ジョーンズのように失敗する。

なぜ「嫌な感情」ほど、何度も「ループ」するのか？

思考パターンにとらわれたとき、私たちの身体にはいったい何が起きるのだろうか。筋肉が力むという現象は、その問いに対していくつかのヒントを与えてくれる。経験から言うと、このような厄介な場面では身体的、精神的両面において、歯がきしみ、握った手に力が入り、筋肉が硬直するような感覚に陥る。

　試しに次のような想像をしてみてほしい。新しいアイデアを思いつき、興奮して職場の同僚に滔々《とうとう》と15分も話したあげく、同僚に「うーん、つまらないな」とひと言で切り捨てられる。話をあきらめてその場を離れ、それから何時間か、その出来事を頭の中で反芻する。そのつらい出来事のあと、身体につきまとった緊張のせいで、夜には肩が凝っている。その状態のまま、その日起きた嫌な記憶をいつまでも頭から振り払えないとすると、心と身体にどんな影響が生じるだろうか。

　心理学者の故スーザン・ノーレン・ホークセマは、人が「ネガティブな感情を繰り返し、受動的に」考えるときに何が起こるかを深く考察した。[原注4] 彼女はそれを「考え込み（反芻）型反応スタイル」と呼んだ。

　彼女が追究したのは、そのスタイルにとらわれたときに人はどうなるかということだ。たとえば先ほどの例で、自分のアイデアをつまらないと言った同僚に対して考え込み型の反応をすると、そのアイデアが本当にばかげているのではと心配になり、自分のアイデアのすべてがばかげているとさえ思うかもしれない。そのように反応しなければ、相手のコメントなど気にせず忘れられる（か、たしかにつまらないアイデアだったと思い直して忘れる）はずだ。

悲しみを感じたときにこのような考え込み型の反応をする人は、全体として抑うつ症状のレベルが高いとする研究が複数あるのも驚くにあたらない。[原注5] このような反芻思考、つまり、思考がループして止まらない状態は、慢性のうつ病の予測因子にさえなりうる。

公平を期して付け加えると、反芻思考の問題は長年、臨床医や研究者の間で論争の種になってきた。反芻思考には進化上、何らかの有利な面があったとする主張もあるが、この分野の誰もが同意できる満足な説はいまだ存在しない。だが、この問題を報酬学習という進化上の観点から見ることで、議論の隙間を埋められないだろうか。反芻思考を、思考という行為への「依存」(つまり、悪影響があるにもかかわらず利用し続けること)の一例と見るのである。

うつ病の人は「暗い気持ち」にハマっている?

ヤエル・ミルグラムらは、「選ばれた悲しみ? 抑うつにおける感情調整の目的」という最近の論文の中で、ある実験を報告している。うつ病の被験者とそうでない被験者に、楽しい写真と悲しい写真、中立的な写真を見てもらい、その後で同じ写真をもう一度見るか、それとも空白の画面を見るか選ばせたうえで、最後にそのときの気分を評価させたのだ。[原注6] どちらの被験者も、楽しい写真を見れば楽しくなり、悲しい写真を見れば悲しくなった。ごく自然な結果だ。

だが、興味深いのはここからだ。うつ病の人は、楽しい写真の選択の頻度についてはそうでない人と変わらなかったが、悲しみを引き出す画像をあえて選択する頻度が明らかに高かったのだ。ミルグラムらは優れた科学者であるから、別の被験者を集め、今度は写真ではなく、楽しい音楽と悲しい音楽で同じような実験を繰り返した。すると、結果はやはり同じだった。悲しい音楽を選ぶ率はうつ病の人のほうが高かったのだ。

ミルグラムらは考察をもう一歩進めた。うつ病の人に、気分をよくする認知的方法と気分を悪化させる認知的方法を教えたらどうなるかと考えたのだ。さて、彼らはどちらを選ぶだろうか。

この最後の実験では、グループの被験者たちに感情的な刺激に対する反応を強めたり弱めたりする訓練を受けてもらった。そのうえで、同じように楽しい画像、悲しい画像、中立的な画像を見せ、教わった方法を使って自分を楽しくするか悲しくするかを選ばせた。

結果はご想像のとおり。うつ病の人は気分を明るくする方向を選ばず、気分を暗くするやり方を取ったのである。

うつを経験したことのない人には奇妙なことに思えるかもしれない。しかし、うつ病の人にはこれがよくわかる、あるいは馴染みの感覚でさえあるかもしれない。単純な話、うつ病患者はそのように感じるのに慣れているのだ。身体に馴染んだセーターのようなもので、長年着慣れて、自分の身体のかたちになってしまっている。その習慣の一部として、反芻的な思考も、うつ病の人が自ら強化して、ある意味で自分のアイデンティティーを証明するものになっているのかもしれない。そう、これは実は私自身のことだ。私はまさにうつ病なのだから。ミルグラムらの言葉を借りるなら、うつ病の人は「感情面で自己を確認するために悲しみを経験しようとする」となる。

「心のさまよい」と関連する脳回路「DMN」とは？

私たちは今、「とらわれてしまう考え方」と「脳の働き方」とをつなぎ合わせる手がかりを得たと言っていいだろう。それを踏まえて、空想にまつわる問題を振り返ってみよう。

マリア・メイソンらは、心がさまよっているときに実際に脳で何が起きているかについて研究をはじめた。原注7 彼らは被験者を募ると、いくつかの課題に習熟してもらった。それらはあまりにも退屈で否応なしに「心がさまよいだして」しまうような課題だった。そして、これらの課題をしているときの脳の活動と、新しい課題をしている間の脳の活動とを比較した。その結果、習熟した退屈な課題をしているときは、新しい課題よりも内側前頭前皮質と後帯状皮質の活動が高いことがわかったのだ。

これら脳の中心部の構造は、カーネマンのシステム1、つまり「自己関連づけ」に関わるであろう構造だったことを思い出してほしい。この領域は、自分について考えたり、タバコを吸いたくなったりと、自分に関連することが起きると活性化した。実際、メイソンらの研究グループは、心がさまよう頻度とこれら脳の2つの領域の活動との間に直接的な相関を見出した。

同じころ、ダニエル・ワイスマンらの研究グループも同じように、注意力の低下がこれらの脳領域の活性化と関連している事実に気がついた。原注8 注意力が弱まったり、空想にふけったり、あとですべきことについて考えはじめたりすると、これらの脳領域が画像上で明るく輝いたのである。

内側前頭前皮質と後帯状皮質は、デフォルト・モード・ネットワーク（DMN）と呼ばれる脳内ネットワークの中軸だ。DMNがいかなる機能を果たしているか、正確なところはいまだ議論の真っただ中にあるが、「自己関連づけ」処理の際に活動が顕著に高まることから、これは「ミー」ネットワーク、つまり自己を内的世界や外的世界に結びつけるものとして機能していると考えられる。

たとえば、過去の自分についての記憶を思い出したり、2つの車種のどちらを買うか選んだり、ある形容詞が自分に当てはまるかを判断したりするときに、DMNの活動は高まる。これらの思考はみな「自分」という特徴を共有しているからだと考えられる。「私は覚えている」「私は判断する」というように。

「何もしない」ときに動き出す「雑念回路」!?

この話は少しわかりにくいかもしれない。理解の一助として、DMNの発見について簡単に説明しておこう。

DMNは2000年前後にワシントン大学（ミズーリ州セントルイス）のマーク・レイクルらが偶然発見したものだ。彼らは、比較対照のためのベースラインとして「安静状態」を作り出すための課題を適用していたときにこれを見つけた。

通常、fMRIを使う研究では、2つの課題を用い、相違を比較して脳の血流の変化を測る。状態Aの活動から、最初に記録した状態B（ベースライン）の活動を差し引くことで、相対的な測定値を得るのだ。脳の活動は日によって違うし、人によっても違う。AからBを引き算することで、こうした違いの調整が可能になる。

レイクルの研究チームは、誰でも練習せずにできる「安静状態」の課題を用い、測定を試みた。その際の指示とは、「横になって動かずに、とくに何もしないでください」というものだった（この指示は現在行われている実験でも変わらない）。これが安静状態、すなわち比較対照のためのベースラインとなる。

彼らが「ネットワーク接続性」を調べはじめると、謎が生じた。ネットワーク接続性とは、脳の複数の領域がどの程度、同時に活動したり同時に活動をやめたりするかということで、別々の脳領域の発火のタイミングが緊密に同期しているとしたら「機能的に結合している」と考えられる。それらの脳領域は互いに、ほかにつながっている脳領域との間以上に、多くのコミュニケーションを取っているように見える。

レイクルの研究チームは、安静状態の課題で、内側前頭前皮質と後帯状皮質（およびその他の領域）が情報交換をしているように見えることを何度も確認した。しかし、安静時に被験者はとくに何もしないよう求められていたのではなかったか？　これが大きな疑問だった。
極めて慎重な科学者であるレイクルは、実験と分析を幾度も繰り返した。数年の間これらのデータを見極め、２００１年に、ようやく最初の論文を公表した。タイトルは「内側前頭前皮質と自己関連づけ的心的活動――脳機能のデフォルト・モードとの関係」である。[原注9]

「自己へのとらわれ」があるほど、DMNは活性化する

それから数年の間に、先述のメイソンやワイスマンのような論文が次々と発表され、DMNと自己関連づけ（自己へのとらわれ）的プロセスと心がさまようこととの相関関係が示され、それらの間のつながりがわかってきた。また、キリングスワースの、私たちの心は１日のうちの半分はさまよっているとする研究（１５７ページ）も、この図式にうまく当てはまる――私たちがもともと《デフォルトで》夢想しがちにできているとしたら、デフォルト・モード・ネットワーク（DMN）という名称は実にうまくネーミングできている。

レイクルの先駆的な研究が発表されてから10年後、MITの神経科学者、スー・ホイットフィールド＝ガブリエリが疑いの最後の一片を吹き払った。[原注10]

彼女が設計した実験はエレガントなほど単純だった。被験者に、明らかに自己関連づけ課題（形容詞を見て、それが自分に当てはまるかどうかを言う）と、安静状態の課題（とくに何もしない）をしてもらったのである。ベースラインとして安静状態を使うのではなく、この２つ

の課題を直接比べた結果、どちらの課題でも内側前頭前皮質と後帯状皮質が活性化することを確認した。

退屈でうんざりするような研究だと思われるかもしれない。しかし、直接的な比較をする再現研究というのは、神経科学の分野では得がたいものだ。新奇性とドーパミンの件を覚えているだろうか。おそらく科学者にしても、受け付けた論文を掲載するかどうかの査読をするエディターにしても、以前の発見を裏づける確認研究を読むだけでは、新しい発見を発表する論文ほどの興奮は得られないだろう。

瞑想すると「雑念回路」で何が起きる？

ホイットフィールド＝ガブリエリが自己関連づけ思考とDMNの活動の結びつきを研究していたころ、私たちの研究室は瞑想の達人の脳の活動を調べていた。私は臨床研究で瞑想が目覚ましい効果を上げる例を見てきた。そこで、果たして瞑想が脳の活動に影響を及ぼすのか、及ぼすとしたらどのように影響するかを確認しようと考えたのだ。

まずは、瞑想の初心者と熟練者の脳の活動を比較するところから研究をはじめた。研究に参加してくれた熟練者は、平均1万時間以上の瞑想実践を積んでいた。一方、初心者にはfMRIでモニタリングを行う日の朝に瞑想のやり方を教えた。

初心者に教えたのは、一般的によく知られた次の3種類の瞑想法である。

瞑想中のDMNの活動低下

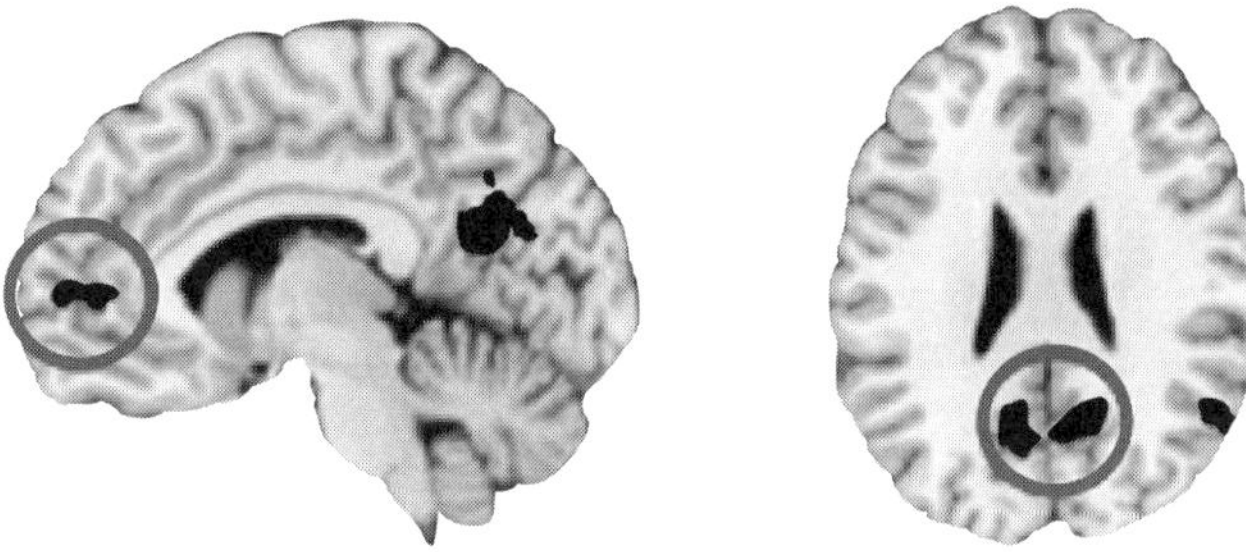

熟練者の瞑想中の脳では内側前頭前皮質（丸で囲んだ箇所。脳を横から見た断面）と後帯状皮質（PCC）で活動が低下している。

別の角度から見たPCC（丸で囲んだ箇所。脳を上から見た断面）。

J. A. Brewer et al., "Meditation Experience Is Associated with Differences in Default Mode Network Activity and Connectivity," *Proceedings of the National Academy of Sciences* 108, no. 50 (2011): 20254-59より、許可を得て転載。

(1) 呼吸瞑想——呼吸に注意を向ける。心がさまよいだしたら呼吸に注意を戻す。

(2) 慈悲の瞑想——心から誰かの幸せを願ったときのことを考える。その気持ちを軸として、自分の選んだ短いフレーズをいくつか何度も繰り返すことで、あらゆる生きとし生けるものの幸せを心の中で願う。たとえば「生きとし生けるものがみな幸せでありますように。生きとし生けるものがみな健康でありますように。生きとし生けるものがみな苦しみから解放されますように」。

(3) 無差別の気づき——考えでも、感情でも、身体的な感覚でも何でもいいので、意識の中に入ってくるもののすべてに注意を向ける。ほかのものが意識に入ってくるまでそれを追い続ける。それを捉えようとしたり、変えようとしたりは一切しない。ほかのものが意識に入ってきたら単純にそちらに注意を向け、また次のものがやってくるまでそれに注意を向ける。

なぜこの3つを選んだかというと、これらに共通しているものを見たかったからだ。その結果を見ることで、さまざまな瞑想法や宗教集団に共通する普遍的な脳のパターンへの道が見えてくると期待したのである。

私たちはデータを分析しながら、瞑想の熟練者の脳には何かしらの活動の増加が見られるものと予想していた。彼らは瞑想中、結局のところ何かをしているからだ。瞑想は休憩ではない。それとは掛け離れたものだ——私たちはそう考えていた。ところが、彼らの脳全体を見てみると、初心者以上に活動している領域は1つも見当たらなかった。私たちは頭をかきむしり、もう一度見直してみたが、やはり何も見つからなかった。

そこで私たちは反対に、熟練者の脳で初心者よりも活動が低下している領域はないかと探してみた。これが大当たりだった。4つの領域で活動低下が見られたが、そのうち2つはDMNの中核である内側前頭前皮質と後帯状皮質だった。この2つの領域には多くの周辺領域がつながっている。[原注11] 多くの国から大手エアラインが集まるハブ空港のようなものだ。私たちの研究結果に、この2つの脳領域が関わっていたのは偶然とは考えられなかった。

自分の脳をリアルタイムで観察して瞑想する――ニューロフィードバック

私はレイクルを見習い、この研究結果を慎重に考察しようと思った。それに、この結果が統計的な偶然や、単に瞑想者のサンプル数が少なすぎたために(各グループ12人)得られたものではないことを確かめるため、実験を繰り返したかった。そこで、瞑想に熟練した人々をさらに募ると同時に、再現実験以上のことを試みられないか、同僚のゼニオス・パパデメトリスに相談をもちかけた。

パパデメトリスはイェール大学で2000年に電気工学の博士号を取得したあと、医療用画像の改良のため、10年を費やして新たな技法の開発に取り組んでいた。私と知り合ったころ、彼は研究者が無料で利用できるバイオ・イメージング装置を完成させていた。それは、脳波とfMRIの両方のデータを処理し、解析する装置だった。

当時パパデメトリスは、ダスティン・シャイノストという謙虚で背の高い大学院生と共に、この装置の処理速度の向上に取り組んでいた。研究者や被験者がfMRIのデータをリアルタイムで見られるほど処理を高速化しようというのだ。この装置は事実上、世界で最も高価なニューロフィードバック装置だった。ニューロフィードバックとは、自分の脳の働きをその場で見て、フィードバックを得ることを言う。

この装置には、そのコストに見合うだけの価値があった。fMRIの画像から得られるニューロフィードバックは、かつてないレベルで空間的な位置を正確に特定できるものだった。

ニューロフィードバックの方法

能動的なベースライン課題
「この言葉はあなたに当てはまりますか？」
（30秒）

↓

リアルタイムのフィードバックを見ながら瞑想
その場で後帯状皮質のフィードバック（3分）

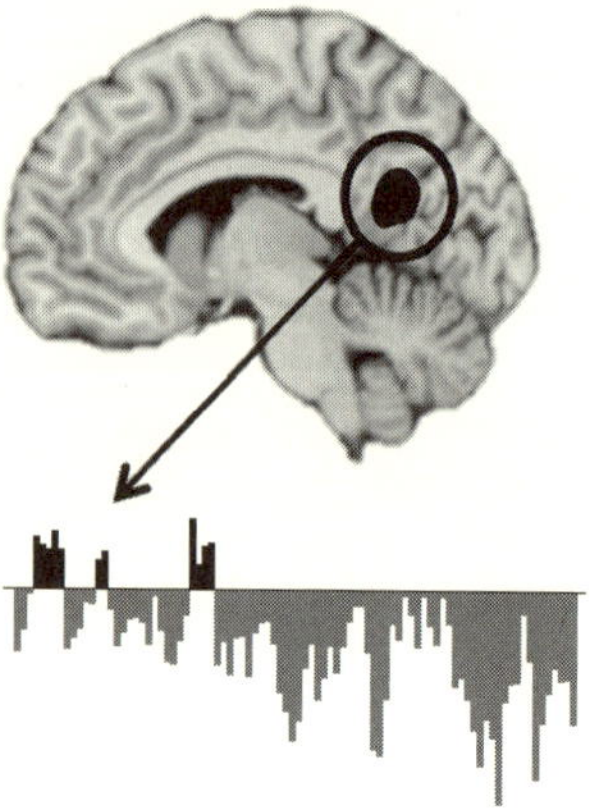

能動的なベースライン課題に続いて、リアルタイムのフィードバックを見ながら瞑想を行う。瞑想中は後帯状皮質の信号の強さの変化が計算され（脳全体の活動状態により補正）、パーセンテージでリアルタイムに表示される。

J. A. Brewer and K. A. Garrison, "The Posterior Cingulate Cortex as a Plausible Mechanistic Target of Meditation: Findings from Neuroimaging," *Annals of the New York Academy of Sciences* 1307, no.1 (2014): 19-27. より、許可を得て転載。

脳波計では文字どおり皮膚の厚さ程度の深さまでしか測れない。これに対してパパデメトリスの装置は、脳内のどこであっても豆粒ほどの大きさの特定の領域からデータを得られる。

私は2人が作ったリアルタイムのｆＭＲＩニューロフィードバックを自分で試してみた。ｆＭＲＩ装置の中で瞑想をしながら、自分の後帯状皮質（ＰＣＣ）の活動を示すグラフを目で追ったのだ。基本的には装置の中で仰向けに寝転がり、目を開けたまま、2秒間隔で私の脳の活動の変化をプロットするグラフを眺めた。まず、1つのこと、たとえば呼吸について考え、すぐグラフに目をやり、体験とグラフがどう関係するかを見て、また考えに戻る。

脳の活動はベースライン状態を基準とする相対的な尺度で測る。そのため私たちは、ホイットフィールド＝ガブリエリが行ったのと同様の手続きを用意した。画面上に30秒間形容詞を表示させ、それを見る。30秒過ぎたところで画面にグラフが現れ、PCCの活動が増大しているか減少しているかが表示される。グラフは棒グラフで、2秒ごとに前の棒の横に新しい棒が現れる仕組みになっている。その間、スキャナーが脳の活動を測定し、情報を更新し続ける。

fMRIの測定により、表示までにわずかに遅れが出るが、この手続きは驚くほどうまくいった。私は瞑想をする自分の主観的経験と脳の活動とを、事実上リアルタイムで関連づけることができたのだ。

主観的経験と脳活動を結びつけた実験——神経現象学

私たちはこの新しい工夫を何度も予備試験したうえで、2度目の瞑想研究を準備した。やり方は最初のものと似ていて、参加者にはまず、呼吸に意識を向けるよう求めた。ただし今回はリアルタイムでfMRIニューロフィードバックを受けながらの瞑想だ。目を開いて、呼吸に注意を向けたままときおりグラフをチェックして、脳の活動と呼吸への意識がどれほど同期しているかを見るのだ。こうすれば、参加者の主観的経験と脳の活動を密接に関連づけられる。

以前は、実験を終えてから参加者に全体的な瞑想体験について尋ねていた。呼吸に注意を払いながらどのくらい集中できたか、あるいは気が散ったかといった質問をしたのだ。もちろん、そのデータをリアルタイムで分析する術《すべ》もなかった。瞑想中の脳の活動を参加者に見せることなど、当然できなかった。5分の間には、一瞬一瞬で多くのことが起こる。だが、脳の信号の平均を計算する際には、その一瞬一瞬がすべて一緒くたにつぶされてしまう。それも、データを取ってから何カ月も経ってからだ。

私たちは、ある一瞬に何が起きているのかということに、もっと正確に狙いを定められないかと思っていた。その瞬間に脳はどのくらい活動しているのか知りたかったのだ。

私たちが足を踏み入れかけていた分野は、「神経現象学」と呼ばれる。瞬間瞬間の主観的経験と脳の活動との結びつきを探究する学問分野である。私たちは、認知神経科学の中の未踏の領域に立っていた。

それからの2年間は、私のキャリアの中でもとりわけ楽しく刺激に満ちた時期だった。ニューロフィードバックの研究に参加してくれた人々には、瞑想の初心者であろうと熟練者であろうと、ほぼ必ず何かを教えられた。PCCからのフィードバック（フィードバックは脳の1つの領域についてだけ）に事実上リアルタイムで集中してもらうと、初心者と熟練者では脳の活動にかなりの違いが出てくることに私たちは気づいた。たとえば、初心者の瞑想中のPCCの活動は大きく変動する。そして瞑想の直後に、「そう、あちこちに心が飛びましたね。ご覧のように（グラフ上の点を指しながら）ここと、ここと、ここです」と報告したりする。

瞑想熟練者が瞑想中の自分の脳活動をリアルタイム観察すると…

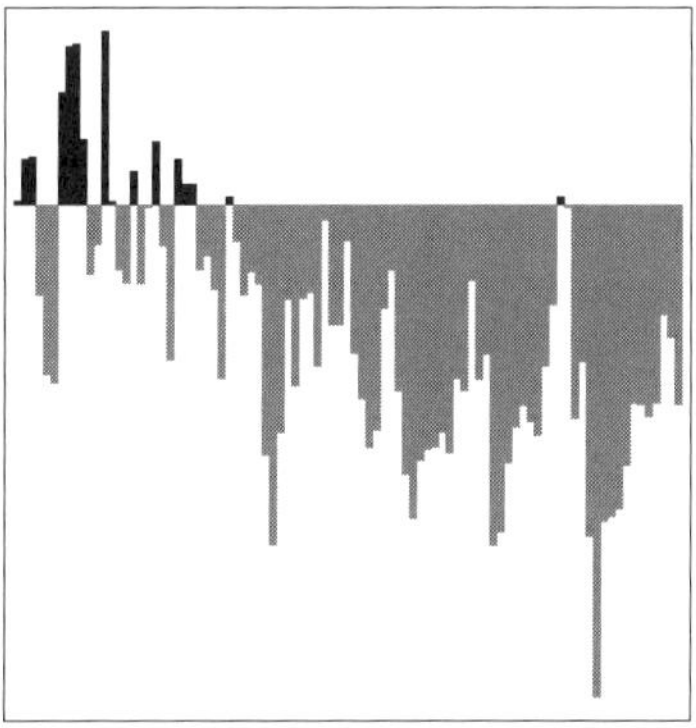

基準線の上の黒い棒はPCCの活動の上昇を示す。線の下の灰色の棒は瞑想中のPCCの活動の低下を示す。比較対象は活動のベースライン（ある形容詞が自分に当てはまるかどうかを決める活動）。各棒は2秒間の測定値。

Judson Brewer研究室の記録より。

一方、熟練者は、ふだん行っている瞑想の最中に自分の脳の活動を見るという経験には馴染みがないわけで、最初は、グラフを見ながらの瞑想をどうすればいいのか学習する必要があった。

瞑想中の精神活動を見るなどというのは、そうそうあることではない。グラフを見ると、最初は活動が上がっているのがわかる。このとき彼らは、自分の脳の活動という非常に気になる魅惑的なグラフを自分で作り出しているという状況に適応しようとしていた。しかしその後、彼らの瞑想が深まり、グラフに注目する意識が弱まるにつれ、脳の活動は下がり続ける。おそらく彼らはこんなふうに感じていたのではないだろうか。

「(何十年も毎日続けてきた瞑想の最中に自分の脳がどう反応しているかを示す何かが目の前にある。でも、今は呼吸に意識を集中し続けなければ……)」
熟練者の瞑想の中には、ＰＣＣの活動が低い時間がかなり続いたあと、急に活動が上昇し、また下がるというケースもあった。これについて彼らはあとで、瞑想はうまくいっていたが、グラフをチェックしたり、「ああ、私はなんてうまくやっているんだ！」というような考えが浮かんだりしたときに、その乱れが脳の活動の大きな上昇として表れたと報告している。

脳状態のリアルタイムなフィードバックがもたらしたもの

初心者の中には、熟練者に似た脳の活動を示す人もいた。つねに現在に生き、自分の物語にとらわれない天性の才能を持つ人がいるが、彼らも同じように着実にＰＣＣの活動を抑えられるのだろう。逆に、熟練者でも初心者のような脳の活動パターンを示す人もいた。彼らのグラフでは、一瞬一瞬に対応した脳の活動があちこちで見られた。

何より興味深いのは、この実験は学習用に組み立てたものではないにもかかわらず、初心者も熟練者も、この瞑想体験から何かを学んだということである。この実験は、単にＰＣＣの活動低下が瞑想と関連するという従来の研究結果を確認する意図で設計したものだったが、多くの成果が得られた。

何人かの初心者のデータを見ると、最初の3回の瞑想（各3分、計9分）ではＰＣＣの活動が非常に高かったが、その次の瞑想で突然、活動が急低下していた。ある初心者は、「（呼吸

瞑想熟練者の瞑想中のPCC活動
(ニューロフィードバックを受けながら)

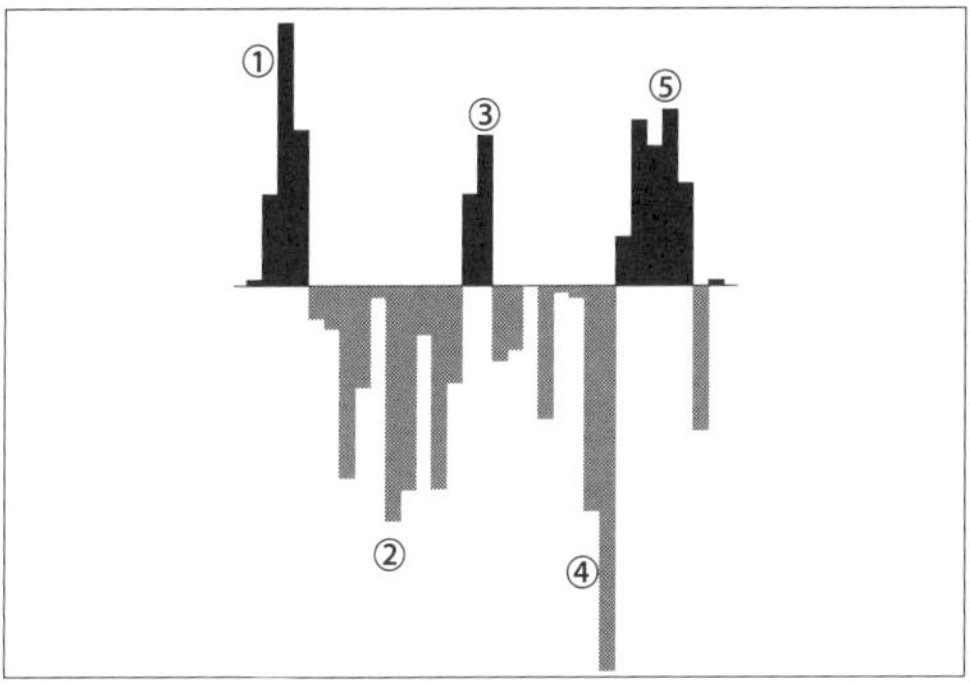

黒い棒は脳の活動の上昇を、灰色の棒は低下を示す。数字は、試行の直後に当人が報告した主観的経験に対応する。

Judson Brewer研究室の記録より。

ここで示されているのは、自分の脳(PCC)の活動を見ながら1分間の短い瞑想を行った熟練者の例だ。被験者は、瞑想を終えた直後に、主観的経験とグラフが対応している様子を報告した。

①最初は、単語の(ベースラインの)課題がいつ終わるか、瞑想がいつはじまるのかということに気持ちがとらわれていました。言ってみれば、「位置について、よーい、ドン」をやろうとしていたわけです。ところが、また次の単語が出てきて「くそっ」と思ったりして。それがこの(黒い)スパイクです。

②……それからわりとすぐに落ち着いて、瞑想に入れました……(最初の灰色の部分)

③……それから「おお、こいつはすごい」と思いました……(2回目の黒のスパイク)

④……で、「まてまて、気を散らすな」と思って瞑想に戻ると、また(灰色に)なって……(2回目の灰色)

⑤「うわ、信じられない。心の動きがそのままだ」と思うとまた(黒く)なりました……(最後の黒い部分)

の）吸うときと吐くときのことを考えるのをやめて、身体感覚に集中した」と報告した。別の初心者は、この脳活動低下は「心がさまよいだすのを止めようとする努力が弱まったような、かなりリラックスした」感じに対応していると語った。

この人たちは、自分の脳からのフィードバックを利用して瞑想のやり方を修正していた。ロロ・ジョーンズ選手が努力をしすぎて緊張し、つまずいたのと同じように、私たちの実験の瞑想者たちも瞑想に努めることにとらわれた。そして、それがどういうことかをリアルタイムで見ていたのである。

それまで私たちは、瞑想のモデルの中に努力という要素、いわば気づきの質、あるいは気づきの姿勢というものを含めていなかった。しかし、この実験の結果を受け、私たちは瞑想の概念化を新たな目で見直した。

まず、さまざまな対照実験を行い、参加者が自分を騙しているわけではない——自分の体験よりも、巨大な超一流マシンのデータのほうを信じてしまう状況は容易に起こりうる——ことを確認した。また、瞑想熟練者は、自分のPCCの活動を意のままに操れることも確認した。彼らは、そうしろと言われればこの「心の筋肉」を動かせたのだ。

私たちは収集したこの風変わりな神経現象学的データをすべて、ブラウン大学の神経科学者のキャシー・カーと、彼女と共同研究をしていた大学院生のファン・サントヨに見てもらった。サントヨは私たちの実験の方法も目的も知らなかった。それゆえ、PCCの活動低下が瞑想に関連するという私たちの仮説についても一切知らず、この解析作業を依頼するのに

初心者が瞑想のコツを学ぶ際のPCC活動
（fMRIのニューロフィードバックをリアルタイムで受けながら）

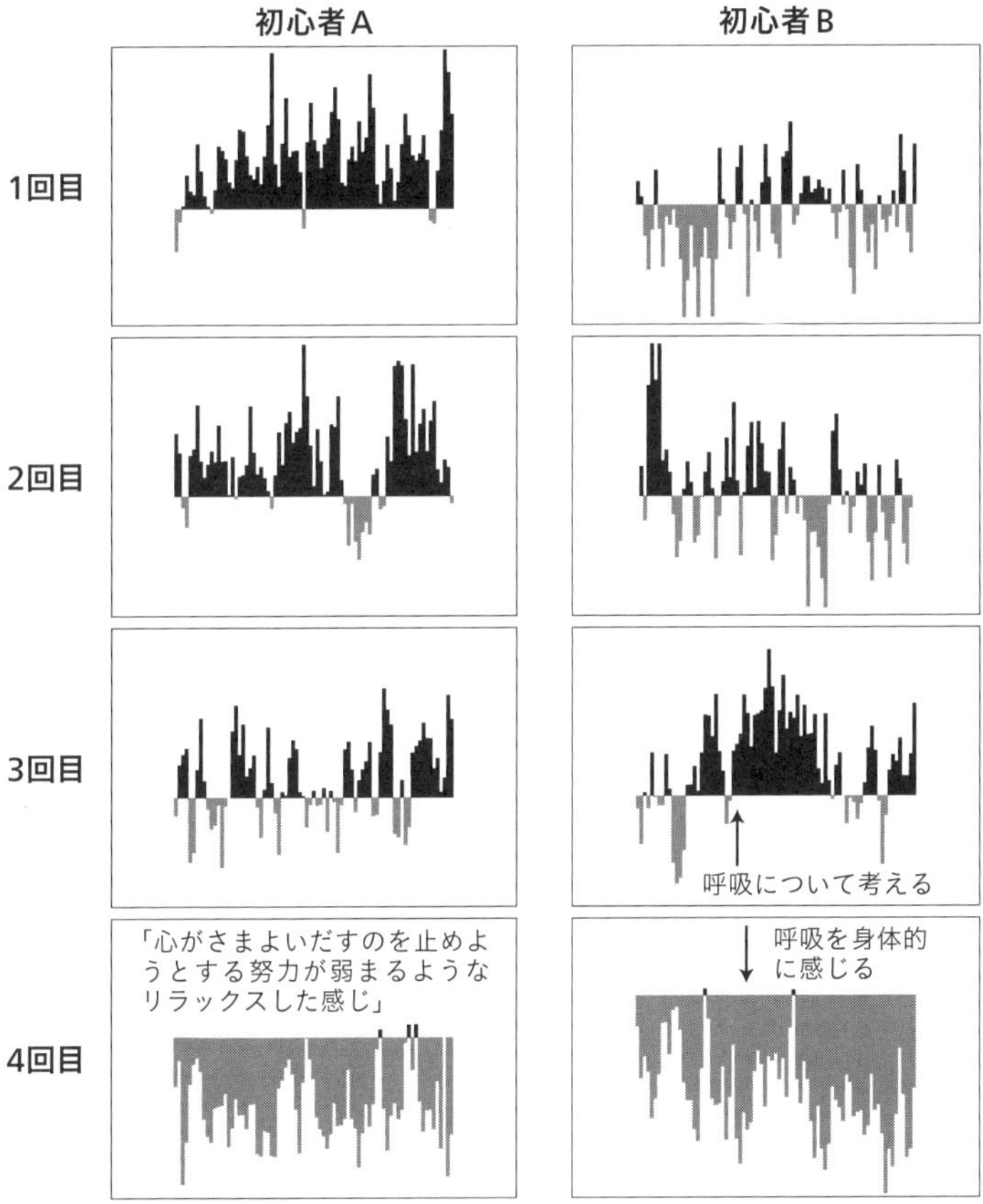

1回の瞑想は3分間で、その間に参加者は目を開けたままで瞑想する。PCCの活動がベースラインよりも高い場合は黒、低い場合は灰色で示す。参加者は、瞑想後に自分の体験について報告する。

J. A. Brewer and K. A. Garrison, "The Posterior Cingulate Cortex as a Plausible Mechanistic Target of Meditation: Findings from Neuroimaging," *Annals of the New York Academy of Sciences* 1307, no.1 (2014):19-27より許可を得て転載。

うってつけだった。

サントヨには、参加者の報告を一語一語書き起こしたうえで、それが瞑想中のどの時点での話かをマークし、それらを「集中」「感覚経験の観察」「気逸らし」などに分類してもらった。さらに彼は、マークしたタイムスタンプを利用して、それぞれの体験を脳活動のグラフに対置させていった。

雑念をなくそうとする「努力」は、むしろ雑念を生む

この実験の結果は2つある。1つは、PCCの活動について従来の研究でわかっていたことが、多くの被験者の平均により確認された点だ。すなわち、PCCの活動は(この場合は瞑想で)集中すると低下し、気が逸れたり、心がさまよったりすると上昇する。この点はメイソンやワイスマンの研究が明らかにしていた。この「陽性対照(ポジティブコントロール)」は、私たちのパラダイムを従来の研究にうまく結びつけた。しかし、それは瞑想とPCCの活動に関して言えば、とくに何かを示しているわけではない。

驚くべきは第2の結果だ。サントヨは、「コントロール」という分類を作っていた。自分の経験をコントロールしようと努める活動を集めたものだ。この活動は、PCCの活動の上昇と一致していた。一方、「努力なしの行為」という分類は、PCC活動の低下と相関した。これらのデータを合わせて見ると、PCCの活動と同期するのは、主観的経験の「モード」で

あることが明らかになった。つまり、対象の知覚ではなく、対象にどう関わるかが問題なのである。

私たちが状況（人生）をコントロールしようとするなら、望ましい結果を得るために懸命に何かをする必要がある。これに対し、リラックスして、対象とダンスをするような態度がとれれば、状況の展開に合わせて、ただそれと共にあることができる。そこには努力も、苦闘もない。自分で自分の邪魔をするのをやめ、その一瞬一瞬に起きていることにただ気づいているだけでいいのだ。

実験の結果がまとまりはじめたところで、私はホイットフィールド＝ガブリエリ博士に連絡を取り、このデータについてセカンドオピニオンを求めた。私たちは、「瞑想の熟練者は、初心者ほどさまよう心に惑わされない」という考え方について、筋が通るという見方で一致した。

経験に対するこのような見方は、過去に報告されていただろうか。私たちは協力して、PCCの活性化に関連するそれまでの論文をすべて調査することにした。私の下で働いていたポスドク・フェローのケイティー・ギャリソンにも参加してもらい、文献をあさってPCCの活動の変化について報告している多数の研究を調べていった。その際、研究方法や実験の内容にはこだわらなかった。

こうして作った一見ばらばらな研究の長々としたリストには、レイクルの安静状態の研究や、メイソンのさまよう心の研究、「自己関連づけ」に関連する論文なども含まれていた。

さらにそのほかの研究にも目を通した結果、PCCの活動を高めるものとして次の因子があることがわかった。それらは、選択の正当化（自分が選んだものを好む）、強迫性障害、感情の処理（うつ病患者の反芻思考など）、罪悪感、誘導された不道徳な行動、何かを欲する渇望である。第2章で紹介したシャーマンらの研究を覚えているだろうか。インスタグラムのフィードを見ているときの青年期の脳の活動を測定した研究では、自分の写真に「いいね！」がたくさん付いているほどPCCの活動が高まっていた。

思考も感情も「それ自体」は善でも悪でもない

こうしたさまざまな研究をどう説明できるだろうか。私たちはあれこれと考え、「オッカムのかみそり」を適用することにした。オッカムのかみそりとは、不必要に分量を増やしてはならないとする哲学的、あるいは科学的原則だ。科学においては、複雑な説明ではなく最も単純な説明を優先すべきで、未知の現象を説明するのなら、まず既知の出来事に目を向けるべきであることを意味する。私たちはこの精神に沿い、入手したデータと過去に公表された研究のすべての底辺に共通する概念があるかどうかを考えた。

私たちの神経現象学的データから得た知見をほかの研究に適用し、最も節約的な説明を考えてみると、ロロ・ジョーンズがハードルに引っかかったのと同じ理由にたどり着いた。これらのデータは、ある経験的なことを真っ直ぐに指し示していたのである。

これら脳のDMNの研究は、どうやら私たちの日々の暮らしの中のある大切な事実を明らかにしている。それは私たちが、何かをしたいとか、したくないとかいう努力にとらわれているということである。私たちはそこにもっと注意を向けていい。

かつて瞑想の修養会で、私は思考への執着を断ち切ろうと力一杯挑んだ。単純な空想であれ、複雑な考え込み型の反応であれ、1つの考え方に慣れてそれに依存的になっているとしたら、「ろくでもない考え」（私のところに来るアルコール依存症の患者たちは、よくこう言う）から距離を置くのは難しい。

私たち自身の思考や感情や行動がどのように自分に関係しているかというパズルにおいて、私たちが得た脳のデータは鍵となるピースを埋めるものだった。思考は、私たちがそれを重視して興奮し、頭から振り払えないほどの状況にならなければ、単に1つの言葉、あるいはイメージにすぎない。同様に、渇望もまた私たちがそこに巻き込まれないかぎり、単なる渇望にすぎないのである。

つまり問題は、すべて自分の思考や感情にどのように関わるかにかかっている。

瞑想は「私の思考」と「私」とを〝切り離す〟練習である

瞑想は、こうした思考や感情の経験に気づきながら、それらから距離を置くための自己訓練である。その経験が何であるかをただ見て、それを自分に関係するものと考えないようにする。PCCはおそらく、報酬学習を通じて私たちを経験に結びつけているのだろう。私たちは、精神的、身体的に力んで縮こまることを通して、それを、「私が」考えている、「私が」欲しがっていると学習してしまうのかもしれない。これにより、思考と感情が強固に結びついていく。

私たちは特殊な眼鏡を通して繰り返し世界を見ているため、ついにはその見方をそのまま、自分のあり方であると受けとるようになりがちだ。自己像があること自体は問題ではない。朝起きたときに自分が何者であるかを覚えているというのは、非常にありがたいことだ。しかし問題は、自分の生活の物語にからめとられてしまったとき、それを（良くも悪くも）どの程度自分に関係するものとして受けとるかだ。

空想に溺れたり、反芻思考に巻き込まれたり、渇望に襲われたりするとき、私たちは身体の中で、そして心の中で少し固くなり、狭くなり、縮み、閉じこもるように感じる。興奮であれ、恐怖であれ、罠はいつでも待ち構えているのだ。

第6章

「愛情中毒」のニューロサイエンス

「燃えるような恋」が人を狂わせるまで

愛は死のように強く
熱情は陰府《よみ》のように酷《むご》い。
火花を散らして
燃える炎。

――雅歌8―6

スタンフォード式「愛情コンテスト」の脳科学

科学の分野では、心躍るような実験にお目にかかることはめったにないが、スタンフォード大学の研究者たちが行った「愛情コンテスト」はそうした部類に入る稀有なものだった。頭の中で大切な相手に「愛情を注いで」いる人の脳をｆＭＲＩでスキャンし、脳内の報酬中枢を最も活性化させた人を勝者とする――。そんな実験だった。スキャンは側坐核に重点を置いた。参加者には5分の時間が与えられ、「できるだけ強くその人を愛して」もらう。

ところで、研究者たちはなぜ報酬中枢に注目したのだろうか。そこは、依存症に関係する脳領域のはずである。

大学を卒業した年の夏、私と恋人（実は婚約したばかりだった）はバックパックを担ぎながら1週間のコロラド旅行を楽しんだ。

車で東海岸に戻る途中、ミズーリ州のセントルイスに立ち寄った。2人ともここにある大学の医学部に進学する予定になっていたからだ。そして、残りの人生もここで共に過ごすつもりだった。しかし、同じアパートの同じ階にそれぞれの部屋を借りる契約をしてから1時間後、私たちは別れた。

メアリ（仮名）と私が付き合いはじめたのは大学2年のときだった。2人ともかなり本格的に音楽活動をしていて、同じオーケストラに所属していた（彼女はフルート、私はバイオリン）。メアリは化学工学科、私は化学専攻だった。一緒に勉強し、一緒に食事をし、共通の友だちと付き合った。ときにはけんかをしたが、すぐに仲直りした。恋愛にのめり込んでいたのだ。

4年生になると、私たちは全米各地のMD–PhDプログラムに山ほどの願書を提出した。正式には「医学研究者養成プログラム」と呼ばれるこの制度は、患者の治療と医学研究の両方に興味を持つ者に、集中的な速成コースで両方の学位を取得する機会を与えるものだ。とくに素晴らしいのは無料だということ。受講が認められた者は、授業料が国の補助金でまかなわれるばかりか、わずかながら生活給付金までもらえるのだ。となると、枠がかぎられ、競争は激しい。メアリも私も、その秋は、どこかの大学の医学部から――できれば2人とも同じところから――面接通知が届くのを待ちながら、落ち着かない時を過ごした。

私のルームメイトの1人もMD-PhDプログラムに願書を出していた。もう1人のルームメイトは就職活動中だった。3人とも、不合格通知書が届くたびに部屋の壁に貼り付け、互いの通知に書き込みをして憂さ晴らしをした。

「P．S．おまえ、最低！」

「がんばれ、アメリカ」(翌年の夏がアトランタ・オリンピックだった)

私たちは、思いつくかぎりのばかげた言葉や侮辱的な言葉をでたらめに書きつけた。

12月に入り、メアリと私宛にセントルイスのワシントン大学から合格通知が来たときには、2人で狂喜したものだ。ワシントン大学はレベルが高いことで知られ、学生支援の評判も良く、私たちの第一志望と言ってよかった。プログラムの管理者は、入学審査委員会が「素敵な若いカップル」を迎え入れることができてとても喜んでおり、「きみたちが大学に来るのを楽しみにしている」と、そっと教えてくれた。

私たちは、医学を学んだ者同士、支え合いながら共に過ごす将来を思い描きはじめた。研究所での長い1日を終えて相手が待つ我が家に帰り、ワインのグラスを傾けながら互いが抱える学問的問題の解決を手助けする。完璧なはずだった。

その冬のクリスマス休暇は天にも昇る心地だった。頭の中は未来のシミュレーションでいっぱいだった。どの予測も成功と幸せに包まれていた。そこで、私は次のステップに進む決意をした。プロポーズだ。指輪を買って帰り、計画を練った。その計画は、私の未来図の華やかさを反映して派手なものになった。

私は、メアリとの2年間の付き合いの中で生まれた思い出の場所や物や人を利用して、一種の宝探しを準備した。彼女は大学のキャンパス内のある場所でヒントを見つけ、それを手がかりに次の場所に行く。それぞれの場所に行き着くたびに、私たちと仲の良い友だちや大物の教授が待ち構えていて、赤い薔薇の花を1本と、封筒を渡される。封筒にはパズルの一部が入っている。パズルを全部集めて組み合わせると、「メールしてくれる?」という文字が現れる。ダサいセリフだと思うかもしれない（実際、ダサかった）が、当時は電子メールが使われはじめたばかりで、私は最後のヒントを出すのにメールを使うことにわくわくしていた。

彼女は私の高校時代からの親友からメールを受けとる。そこには「数学棟の最上階に行け」との指示がある。数学棟はキャンパスで一番高い建物で、最上階からは360度の美しい眺望が楽しめる。ここは主に催しに使われ、学生が勝手に入ることは禁じられていた。ただ私は、ある卒業生から秘密の合い鍵を受け継いでいて、メアリと一緒にここに忍び込んだことがあった。だから、プロポーズをするならここが一番だと考えていた。最後にウェイター役のルームメイトがやって来ると、お気に入りのレストランから取り寄せたディナーを出してくれる手はずになっている。

とても寒く、けれども綺麗に晴れ上がった美しい冬の日だった。計画は滞りなく見事に進んだ。友人や教授たちは完璧に仕事をこなしてくれた。彼らも私に劣らずこの計画にのめり込んでいたのだ。最上階まで計画どおりに進み、彼女は、イエス、と言った。その後、私たちはプリンストンの街に沈む夕日を眺めて過ごした。

私たちの関係が終わったのは、それから6カ月後、セントルイスの暑い夏の晩だった。

報酬系ループと恋愛依存症に陥っていた私の脳

なぜ私はこんな打ち明け話をしているのだろうか。

序章で触れたように、私はイェール大学の禁煙講座でいつも「自分にも多くの依存症があった」という話をしていた（前の章で考察した「考えることへの依存」もその1つだ）。当時はあまり理解していなかったが、今ならこの事実に向き合えるかもしれない。そう、私は恋愛依存症に陥っていたのだ。それをここで示したかった。

最も直近の恋愛がはじまったときのことを思い出してみてほしい。その人と初めてキスをしたとき、顔が近づいていく間の胸の高鳴りはどう感じられただろうか。そのときめきは、「もう1回」と思えるくらい素敵なものだっただろうか。

恋愛感情が燃え上がると、活力があふれ、人生は輝きだす。その人がどんなに素晴らしい人か、聞いてくれそうな相手を見つけては自慢する。その人のことが頭から離れず、次のメール、次の電話、次のデートが待ちきれない。友人は、あなたが恋人依存症だとさえ言うかもしれない。ほかの依存症と同じで、その恋人自慢には裏の面がある。その恋人が約束したのに電話をしてこないときのいら立ちや、その人が何日か遠くに行っている間の落ち込みである。

私の昔の恋愛話を報酬学習の観点から見てみよう。すると、あの宝探しの騒ぎが何だったのか見えてくる。この場合もやはり、私は知らず知らずのうちに「彼女が唯一絶対の相手である」という主観的バイアスを強化する方向に自分を誘い込んでいた。

たとえば、宗教の違いという大きな問題を軽視した。メアリは敬虔なカトリックだったが、私はそれを、「何か新しいことを学べるチャンスだ」くらいに思っていた（皮肉なことに、私が現在幸福な結婚生活を送っている相手も敬虔なカトリックだ）。子どもについても、「何とかなるだろう」と、話したこともなかった。

公共の場所で大声を出してけんかをしたこともある（そのうちのいくつかは思い出しただけで恥ずかしく、こうして書いている今も身を縮めている）。だが、けんかくらい誰だってするだろう、と思っていた。

彼女の父親に結婚の許しをもらいに行ったとき、彼は、2人とも若すぎると言った（けれども認めてくれた）。ジョーンズ教授も、私の同僚に同じようなことを言っていたと聞いた。彼らは私たちの関係について何を知っていたのだろう。そのころすでに離婚を経験していた親友は、結婚などするなと懸命にあきらめさせようとした。彼には私たちの未来に待ち構えている問題が見えていたのだろう。私は腹を立て、彼とは何週間も口をきかなかった。

私の感情は燃え上がっていて、いわば無敵の状態にあったため、操縦席の計器盤に現れる指示をすべて無視した。私が操縦するこの飛行機は、燃料が切れかかっているわけでも、墜落しそうになっているわけでもない。燃料は恋愛から補給している――そう思っていた。

実際のところ私は、恋愛という麻薬を吸っていたのだ。薬が切れて甘んじて批判を受け入れられるようになるまで6カ月かかったが、あのプロポーズの日は私の最後のドラッグパーティーだったと言っていい。あの日の準備をしている自分の姿を思い出せばわかる。興奮と期待の波が次々と押し寄せて来ていた。

恋愛をするのは決して悪いことではない。今日ではそれは、思考や計画の能力と同じく、人間の生存の助けになっている。ただ、私たちがそれに全面的にとらわれ、コントロールを失うと、墜落して炎上する。これもまた、ストレス・コンパスの読み方を知らないこととの一例なのだろう。ドーパミンが人を危険から遠ざけるのではなく、そこに向かわせるのである。

恋愛は地球上で最も依存性が高い

神経科学者や心理学者は何十年も前から恋愛の要素を解明しようと努力してきた。恋愛の初期に関連するものとして挙げられてきたのは、多幸感、恋愛対象に対する強烈な焦点化と強迫観念、感情的な依存、さらには「その大切な相手と感情的に一体化したいという渇望」

である。[原注1]

恋愛についての記述には数千年の歴史があるが、そこにはつねに報酬に関連するイメージが伴っている。たとえば旧約聖書の雅歌の筆者は「あなたの愛はぶどう酒よりも快い」(4章10節)と叫んだ。生物学的人類学者のヘレン・フィッシャーはTEDトークの中で、アラスカ南部の先住民クワキュートルの無名の詩人が1896年にある宣教師に詠んで聞かせた詩を朗読した。

「炎が私の身体を走り抜ける、あなたへの愛の痛みと共に/痛みが私の身体を走り抜ける、あなたへの愛の炎と共に/痛みは沸き立ち、あなたへの愛がほとばしり出ようとするようだ、あなたへの愛の炎に飲み込まれそうだ/あなたに言われた言葉を思い出す/私へのあなたの愛を考えている/私へのあなたの愛に引き裂かれている/痛み、さらに痛み――あなたは私の愛と共にどこに行こうとしているのか[原注2]」

こうした言葉がまるで依存症を思わせることに気づいたフィッシャーは、心理学者のアーサー・アーロンらと研究チームを立ち上げ、アルコールやコカイン、ヘロインといった薬物が活性化させる脳領域に的を絞り、たとえば報酬回路のドーパミンの供給源である腹側被蓋野などが恋愛によっても活性化するかどうかを調べた。

彼らは被験者を集めて面接し、その人の恋愛経験の期間や激しさ、相手のタイプを調べるところから始めた。参加者には「情熱的愛情尺度」というアンケートに回答を記入してもらう。たとえば「私にとってXは申し分のない恋愛相手だ」「自分の考えをコントロールできないことがある。その考えは強迫的にXに向かう」などの項目を用意した。この尺度は、恋愛という複雑な感情を定量的に測定する手段として信頼できるものと考えられている。

被験者が恋愛中であることが確認されたら、fMRI装置の中で脳の活動を測定しながら恋愛相手（「作用」条件）と同性の友人（「対照」条件）の写真を見てもらう。繰り返しになるが、脳の活動には絶対的な尺度がない（誰にでも適用できる目盛りの付いた「体温計」のようなものが存在しない）ため、fMRIで見るのは、あくまでもほかの場合、つまり対照条件（ベースライン）に比べて活動が多いか少ないかだ。

激しい恋愛感情を鎮めるのは容易ではない。そこで研究者は、恋愛対象の写真を見ていないときは退屈な計算問題を解かせて気を逸らそうとした。計算をしているうちに通常のベースラインの水準に戻るだろうというわけだ。言ってみれば、心に冷たいシャワーを浴びせるようなものだ。

驚きに値しないと思うが、ドーパミンを生む脳領域（腹側被蓋野）の活動は恋愛感情に反応して高まることがわかった。恋愛相手を魅力的と評価する点数が高いほど、この領域の活動も高かった。この結果は恋愛が私たちの脳の報酬回路を活性化するという予測を裏づけた。そのことは、世界中にやむことなく流れ続ける恋愛の詩や芸術や歌が示唆していると言えよう。フィッシャーの言葉を借りるなら、「恋愛は地球上で最も依存性が高いものの1つ」なのである。

恋愛に惑溺する脳は「自分のこと」で頭がいっぱい

では、スタンフォード大学の愛情コンテストの優勝者はどんな人だったのか。その人物は、ケントという75歳の男性だった。彼はブラインドデートで妻を紹介され、会って3日後に婚約したという。このコンテストの様子を記録した短いドキュメント動画の中でケント氏は、「激しい恋に落ちました。会ったとたんに頭の中で鐘が鳴り響くのが聞こえました。今でもあのときの気持ちを感じられます。最初のときほど激しくはありませんけれども」と話している。動画の最後で、ケント氏は50年連れ添った妻を抱きしめるが、その姿が彼の言葉を見事に裏づけている。ケント氏のケースは、「恋愛感情を抱きながらも、それにとらわれずにいられる」という考え方が成り立つことを示している。

アーロンとフィッシャーらの研究に話を戻そう。彼らは脳の報酬中枢だけでなく、後帯状皮質（ＰＣＣ）の活動にも目を向けた。思い出してほしいのだが、ＰＣＣは自己関連づけ（自己へのとらわれ）と最も強く結びついている領域なのだ。前章では、ＰＣＣの活動上昇がいかに「自分」を示唆するかを見た――物事を自分に向けられているものと捉え、それにとらわれてしまうパターンだ。

アーロンらの研究チームは、恋愛がはじまってからの期間が短いほどＰＣＣの活動が大きいことを確認した。言い換えれば、新しい恋ほどＰＣＣは燃え上がる。その後、恋愛関係が落ち着くにつれ（大ざっぱに言って時間が経てば落ち着くとして）、ＰＣＣの活動も落ちていく。

この事実は、私たちが新しい人間関係や、物事が始まったばかりで先の展開が見えない状態で相手を追いかけるスリルにどれほど没入しているかについて、手がかりを与えてくれるのではないだろうか。新しい相手と付き合いはじめるとき、私たちは相手の気を引こうと、あらゆることをするだろう。けれども、そこで本当に念頭に置いているのは誰なのか？　自分だ。

アーロンとフィッシャーらは数年後に追加の研究を行った。同一の相手と長く付き合っている人たちを対象とし、以前の研究と同じ手続きで実施した。被験者は、幸せな結婚生活を10年以上続け、今でも相手を深く愛している人々だ。

研究の主眼は、情熱的愛情尺度の1つの下位尺度である強迫観念――これも恋愛の一側面である――を測定し、脳の活動との関係を調べることにあった。

お互いに愛着を抱き、幸福を実感する人々の脳は、強迫観念を抱くティーンエイジャーのような活動パターンを示したのだろうか。それとも〝母性的〟なパターンを見せたのか。別の研究によれば、母性的な愛情の場合、報酬回路は活性化してもＰＣＣの活動は下がるという。[原注3]

結果はどうだったか。平均で21年間連れ添い、いまだ恋愛感情を抱く夫婦たちのドーパミン系報酬回路（腹側被蓋野）は、相手のことを情熱的に考えると活性化したのだ。また、ＰＣＣの活動も全体に上昇した。ただし、その活動は情熱的愛情尺度の強迫下位尺度の点数によって区別できた。すなわち、相手に夢中であればあるほどPCCの活動も大きかったのである。フィッシャーはTEDトークの中で、恋愛は依存症だと述べている。

「あなたはその人に注意を集中する。あなたはその人のことばかりを考える。あなたはその人が欲しくてたまらない。あなたは現実を歪めている」

あなた、あなた、あなた。それは実は「私」と言っているようなものだ。私、私、私――。

誰にとっても、多かれ少なかれこうした経験があるだろう。付き合いはじめのころは、その相手が「自分」にとって良い相手かどうかを確かめようとする。2人のどちらか、あるいは両方がこうした自己中心的な部分を持ち続けると、いずれ関係がぎくしゃくしはじめるかもしれない。「私」を軸に物事を捉え、これでなければ、あれでなければと言っていると、その関係はしだいに壊れていく。

子どもを大切に思ったり世界を救おうとしたりするのは依存症ではない。依存症とは、欲望を満たす渦に巻き込まれることだ。それも、何度も何度も。

では、強迫的で依存症的な恋愛と、ケント氏が見せたような「成熟した」愛の違いは、そのほかのタイプの愛にも特徴的な脳の活動があることを示唆しているのだろうか。

「やっかいごとだらけの生活」から立ち直るために

古代ギリシャ語には、愛を表す言葉が少なくとも4つあった。エロースは性的な、あるいは情熱的な愛。ストルゲーは親子の情愛。ピリアは友愛。アガペーはあまねく行き渡る無私の愛である。

最初の3つは極めてはっきりしている。だが、アガペーはやや謎めいた言葉だ。たとえば、キリスト教徒は神が神の子（信者）たちに与える無条件の愛をアガペーという言葉で表す。この感覚は双方向で、人間に対する神の愛にも、神に対する人間の愛にも使われる。この言葉が持つ無条件で無私の愛の本質を表そうとする努力の中で、ラテン語では *caritas*（カリタス）と訳された。これが英語の「charity（慈悲、慈善）」の語源である。

では、これらの愛の概念はそれぞれどのような意味を持つのか。科学者である私は、これらの概念をなかなか簡単には理解できなかった。たしかに大学を卒業するころまでには、恋愛の良さも悪さも醜さも感じ取っていた。しかし、無私の愛とは？

当然のことだが、恋愛が終わっても物語は続く。私とメアリも例外ではない。医学部での生活が始まると、私は人生で初めて不眠症を経験した。問題を難しくしていたのは、メアリと私が同じアパートのすぐ近くの部屋に住み、1日中同じ教室に座っていたことだ。

医学部での生活が確実にやっかいなものになると予感した私は、新学期がはじまる数週間前にジョン・カバットジンの『やっかいごとだらけの生活』を手に入れると、学期の初日に瞑想ガイドのテープを聞きはじめていた。こうして私の新生活ははじまった。

毎朝早起きをして、呼吸への気づきの瞑想のカセットテープを聞いた。すると、聞いているうちに眠ってしまう。私はこれをがんばって半年続けた。ついには30分、眠らずに聞いていられるようになった。次に、退屈な授業中に瞑想をはじめた。1、2年経つと、瞑想のおかげで、頭の中でつねに同時に進行しているいくつもの話の流れ（私の思考依存症のことを思い出してほしい）にとらわれずにすんでいるのがわかってきた。

「うん、これは役に立つかも」と考えた私は、地域の瞑想グループを見つけ、週に一度、一緒に瞑想をすることにした。瞑想の師の話に耳を傾け、関連する本に次々と目を通しはじめた。

身体の力みが解ける慈悲（メッタ）の瞑想

瞑想の教えは腑に落ちた。グループの中にいると、とても落ち着けたのだ。実践が深まるにつれ、その感覚は強まった。かつて私自身も試みた信仰を基盤とする伝統と異なり、瞑想は経験に基礎付けられていた。

おことわりしておかなければならないが、このように言うのは、宗教全般に欠陥があるというのではなく、私が単純で神的なことについての経験を欠いているせい（あるいは、そのような経験を表現する言葉を持たないだけ）にすぎない。ブッダは「私の言うことを信じてはいけない。自分で確かめなさい」と言ったとされる。

実際私は不安になったとき、一歩引いて自分が考えていた内容を振り返る。すると、何かを、たいていは未来のことを大げさに考えすぎ、それが不安を助長していたのだろうと気づくのだ。

ある晩、いつものように30分の瞑想を終えると、リーダーが慈悲（メッタ）の瞑想について話しはじめた。慈悲の瞑想とは、自分自身の幸せからはじめ、他者、そして最後には生きとし生けるものすべてについて心から幸せを願う実践であり、この種の実践は何千年も前から行われてきたという。

私は躊躇した。どれほど昔から伝統的に行われてきたかなどどうでもよかった。慈悲の瞑想が、自分の頭に浮かんでくる話にとらわれがちな私にどう関わるかにも興味がなかった。私が私自身の苦しみを生み出しているという話など、もちろん関心外だった。

だが私は思い直し、とりあえず、ただ集中の練習として教えのとおりにやってみることにした。それ以外は何も考えなかった。決まった言葉を口にする。心がどこかに漂っていかないかに注意する。また決まった言葉に戻る。感覚的なことや面倒なことは一切ない。

慈悲の瞑想の実践をはじめてから何年も経ってから、ようやく「無私の愛」とはどんな感じなのかがわかってきた。病院で研修医として実地訓練をはじめるころになると、この瞑想の実践中に胸が温かくなり、身体のある種の力みが解けるのに気づくようになった。いつもではないが、ときにはそう感じられることがあったということだ。私は心が沸き立ち、力んでしまうようなタイプの恋愛に慣れきっていた。だが、それとは少し違うこの感じがメッタなのかもしれないと思えるようになってきた。

車にクラクションを鳴らされたらやるべきこと

研修医として働いている間、この疑問をあれこれ考え、個人的に別の実験をしてみた。たとえば、私は職場まで自転車で通勤していたのだが、車にクラクションを鳴らされたり、通行人に怒鳴られたりすると身体に力が入るのが感じられた。このとき、自分がある奇妙な報酬サイクルに陥っていることに気づいた。クラクションを鳴らされ（刺激）、怒鳴り返したり、身振りで怒りを表したり、わざと車の前に自転車を入れたりして（行動）、独り善がりな満足感を得る（報酬）という循環だ。私はこの縮こまった独善を病院にまで持ち込み、そうした出来事を医者仲間に愚痴っていた。

こうした状態では患者を力づけることはできないと気づいた私は、車にクラクションを鳴らされたら、怒鳴り返す代わりに慈悲の瞑想を実践するようにした。そうすることで、私の身体の力み（と態度）に何が起こるかを確かめてみようと考えたのだ。

最初に「私が幸せでありますように」と唱え、続いて車のドライバーに「あなたが幸せでありますように」と唱える。すると、独善のサイクルが破れ、それと共に力みの感覚も消え去った。素晴らしい。これは使える。

しばらく続けると、職場に着いたときの気分が軽くなっているのが感じられた。身体の力みも消えていた。そして突然気づいたのだ。人の幸せを願うのに、何もクラクションを鳴らされるタイミングを待つ必要はない。会う人すべてに対してできるじゃないか。こうして私はほぼ毎日、明るく楽しい気分で出勤するようになった。慈悲の瞑想はまだまだ奥深く思えた。

「慈愛の脳」をニューロフィードバックで可視化すると……

それから数年後、私の研究チームはfMRIを使ったリアルタイムのニューロフィードバックの実験をはじめた。前章で触れたように、最初に私自身が実験台になることがよくあった。自分で装置に入り、院生のダスティンに操作を任せ、瞑想を行うのだ。

自分の脳の活動のグラフを見ながら初めて慈悲の瞑想をしたときのことはよく覚えている。まず、ダスティンと操作室の技師たちの幸せを願った。すると、胸の中が温かく、緩む感覚がはじまった。さらに身体が温まり、気持ちが広くなっていく。このような表現しか思いつけないが、縛りが解け、満たされ、温かくなったのだ。何かをしていたわけではない。自ずとそうなっていた。その感覚は、恋愛中に感じる舞い上がるような興奮とはまるで異なり、もっと開かれたものだった。もう何も欲しなかった。

3分間の試行を終え、リアルタイムで記録したフィードバック画面を見ると、1分が経過したあたりでPCCの活動が低下し（グラフの真ん中の水平線よりも下に棒が向きはじめたとこ

瞑想中の私の脳活動

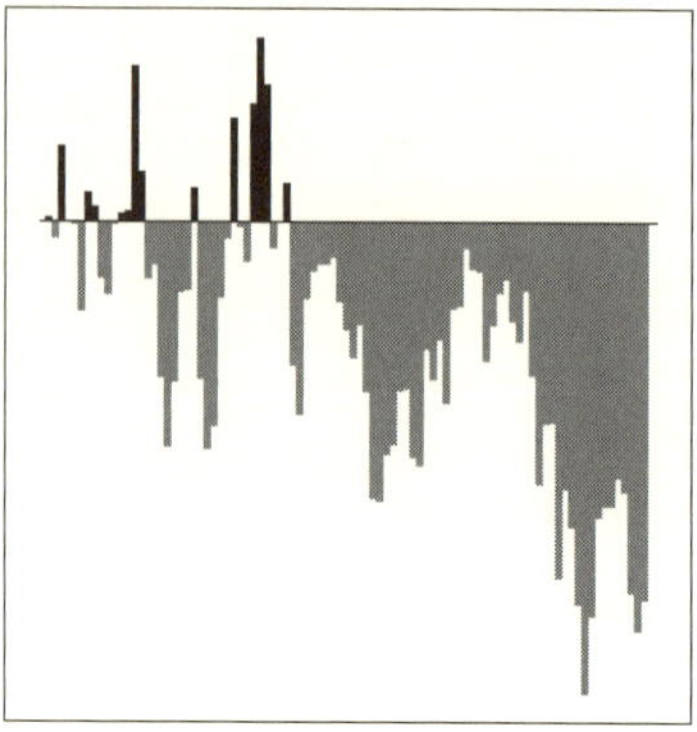

fMRIニューロフィードバック装置の準備実験で、私が慈悲の瞑想を実践しているときのPCCの活動を示すグラフである。黒は脳の活動の上昇、灰色は活動の低下を表す。それぞれの棒は2秒間の測定値。真ん中のあたりで瞑想が深まった(脳の活動が低下している)。

ろに対応する)、終わるころには大きく下がっているのがよくわかった。

このグラフを目にできたのは素晴らしい体験だった。私たちの研究グループはそのころすでに、瞑想中にPCCの活動が平均して低下するという分析を発表していたが、自分の脳の活動が慈悲の瞑想の体験とこれほど見事に一致するのを確認できたのは格別だった。それも、私が最初は感傷的すぎると乗り気になれなかった慈悲の瞑想についてだったのだ。

「無私の愛」と「独善的な愛」では後帯状皮質の活動が異なる

私たちは瞑想の初心者と熟練者のデータを集め、慈悲の瞑想中の脳の活動の変化を定量的に記述した最初の論文を発表した。[原注4] これらのデータは、経験にとらわれているときのP

CCの役割についてすでにわかっていた事実と見事に整合した。慈悲の瞑想を行った熟練者は一様に、力んだ興奮とは真逆の、温かさや広い気持ちを感じたと報告した。

この研究結果はさらに、愛についての謎に少しばかり光を投げかけてくれた。それまでの研究で、被験者が母親や（恋愛自体に夢中になりすぎていない）恋人同士の場合、PCCの活動が低くなることはわかっていたが、私たちのデータも、愛が必ずしも自己中心性と関連する脳領域を活性化させるわけではないことを裏づけた。愛は何でもかんでも自分に関わるものとはかぎらない。実際、愛をつねに自分中心に考えようとすると、愛が持つ広大で深い意味に満ちた次元を見落とす危険性がある。

この結果は、アーロンとフィッシャーの考えとも一致する。彼らはPCCの活動の増大で、人を愛しているのか、愛に「依存」しているのかを見分けられると考えていた。興味深いことに、私たちの研究から、恋愛中（コカイン依存症でも）に活動することがわかっている報酬回路が、慈悲の瞑想中ははっきりと鎮まっているのがわかった。

もしかしたら、執着的でない愛には固有の神経的特徴というものが存在するのかもしれない。ギリシャ語で「アガペー」という特別な言葉があるという事実に加えて、私自身の経験も、その存在を裏づけている。さらに私たちの研究も、まだ予備的な段階ではあるが、それを示唆している。

慈悲の瞑想についての私たちの研究論文が発表されたのは、それにふさわしくバレンタインデーの直前だった。

第2部

こうすれば、あなたの脳は変わっていく

第7章

なぜ、集中できないのか？

脳の「呪縛」を解く方法

退屈を癒す薬は好奇心だ。好奇心を癒す薬はない。
——（伝）ドロシー・パーカー

私に特別な才能はない。ただ、猛烈に詮索好きなだけだ。
——アルベルト・アインシュタイン

心を集中させるなんて「難しすぎる」？

子育てであれ、起業であれ、スピリチュアルな実践を深めることであれ、はたまた親の介護であれ、何をするにも気を散らさずに注意を払い続ける能力は欠かせない。医療現場で言えば、患者が抱く不満の中でもとくに多いのが、医者が話を聞いてくれないということだ。そこで出番となるのが瞑想である。瞑想は、「心の筋力」（気を散らさない力）を直に鍛えることができると喧伝されることが多い。

ところが、多くの人は瞑想を少し試してみて、「難しすぎる」とか「私には集中ができない」とか「こんなことが役に立つものか。よけい気分が悪くなった」などと言ってすぐにやめてしまう。

マインドフルネスの練習を続けながら医学部での2年間を終えた私は、1998年に初めて1週間の瞑想修養会に参加した。地域で瞑想を教えていたジニー・モーガンがセントルイス西郊にあるカトリックの修養センターを借り切り、ウェストバージニアに修道会を持つバンテ・グナラタナという高名な導師を招いたのである。モーガンが修養会を取り仕切り、グナラタナ師が瞑想を教えるという計画だった。私はグナラタナ師の『マインドフルネス』(邦訳 井村佳子訳、サンガ刊)を読んでいたため、師から直接教えを受けられる機会に(そして、修行僧と共に過ごすというのはどんな感じかと)心を浮き立たせていた。

修養会では、静寂の中で瞑想する時間はたっぷりとあったが、師からの指導はほとんどなかった。グナラタナ師は瞑想の場となった祭壇前に腰をすえ、何時間も身じろぎ1つせずに座っていた。私たちは師を中心に半円形に並んで瞑想した。自分の判断に従って、座っての瞑想でも歩きながらの瞑想でも自由に切り替えてよいと言われていた。質問があれば紙に書いて渡しておく。そうすれば、毎晩、瞑想場に全員が集まるときに師が答えてくれる。ほかの人の質問からも全員が学べるという配慮だったのだろう。

修養会がはじまって2日もすると、私は消耗しきってどうにもならなくなっていた。モーガンの肩にすがって泣きながら、「とてもできない」「難しすぎる」と言葉を絞りだした。こうしたことに慣れているグナラタナ師は私と個人面談をして、「まずは呼吸を7まで数えるところから始めなさい」と教えてくれた。そうすれば心の平静を保つ助けになるからと。

問題は、私の場合、保つ以前に心の平静が最初からまるでないことだった。どうがんばっても、とりわけ呼吸に注意を向けることに時間を費やす価値があるとは思えなかった。今から思うと、当時の私を責めることはできない。心が、快い記憶や刺激的な予測などのありとあらゆる楽しいことに満ちているとき、呼吸のような一見何の面白みもないつまらないものに注意を向ける気になるだろうか。思考依存症の人間にとって、そのどちらかを選べと言われたら、迷うまでもない。

「興奮」と「幸福」を取り違えると、苦しみが待っている

瞑想の入門段階の指導では、呼吸に注意を払うこと、心がさまよいだしたときに呼吸に注意を戻すことに力点が置かれる。この実践は単純だが、報酬に基づく人間の学習メカニズムとは逆を向いているように思える。

実際、本書を通して論じてきたように、私たちはある状況の下では、行為と結果を対にして組み合わせることで最もうまく学習できる。ブッダもこの原理を教えた。彼は弟子たちに、因果に目を向けるよう繰り返し諭した。自分の行為から何が得られるかを明確に見据えるこ

とが大事なのだ。
今日の私たちは、生活の中でどのような行動を強化しているだろうか。ストレスを遠ざけるような行動を強化している人は少ないのではないか。私たちのストレス・コンパスが（その使い方を学びさえすれば）注意喚起をしてくれるように、私たちは実のところ、幸福を間違った方面で探し求めている。

私がパーリ語仏典の主なテキストを熱心に読みはじめたのは2008年のことだった。第1章で説明した因縁（縁起）などについて記したテキストである。

読み進めるうちに、ブッダが指摘しているのは、幸福を求めている私たちがいかに道を踏み外してしまうかについてであるのがわかった。ブッダは、人間のそのあり方を見据えていたがゆえに、苦と幸福について次のような根源的な発言をしたのだろう。

「ほかの者が幸福と呼ぶものを聖者は苦と断じる。ほかの者が苦と呼ぶものを聖者は幸福と考える」[原注1]

ミャンマーのウ・パンディタ長老が、「私たちは興奮と幸福を取り違えている」と説くのも同じ考えに基づいてのことだろう。彼によれば、興奮は私たちを迷わせ、苦から遠ざけるどころか、そこに近づけていくという。

では、ブッダはどのようにして真正な幸福と苦との違いを見極めたのか。まず彼は、強化学習が働く基本的プロセスを次のように綿密に観察している。

「人は感覚的快楽に溺れれば溺れるほどその快楽への渇愛が高まり、その快楽の熱に焼かれるようになるが、それでもその快楽によって、ある程度の満足と愉楽を見出す[原注2]」

つまり、行動（快楽に溺れること）が報酬（愉楽）につながり、それが反復のプロセス（渇愛、渇望）を生むというわけだ。ロマンチックな空想を次から次へと1時間も続けていると、その興奮は渇望を強める。同じことは、私の患者たちがアルコールや薬物依存に陥ったときにも起こっている。

ストレス発散の「行為」が、かえってストレスを生んでいる

興味深いことに、ブッダ自身、この耽溺と中毒のプロセスを残らず経験していた。

「私はかつて、この世の喜悦を求めた。この世で見つけたあらゆる喜悦である。この世の喜悦がどこまで広がるか、私は知恵をもって明確に見定めた[原注3]」

歴史上の人物としてのブッダは、ある国の王子として生まれた。伝承によれば、母親が彼を身ごもったとき、多くの聖者が王宮に集まり、この子は長じて強大な君主となるか、あるいは偉大な霊的指導者となるだろうと予言した。この予言を聞いた父王は、息子が前者の道を歩むよう手を尽くして彼を育てた。息子を「あらゆる困難と苦悩から遠ざけ、霊的な運命が呼び覚まされないように[原注4]」と考えたのである。王は若い王子を、あらゆる欲望に溺れさせ、贅沢漬けにして堕落させた。

皮肉なことに、この一見理に適った方法が反動を呼んだ。ブッダは喜悦を味わい尽くすと、それが永続的な満足をもたらさないことに気づいたのである。それは、さらなる欲望を生むだけであった。終わりのないこのサイクルについて深く考察したブッダは悟りを開き、このプロセスがどのように働き、そしてどうすればそこから抜け出せるかを理解した。

「比丘《びく》たちよ、私が本当の有り様を直に知らず、この世の喜悦を喜悦として知らなかったかぎりにおいて、私はこのうえない完全な悟りに目覚めたと主張したことはなかった。しかし、私がそのすべてを直に知ったとき、私は目覚めたと主張した。『私の心の解放は揺るがない』という知と洞察が私の中に生じた[原注5]」

これはつまり、自分が自分の行為から実際に得ているものについて、どの行為が幸福につながり、どの行為がストレスと苦悩をもたらしているかを明確に見て取ったときに初めて、それをどう変えられるかを理解できたということだ。ストレス・コンパスの読み方を知ったわけである。

ひとたびそれがわかれば、向きを変えて違う方向に歩きだすことは極めて容易だ。それは習慣の形成の基本原理に従っている。ストレスの原因となる行為をやめれば、気分は即刻改善する。要するに、行為と報酬、原因と結果を結びつけてやればいいのだ。重要なのは、逆説的に思うかもしれないが、ストレスのもととなっている行為は、単に自分自身がそれをしていると気づけばおそらくやめられるということだ。状況を変えよう、修正しようと努力をする必要はない。生活の中でもつれた混沌を解きほぐそうと手を出す（そうするとますますつれていく）のではなく、一歩引いて、自然にほぐれさせればいい。そのとき私たちは「何かをすること」から「そこにあること」に移行していく。

私は先に引用したようなパーリ語仏典の言葉を読んだとき、「なるほど」と思った。これらは大切な洞察だと。

なぜそう思ったのか。それは、自分の経験上、このようなサイクルを何度も目にしてきたからだ。ストレスを生む行為を、それが（何らかの）幸福をもたらすと誤解して何度も繰り返してしまうというサイクルである。これは私の患者たちによく見られる。仏典の洞察は、私たちがどのように学習をするかという現在の理論とも一致していた。

「考えにとらわれる」とはどういうことか、多くの人は知らない

2006年の修養会で自分の思考と格闘を続けたあと、しばらくして私は（ようやく）、思考をコントロールしようと闘ったり努力したりするのではなく、思考を流れるままにしたときに、心と身体に何が起きるかを眺められるようになった。

最初は因果関係に注意を払うところから始めた。そして、2008年に研修医としての訓練期間を終えると、もっと長期間の修養会に参加するようになり、自分の心がどこに向かうのか、よくわかるようになってきた。2009年に1カ月に及ぶ修養会に参加したときには、ハムスターの回し車のような因縁の輪について心から理解できるようになりはじめた。

私は瞑想ホールに座り、さまざまな考え（原因）が浮かんでくるのを眺めつつ、身体に生じる影響に注意を向けていた。そのとき私は、それほどやる気がなかったに違いない。なぜなら、私の心は性的な空想やら日々の心配事やらの間を行ったり来たりしていたからだ。快感を伴う空想は切迫感をもたらしたが、それはまた身体の内部、鳩尾《みぞおち》のあたりの収縮や落ち着かなさとして感じられた。

だが、ふいに私は、不快な心配事も快い空想と同じ効果をもたらしていると気づいた。その瞬間、人生で初めて、考えにとらわれるというのがどのようなことか、心の底から理解できた。良い考えであろうと悪い考えであろうと関係なかったのだ。どちらの考えでも行き着く先は同じだった。それは、満足を求める渇望だった。修養会の指導者たちにこの「驚くべき発見」について伝えたときのことはいまだに覚えている。上品に微笑む彼らの表情は、こう語っていた。

「ようこそ私たちのクラブへ。ここがスタートラインですよ」

これが私の「スタート」だった。

その修養会の残りの日々、私は機会のあるごとに自分の悦楽を最後まで追いかけた。考えが起こり、もっと考えたいという衝動が生まれるのを見つめた。食べ物がおいしいという快感が生じ、それをもっと食べたいという衝動につながるのを見つめた。長時間座り続けて落ち着かない感じが生まれ、それが立ち上がりたいという衝動に至るのを見つめた。できるかぎり、悦楽を最後まで追いかけた。そして、迷いから覚めるという感じがわかりはじめた。

「興奮を幸福と考える」呪縛から解き放たれたのである。自分のストレス・コンパスがどのように働いているかがわかってきた。自分が間違った方向に進んできて、その道筋で苦しみを増やしてきたことも。

やめられないのは「行動の結果」が明確に見えていないから

私が頭の中の空想にふけることでそうしていたのと同じように、たいていの人は日々の暮らしの中で幸福と苦を取り違えている。

なぜそう言えるのか。私たちが自ら苦しみ続けることをやめられずにいるからだ。自分が1日のうちに何度人を罵っているか、何度心を癒す食べ物を口にしているか、何度ストレス発散の買い物をしているか、振り返ってみるといい。あらゆる場所で目にする広告は、「これを買えば幸せになれる」という観念をまき散らし、消費による幸福を宣伝する。実際、この誘いはうまく機能しているようだ。なぜならその広告は、私たちが本来持っている報酬学習のプロセスを利用しているからだ。行動が報酬につながれば、それが将来の行動を形成し、強化する。

私たちはストレスに対処する際に、ストレスから自分を解放するのではなく、結局ストレスを維持する方向に自分を条件付けている。ブッダは、このストレスと幸福の取り違えを強調した。

「過去の快感が痛みの感触と灼熱と焦熱を持つのと同じように、未来の快感も痛みの感触と灼熱と焦熱を持ち、現在の快感も痛みの感触と灼熱と焦熱を持つ。しかし生ける者が快感への執着から離れられず、感覚的渇愛の餌食となり、感覚的な熱に焼かれていると、感覚器官が破壊される。それゆえ、快感が実際には痛みの感触を持とうとも、『快い』という歪んだ知覚を持つのである[原注6]」

この取り違えこそ、私の患者たちが日々取り組んでいる問題なのである。彼らは自分のストレス・コンパスの読み方を知らない。タバコを吸ったりドラッグをやったりして一時的な報酬を得ても、間違った方向に進んでいくだけである。それは私たちも同じで、満腹で食べるのをやめるべきときにストレス食いをしたり、のんびりすべきときにネットフリックスでドラマシリーズを一気に見てしまったりする。

報酬学習が私たちに生まれつき備わった性向であるなら、一時的な「幸福」を離れ、永続的な平安と充足と愉楽に向かうことを学習するのにも、それを活用すればいいではないか。というか、なぜこれまでそうしなかったのだろう。

B・F・スキナーは、行動変容には報酬が決定的な役割を果たすと論じた。

「行動は結果を変えることで変えられる――これがオペラント条件付けだ。だが、ほかの種類の結果がそのさらにあとに伴うということでも行動は変わりうる[原注7]」

スキナーが示唆するように、結果（報酬）を変える必要さえないと、果たして言えるのだろうか。自分の行為の結果をただ明瞭に見据えれば、その結果のマイナス面が明らかになる。

あるいは、十分に長い期間、報酬を味わわずにいれば、その報酬が思っていたほどおいしくないとわかるかもしれない。14世紀のペルシャの謎めいた詩人ハーフィズ（ハーフェズ）は、「そして喝采」という詩の中にこの真実を捉えている。

若者が来て言った。
「親愛なる師よ、
今日は心強く、勇敢な気持ちです。
真実を知りたく思います。
私の——愛着のすべてについてを」

私は答えた。
「愛着？
愛着！

ねえ、きみ、
ほんとうに話してもらいたいのかな
きみの愛着のすべてについて、

はっきりと見てみれば、
きみはとても心を配り
これほど立派な売春宿を建てた、
きみのすべての快楽を収めるために。

きみはその恥ずべき場所全体の周りに
武装した衛士と獰猛な犬を配した。
きみの欲望を守るために。

そしてきみはときおり
そっと忍び出ることができる
そして光を絞りだそうとする
きみの干上がった存在の中に
鳥でさえ賢明に
吐き出すような
カラカラに乾いたデーツの実のような
果実から[原注8]」

私たちは、自ら自分の幸福を明確にしないかぎり、つまりたとえば興奮と喜びの違いを見極めないかぎり、習慣は変えられないだろう。欲望の果実へと戻り続けるだけになる。

本当の集中には「興味」や「探求心」が欠かせない

パーリ語仏典の初期の経典の中に、呼吸のマインドフルネスについて書かれた『アーナパーナサティ・スッタ（入出息念経）』がある。この経典は、呼吸への気づきへの指導から始まる。

「つねにマインドフルに（意識しながら）息を吸い、マインドフルに（意識しながら）息を吐く」[原注9]

次に「長く息を吸いながら、『私は長く息を吸っている』と知り、あるいは長く息を吐きながら、『私は長く息を吐いている』と知る」と続く。これが、全身や、喜びや、心など、さまざまなものについて意識しながらの呼吸へと進んでいく。

多くの指導者は、呼吸のところで指導をやめてしまうように思える。たしかに私自身が教えられたことも呼吸だったし、呼吸と共にとどまる努力に何年も専念した。

しかし『アーナパーナサティ・スッタ』には、これに続いて「悟りに至るための7つの要素」[*1]が書かれている。マインドフルネス（パーリ語で *sati*）、興味／探究（*dhamma vicaya*）、勇敢な活力（*viriya*）、歓喜（*piti*）、落ち着き／緩和（*passaddhi*）、集中（*samadhi*）、平静（*upekkha*）

である[原注10]。

これは重要なリストだが、おそらく、その順番も大切である。ブッダは、再び因果のモデルを持ち出す。そして、苦を離れ現在の体験にマインドフルになろうと努力するとき、因果を理解するための興味が自然に生じてくると論じた。ストレスを軽減し、終わらせるには、ただ、注意を自分の体験に向ければいい。そうすれば結果として、その瞬間に自分がストレスをためているのか減らしているのかを知ろうとする興味が自然に湧いてくる。そこに目を向けること以外、何もする必要はない。

このプロセスは、良い本を読むのに似ている。読みたければ読みはじめる。良い本なら、読み進める気になる。マインドフルネスの実践も同じだ。必要なのは苦しみを止めたいと心から望むことだけである。それを望んでいなければ、実際にそこから何を得ているかを理解するまで慎重に自分の行為を見つめたりはしないだろう。本に没入しはじめれば、読み進める力は自然に湧いてくる。

マインドフルネスの実践もやはり同じで、自分がしていることをもっとよく探ろうと思えばますます興味が深まり、こう自問できる。

「このことから何を得ているのか。これは苦しみに近づいているのか遠ざかっているのか」

本当に良い本であれば、夢中になって読み続け、気がつけば夜中の3時になっている。いったん夢中になれば、黙って何時間でも読み続けられるものなのだ。

ここまでくれば、本当に集中しはじめる。これまでの要素を押さえれば、集中は自然に起こってくる。無理に集中する必要はなく、空想や気を散らすものから何かへと集中を戻す必要もない。これは、かつて私が学んだ集中のしかたとは違うものだった。

注意を払う。心がさまよいだしたら、もとに戻す。それを繰り返す。これについて経典は、因果を用いることをとくに強調する。Xの条件を作り出せば、Xは自然に生じてくるというわけだ。

「マインドフルネス」と「興味」という2つの木切れを擦り合わせれば火が付き、そこから7つの要素を5つ進めば自然に「集中」が生まれる。集中を無理強いするのは、誰もが知っているように非常に難しい。それは、試験勉強のときでも、フェイスブックのフィードよりも面白いと思えない連れ合いの話に耳を傾けようとするときでも同じである。

落ち着けないときに集中するのがどれほど難しいか、私たちはみな知りすぎるほど知っている。だが、ひとたび集中する方法を学べば、平静な心を生む条件は自然に整う。平静な心を持っていれば、地下鉄の中で良書を読むことに何の問題もない。どれほど騒音があろうとも動じることはないのだ。

「する(Doing)」から「ある(Being)」へとモードを切り替える

では、呼吸であれ会話であれ、何かに集中しようとするとき、どうすればこの新しい状態から出発できるだろう。その瞬間の行動から自分がどのような報酬を得ているかを見極めるには、どうすればいいのか。

おそらく最初は単純に、何かに興味を引かれたり好奇心を抱いたり、ときには何かに魅せられたりしたときに、それを自分がどう感じているかに気づくところからはじまる。私の場合、心から好奇心を抱いているとき、あたりが開けて活力が湧いてくるようなうれしい感じがある。その感覚こそ、悟りに至る最初の2つの要素である「マインドフルネス」と「興味」を擦り合わせたときに生じるものの特徴にほかならない。その体験を、欲しかったものを手に入れたことで得られる一時的な興奮を伴う種類の「満足」の瞬間と対比してみるといい。

メアリと婚約するためにいろいろな仕掛けを準備したとき、私はその興奮を幸せと取り違えていた。その違いがはっきりとわかるようになったのは、それから何年も経ってからだ。興奮には、落ち着きのなさだったり、欲にまみれてガチガチになった衝動が伴う。一方、好奇心から生じる喜びはもっと穏やかで力みもなく、開けたものだ。

これら異なる種類の報酬の間にある決定的な違いは、喜びのほうは注意深い好奇心から生まれるという点にある。この種の意識は、目覚めている間はいつでも持てる。何か努力する必要はない。私たちは、何かにただ気づいていることができる。これに対して興奮は、何かが起こったり、何か欲しいものを調達したりしなければ得られない。つまり、望みのものを手に入れるために何かをする必要があるのだ。

興奮から喜びへの切り替えを始めるには、引き金（ストレス）に注意を向け、行動をして（オープンな好奇心を抱く気づきの状態になる）、報酬（喜び、落ち着き、平静さ）に注意を向けることだ。そして、私たち自身が持っている報酬学習のプロセスを使えば、ステップを進めるごとに、より深く集中し、より幸せ（興奮ではないあり方の）になるパターンを習慣づけやすくなっていく。実際、自分の邪魔をするのをやめるなど、適切な条件さえ整えれば、この、「ある」（状態）というモードにいつでも入れるのがわかってくるだろう。

マインドフルネスが「うまくいっている」ときの目印

依存症や報酬に基づく興奮型の幸福を乗り越えるために、習慣の報酬学習システムを利用できるという発想は、直感に反するし、矛盾して見えるかもしれない。

魅せられ、夢中になるレベルにまで興味を抱くというのは、どうすればいいのか。喜びに満ちた好奇心と利己的な興奮とをどうすれば見分けられるのか。言い換えれば、瞑想の実践中に自分が正しい方向に向かっているかどうか、どうすればわかるのだろうか。

とりあえず言えるのは、（無私の）喜びと（利己的な）興奮を区別するのは簡単ではないということだ。とくにマインドフルの訓練の初期、まだ無私の状態モードを体験していない段階では気を付けなければならない。それにもちろん、喜びは、得ようと努力すればするほど遠ざかってしまう。

神経科学の研究室を訪れれば、自分の脳の様子を覗いて、対象に興味を抱いたときに脳のどの領域の活動が増えたり減ったりするかを見ることができるかもしれない。呼吸に注意を向けているとき、自己関連づけ処理に関わる脳領域は何をしているのだろうか。

私の研究室では、瞑想の初心者にｆＭＲＩの装置に入ってもらい、気づきのための標準的な呼吸の指示を与え、実験を行っている。

「呼吸をするときに、身体の中で一番はっきりと感じられるところの感覚に注意を向けてください。そして、自然で自発的な呼吸の動きを追いかけてください。呼吸を変えようとはしないように」

実験を終えたある瞑想初心者は、集中するのがなかなか難しいと報告した。瞑想をはじめたばかりの私自身の経験を振り返れば、それも頷ける。

この被験者の後帯状皮質（ＰＣＣ）の活動を測定してフィードバックを与えたところ、ほかの被験者と同じく、集中が難しいという主観的体験と脳の活動上昇のパターンが、とくに実験の最後近くではっきりと相関していたと語った（２４１ページ図のＡ）。次に、熟練者に同じ指示を与えて瞑想してもらうと、予想どおり、ＰＣＣの活動はベースラインに対して低下し続けた（同図のＢ）。

興味深いのは、別の熟練者に「呼吸に集中し、とくにマインドフルな呼吸に伴う興味や驚きや喜びの気持ちに注意を向けてください」と指示したときのことだ。

この被験者のＰＣＣの相対的活動は非常に大きく低下した。そしてその低下は、体験した「興味や喜びの気持ち」に対応していたのである。たとえ「手足に感じる空気の流れに興味を抱いた」ときでさえ、それはグラフに表れた（同図のＣ）。

これらの結果は、このような体験を生み出しているであろう脳内ネットワークの一部の活動サンプルにすぎない。しかし、好奇心を抱くなど、集中への適切な条件づくりのおかげで、脳の自己関連づけプロセスが「強まらない」ようになっているという可能性も示唆される。

将来は、瞑想中の人にこの種のニューロフィードバックを与えることで、利己的な実践と無私の実践、興奮と喜びとを区別できるようになるかもしれない。力んで縮こまった状態と、私がｆＭＲＩの中で慈悲の瞑想をして体験したような開かれた状態とが判別できるのである。

「好奇心」や「驚異」を感じてみる

集中を続けることについては、好奇心といった心の状態や姿勢を、自然に集中に導く手段として扱えるかもしれない。だとすれば、自然な報酬学習のプロセスにつながらないと思われるような、力ずくの方法は捨てていい。そのための道具やスキルは、報酬学習の中に組み込まれているだろうからだ。そうなると、私たち西洋人の心の中に焼き付いていると思える「痛みなくして得るものなし」とばかりに袖まくりをしてがんばる方法論に頼らなくても、そのスキルを活用して人生を変えていけるのではないだろうか。

私もこの認識に至るまでは、自分が一番よく知っている技法を利用していた。しかしそれは皮肉なことに、私を間違った方向に導いていた。そうではなく、引き金（ストレス）に気づき、行動をして（興味と好奇心を持って）、ストレス・コンパスの指し示す方向で自分に報

fMRIで見たPCCの活動の変化の例

A：呼吸に注意を払うよう指示された瞑想初心者　B：呼吸に注意を払うよう指示された瞑想熟練者　C：呼吸に関係する興味や驚きや喜びの気持ちに注意を払うよう指示された瞑想熟練者

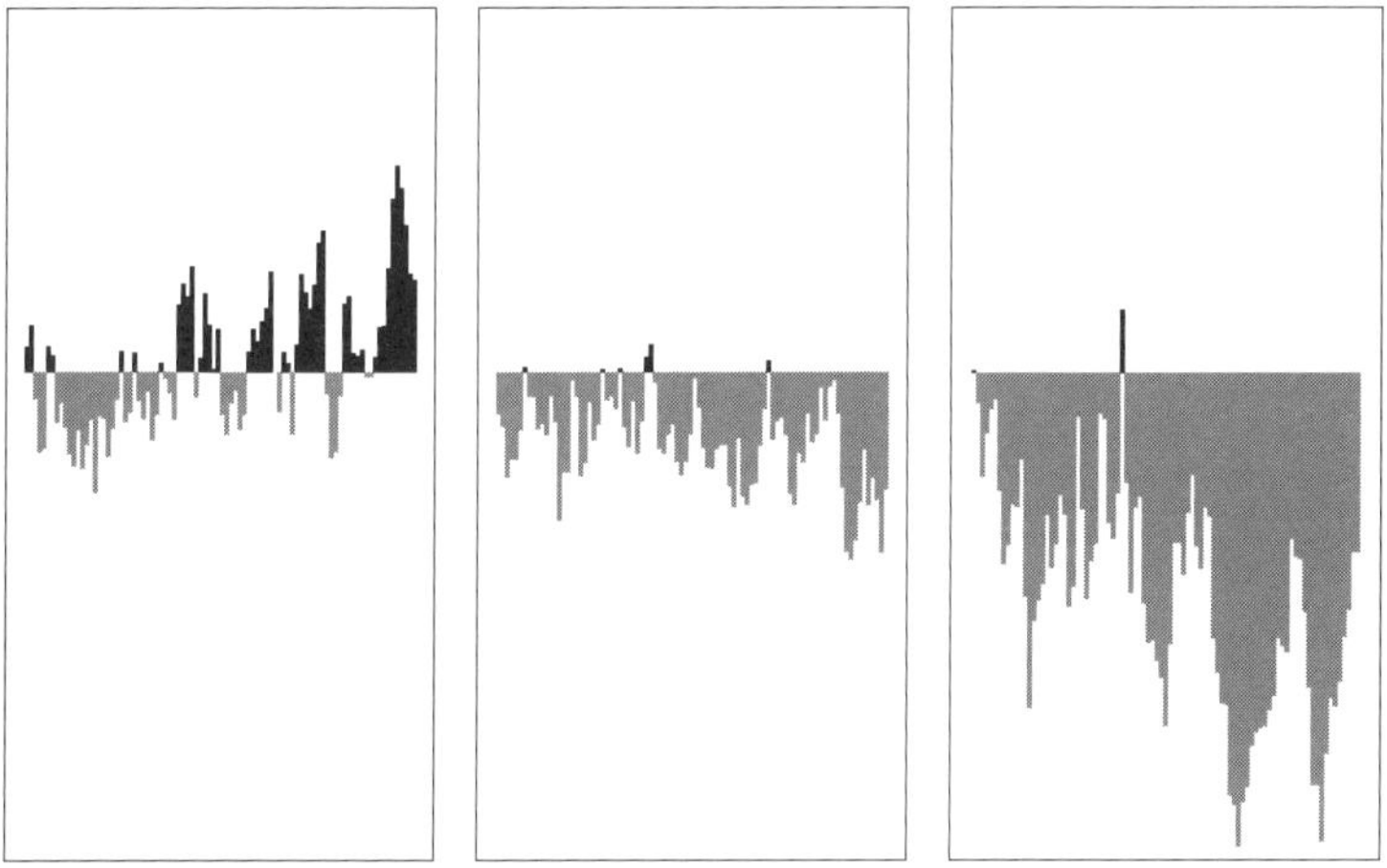

横線より上の黒い棒は、脳の活動がベースラインより上昇したことを、
灰色の棒は低下したことを示す。瞑想時間はそれぞれ3分間。

J.A. Brewer, J. H. Davis, and J. Goldstein, "Why Is It So Hard to Pay Attention, or Is It? Mindfulness, the Factors of Awakening, and Reward-Based Learning," *Mindfulness* 4, no.1 (2013):75-80. Copyright Springer Science + Business Media, New York, 2012.より、許可を得て転載。

酬を与える（喜びと落ち着きと集中と平静に注意を向ける）ことは可能なのだ。そしてそれを繰り返せばいい。

詩人のメアリ・オリバーはこう詠んでいる。

人生を生きるための教え――
注意を払いなさい。
驚きを持ちなさい。
それを人に話しなさい。[原注11]

訳注

＊1 これらは七覚支《しちかくし》と呼ばれ、漢訳では以下のようになる。念《ねん》覚支、択法《ちゃくほう》覚支、精進《しょうじん》覚支、喜《き》覚支、軽安《きょうあん》覚支、定《じょう》覚支、捨《しゃ》覚支。

第8章

ついカッとしてしまう人の脳

ストレスの正体

良いことをすれば良い気持ちになる。悪いことをすれば悪い気持ちになる。それが私の宗教だ。

——エイブラハム・リンカーン

「他人の悪口」を言うのがやめられない人たち

タイラー・ドロルとブルックス・バフィントンが開発したソーシャルメディア・アプリYik《イック》Yak《ヤック》は、ある程度の近距離にあるスマホ間でスレッドを立て、匿名でグループチャットができるアプリだ。運営会社のブログによれば、2013年のサービス開始から6カ月で、アメリカで9番目に人気のアプリとなった。[*1] なぜこれほどの人気を集めたのだろう。アプリのトップ画面がすべてを語っている。

「あなたの周りの人が何を言っているか、ライブでフィードが見られる。良いコメントにはアップボート。良くないコメントにはダウンボート。プロフィール不要。パスワード不要。すべて匿名」

ニューヨークタイムズ紙に「誰が悪口を言っているのか？　匿名のＹｉｋ Ｙａｋアプリではわからない」という記事が掲載された。ジョナサン・マーラー記者が、イースタン・ミシガン大学の専攻クラスでの出来事を伝える内容だ。

「（3人の女性）教授が終末論を巡る文化について講義をしていた。大講義室には230人ほどの1年生がいたが、その一部はＹｉｋ Ｙａｋというソーシャルメディア・サイトで、授業とは別に、教授たちについて会話をしていた。何十もの投稿があり、大半は教授たちを貶める投稿で、粗野で性的に露骨な言葉やイメージを使っているものも多かった」[原注1]

本来であれば終末論に関係する文化を学ぶべきところを、学生たちは〝別の文化〟に夢中になっていたのだ。この手のアプリ文化は、利用者同士の直接のやり取りに重きを置かず、ポイントやスキナー風のごほうびといった報酬の付与を行い、利用者を引き付けている。事実、Ｙｉｋ Ｙａｋのサイトにはそのことがはっきりと記されていた。

「ヤッカーマ・ポイントを稼ごう。素晴らしいＹａｋを投稿すればもらえます」

おそらく、利用者にとってそのポイントを獲得する以上に魅力的なのは、ゴシップを語る機会を得られることだろう。ゴシップは、エキサイティングな出来事を経験するのと同じような興奮を与えてくれる。

大学の講義室に座っているときに、膝の上のスマホがぱっと明るくなって、おかしな投稿が表示される。予期せぬ刺激にドーパミンがドバッとあふれ、興奮に巻き込まれた心は落ち着いてはいられない。そこで、その投稿を上回る面白い書き込みをしなければとがんばる。投稿は匿名なので、（当人にとっては）安全な行動だ。記事の中で、ミドルバリー大学2年生のジョーダン・ジーマンは、こんなことを語っている。

「酔っ払っていようと、落ち込んでいようと、誰かに復讐を望んでいようと、どんな精神状態でも投稿は簡単にできる。あとに何の影響もないから」

ネットの匿名性が「いじめの快楽」を得やすくした

誰にでも子ども時代のいじめの思い出があるだろう。中には、校庭や教室で自分をいじめた子の顔を思い出すという人もいるかもしれない。しかし、たいていは1人か2人だ。では、匿名性とソーシャルメディアの規模のせいで、自己中心的なネットいじめは急増したのだろうか。コメディアンのルイ・C・Kは、テレビ司会者コーナン・オブライエンとのインタビューの中で、スマホについて鋭い見方を披露している（2013年9月20日）。

もちろん、ああいったものは、とくに子どもには有害だと思ってますよ。そう、これ。ひどいですよ。話しかけられても顔も上げない。人に共感を持てるようにならない。子どもというのは意地悪なものです。それは、そうしようと思っているから。いじめっ子が別の子どもを見つけて「おいデブ」と言ったとしましょう。言われた子は顔をくしゃくしゃにして「イーだ」と言う。いじめっ子もいい気持ちはしないはず。でも、いじめっ子が（スマホ上で）「あいつデブ」と書くとすると、ああ面白かった、ですんでしまうわけ。

第2章でスマホの魔力について見た。自撮り写真を投稿したり自分の秘密を暴露するなどの自己中心的な行為をいろいろと強化しながら、それにはまり込むのがいかに容易かを考察した。しかし、ルイ・C・Kがここで問題にしているのは少し別なことに思える。直接顔を合わせる必要がないスマホ技術の特性が、私たちの生活に影響を及ぼし、人付き合いについての人間の学び方を根本的に変えているのかもしれない。

匿名ソーシャルメディアこそ、このうえなく人がはまりやすいアプリだろう。スキナー的な単純な学習原理に基づいて言うなら、あらゆるおいしい報酬が得られる一方で、説明責任（負の強化）は負わずにすむ。また、自らの行為の結果すべてを正しく見ることができないため、主観的バイアスがかかって、おいしい報酬ばかりを探し求め、自分が他人に与えているかもしれない損害からは目を背けるようになる。

「罰」や「ルール」があれば、ネットいじめはなくせるのか？

スキナーは『ウォールデン2』の前書きにこう書いている。

「良好な人間関係は、単純な規則や決まりごとに基づく非難や譴責《けんせき》の徴候が即座に示されるかどうかにかかっている」

学校は生徒がいじめをしたら罰することができる。ソーシャルメディア・アプリは使用制限をかけることができる。しかし、この種の規則は反抗的なティーンエイジャーをよけい刺激するだけかもしれない。

思い出していただきたいのだが、報酬学習で重要なのは、報酬が即座に与えられることだ。YikYakでは投稿にアップボートが付くと即座に報酬（ヤッカーマ・ポイント）が与えられる。学校が停学処分などの罰を与えるとしても、それは報酬を受けてからずっとあとになる。しかも、こうしたアプリの使用禁止というのは、結局、認知的な（あるいはその他の）コントロールの問題であって、たとえ授業中にスマホをオフにしておくべきだとわかっていても、ゴシップから得られる熱狂的興奮に溺れている瞬間には、自分ではどうすることもできないだろう。

スキナーが報酬学習の原理を説く際に示唆していた決まりごとは、現在使われている決まりとは違う種類のものかもしれない。スキナーは、罰を有効に働かせるためには、つまり行為と正しく関連させるには、やはり即座に与えなければならないと主張した。

例を挙げよう。あなたの友人の中に、タバコを吸っているところを親に見つかり、罰として即座にあと10本吸わされたという人がどのくらいいるだろうか。ニコチンは毒物であり、身体に耐性ができる前に続けて吸えば、「有害行動！　中止！　中止！」という警報が鳴る。身体が「やめろ」という信号を強力に発して、気持ちが悪くなり、（何度も）嘔吐するはずだ。

そんな目にあわなかった私たちも、そうせずにすんだ私たちの親も、幸運だった。もしその関連づけが生きていたら、次にタバコを目にしたときに吐き気を覚えるだろう。身体がタバコを吸ったときに起こることを予期して警告を発するのだ。これと同じように、アルコール依存症の治療薬で、飲むと即座に二日酔いに似た状態を引き起こすものがある。

ネットいじめや悪意のあるゴシップにも、即座に罰を与える仕組みを考えることはできる。しかし、規則であれ即座の処罰であれ、決まり事を増やす措置は果たして最善の方法と言えるだろうか。

顔を思い浮かべるだけでイライラする人――怒りは習慣化する

2010年、私は特殊な集中を行うジャーナ（*jhana*：禅那）という瞑想に取り組み、安定的に実践できるようになろうと1カ月に及ぶ修養会に参加した。この瞑想法は、正しく行えば何時間でも続けられる。私はそれまで2年間、これについて本を読み、ジョセフ・ゴールドスタイン師の賢明な指導のもとで努力してきた。

どのような集中法でも同じだが、まず、ジャーナの状態が生じうる条件を整える必要がある。その条件の1つが、快い空想や怒りといった「妨げ」となる心の状態を取り除く、あるいは一時的に留保することとされる。

そうすべきであることは理解できた。前の年の修養会で気づいたように、空想にふけったり怒りに駆られたりするたび、私は自分自身にとらわれ、集中すべき対象から遠ざかっていたからだ。ジャーナの実践は、こうした妨げにことさら敏感だと言われていた。ほんの少し踏み外しただけで昔の習慣的パターンに転落し、また1から条件を作り直さなければならなくなるのだ。

その修養会のころ、私は職場でも問題を抱えていた。ジェーン（仮名）という同僚とうまくいっていなかったのだ。詳細は控えるが（そう、ゴシップというのはきわどいものだ）、彼女のことを考えると怒りを抑えられなかったとだけ言っておこう。私は修養会のたびに日記をつけていたが、このときの記録を見ると、最初の数日は毎日ジェーンについて書いている（下線が引かれたところも多い）。

修養会は静かな美しい環境の中で行われた。身体の状態も集中するのに申し分がなかった。それでも、心の中はぐちゃぐちゃだった。彼女が心に浮かんでくるたびに、ああすれば、こうすればというシミュレーションがエンドレスに繰り返され、ますます怒りが募った。もちろん、私自身のシミュレーションであるから、ジェーンの私に対する態度や要求を独自に解釈し、彼女への怒りを正当化していた。その穴から抜け出すには永遠とも思える長い時間がかかり、そこから落ち着くまでにはさらに長い時間がかかった。

この窮地が、私にパーリ語仏典の1つの言葉を思い出させた。

「何についてであれ、頻繁に考え込めば、それは心の傾きとなる」[原注2]

スキナーならこのときの私について、怒りが習慣化していると言ったかもしれない。私は空回りをして、どんどんと深みにはまっていった。

怒りそのものが「報酬」になってしまっている脳

修養会の3日目のことだ。いろいろなことにとらわれて穴に落ちそうになり、早急にバランスを取り戻す必要があった私は、そのことを思い出すきっかけとして自分に言い聞かせる1つの言葉を考えついた。それは「大きく」という言葉だ。大きく、大きく、大きく。私にとって「大きく」とは、心が怒りで閉じはじめたときに、大きく、広く開くことを思い出すための言葉だった。

その後、歩きながらの瞑想の時間に、私はまた怒りの空想のせいで我を忘れた。その心の状態はとても引力が強かった。『ダンマパダ（発句経）』という仏典に、怒りの「根は毒であり、その先端は蜜である」とある。私はこれから何を得ているのか。そう自問した。

「穴にずっとはまり続けているが、それでどんな報酬を得てきたのか？」

答えは炎のように立ち現れた。

「何もない！『根が毒で先端が蜜』の怒りを手にしているだけではないか！」

このとき初めて、私は、独善的な自己関連づけ思考にとらわれること自体が報酬になりうると真に理解したように思う。私の講習コースで禁煙をする人々が、タバコは本当はおいしくないと気づくように、怒りをもって大物ぶることから得られる縮こまった「熱狂」が続くのは、それ自体がその状態を維持しているにすぎないとようやく理解したのだ。私に必要だったのは、「復讐の旅に出る前に墓穴を2つ掘れ」という孔子[*2]の助言に耳を傾けることだった。

「何も得られない」という事実に目を向ければ……

自分が集中の瞑想をするという目標に近づくどころか、怒りで堂々巡りをしていただけだったとはっきりと理解すると、視界が開けてきた。喫煙の魔力から覚めはじめた患者たちと同じように、私も怒りの魔力から覚めはじめた。怒りが生じるのに気づくたび、それをやり過ごすのがどんどん楽になっていった。すぐに怒りの毒を味わえるようになったからである。ただ、自分の怒りに気づけば、やり過ごせたのだ。

誰かに棒で叩いてもらって「怒るのをやめよ！」と叱られる必要などなかった。ただ、自分の怒りに気づけば、やり過ごせたのだ。

この修養会に参加してから怒りを抱かなくなったというつもりはない。今でも怒ることはある。ただ、怒っても前ほど興奮しなくなり、怒りから報酬的な性質が消え去った。この変化は、報酬学習の観点から見ると非常に興味深い。

改めて報酬と罰から学んだ考え方を振り返ってみよう。「悪い行い」に罰を与える場合、その効果を最大にするには、即座にその結果を与える必要があった。しかし、罰を与えずにうまくやるほかの方法はないのだろうか。

ルイ・C・Kが子どものスマホについて指摘した内容はやはり重要だ。


子どもというのは意地悪なものです。それは、そうしようと思っているから。いじめっ子が別の子どもを見つけて「おいデブ」と言ったとしましょう。言われた子は顔をくしゃくしゃにして「イーだ」と言う。いじめっ子もいい気持ちはしないはず。でも、いじめっ子が（スマホ上で）「あいつデブ」と書くとすると、ああ面白かった、ですんでしまうわけ。


自分の行為の結果を見れば、そこには多くの罰が含まれる。その行為が誰かを傷つけ、それを目にしたなら、その行為の興奮は冷め、将来同じことを繰り返す可能性も減るだろう。私が修養会で自分が怒りにとらわれているのを理解したように、誰もが有害な行動の魔力から逃れられる。なぜなら、その行動が痛みをもたらすようになるからだ。

だがそのためには、私たちが実際に起きた物事を正しく見る必要がある。この点で、マインドフルネスは非常に役に立つ。自分の行動の結果をすべて明確に見て取るには、起きたことの解釈を（「あー面白かった」のように）歪める主観的バイアスの眼鏡を外さなければならない。自分の行為の結果を見るという即座のフィードバックを得られなければ、まったく違う学習をしてしまうかもしれないのである。

報酬学習は「倫理的な行動」にも役立つ？

報酬学習を倫理的行動の領域にまで広げる可能性について、私は友人である哲学者のジェイク・デイヴィスと話し合った。かつて修道僧だったころに日々の決まりごと（*vinaya*：律）に従った生活をしていたデイヴィスは、これについて話し合うのにふさわしい相手と思われた。上座部仏教の伝統では、僧には200以上、尼僧には300以上（ずいぶんな違いだ）の戒律が定められている。

デイヴィスは、倫理を学習された行動として探究するのは興味深いことだと認めた。そこで彼はこの問題の研究をはじめ、数年後に「はっきりと目覚めた行為——注意と感情の倫理学」[原注3]という165枚の博士論文を書いて、見事に博士号を取得した。

デイヴィスの論文は、道徳的相対主義から考察を始める。道徳的相対主義では、道徳的判断が正しいか誤っているかは特定の視点（文化や時代ごとの視点）により決まるとされる。この相対主義の一例としてデイヴィスが挙げたのは、レイプされた若い女性を死なせる「名誉殺人」である。この習慣を非道徳的と考える者もいるが、この伝統的殺人は家族の名誉を守るために必要だと強く感じている者もいる。

デイヴィスは倫理的評価の拠りどころとして相対主義ではなく、個人の感情に基づいた動機付けを持ち出す。彼のフレーズを借りるなら「物事に対して、自分がどう感じているかをどう感じるかは、倫理的に意味を持つだろうか」というわけだ（傍点は著者）。別の言い方をすれば、報酬学習とマインドフルネス（この場合、仏教的倫理）を組み合わせれば個々の状況に対応する倫理を生み出せるか、である。要するに、自分の行為の結果を見ることで倫理的判断を引き出せるか、ということだ。

デイヴィスは論文の後半で、過去のいくつかの倫理的枠組みについても探究している。フィリッパ・フットによるアリストテレス的説明、ジョン・スチュアート・ミルの功利主義、イマヌエル・カントやデヴィッド・ヒュームの理論、さらには快楽主義などについてだ。デイヴィスは哲学的な見地からこれらの考え方の妥当性を比較し、それぞれの限界を指摘している。

瞑想をしている人は「仕返し」の感情にとらわれにくい

次にデイヴィスは、現代心理学の研究成果を考察する。私たちは、特定の状況の中で他人が自分に対して不公平だと感じたとき、自分が損をしてもその人を罰しようとする。それはなぜだろうか。道徳性の研究に使われるこの実験は「最後通牒ゲーム」と呼ばれ、人間のこのような傾向を検証するために考えられたものだ。

このゲームでは、参加者A（通常はコンピューターのアルゴリズムだが、人間であるかのように装われることが多い）と参加者B（本当の被験者）が、一定の金額を分け合う。まずAが、自分とBの取り分の比率を提案する。次にBが、その提案を受け入れるか、拒否するかを決める。Bが拒否すれば、両者ともお金をもらえない。

さまざまな配分比率で実験し、どのような提案であればBが受け入れ、あるいは拒否するかを計算すると、その人の「公正さ」の分岐点がわかってくる。

このゲームでは、相手が「公正にプレーしていない」と感じたとき、怒りや嫌悪感などの感情が増大することが被験者の報告によって明らかになっている[原注4]。

しかし、このような設定でも、瞑想を行っている人は利他的な行動を取る傾向がある。つまり、瞑想を行った経験のない人に比べて、不公平な提案でも進んで受け入れるケースが多いのである[原注5]。

アルリック・カークらは最後通牒ゲームを行っている被験者の脳の活動を測定し、この現象の考察を深めた。彼らが目を付けたのは島皮質前部、つまり身体状態、とくに感情的反応（嫌悪感など）への気づきに関連する脳領域である。被験者が不公平な提案を拒否するかどうかが、この領域の活動を見れば予測できることはすでにわかっている[原注6]。

測定の結果、カークらは、瞑想をしている人はそうでない人よりも、このゲームをしているときの島皮質前部の活動が低いことを確認した。この活動の低さが「被験者がネガティブな感情反応と行動とを関連づけずにいる」と、彼らは考えた。

おそらく、瞑想をする人は、自分の感情が高まって判断を曇らせている（つまり、「公平さ」という主観的バイアスに落ち込みやすくなっている）という状態に比較的容易に気づけるのである。そして、相手を罰する行為自体には本来報酬的なものはないと理解しているため、感情をそのまま行動につなげないのだ。

「嫌なヤツ」ほど損をする

「思い知らせてやる！」といった行動は、ほかの反応ほど報酬的ではないため、そうした習慣的行動をやめられるのだろう。デイヴィスはこれについて論文の中で「報復的反応のマイナス面は、実際プラス面を上回ると思われる」と書いている。公平さの問題を別にすれば、人に親切にするよりも嫌なヤツになるほうが感じる痛みは大きいのだ。


デイヴィスは結論として、文化的、状況的規範に立脚する（その規範に向けて主観的バイアスのかかった）倫理的価値観は、学習によって身につくと考えられると述べている。そして、行動心理学と神経生物学の議論に基づき、こう主張する。

「私たち人間の道徳的共同体の成員が誰でも、注意深くバイアスを持たずにいればなすであろう道徳的判断に訴えることで、私たちは、個人や集団がときに規範的真実を誤解し、またときにそれを正しく捉えるという考え方を理解できる」

　言い換えれば、過去の反応から形成された自分の主観的バイアスを見て取ることができれば、それだけで人類共通の倫理を学習する助けになるかもしれないのだ。

マインドフルネスによって物事を明確に見る

『アフター・ブッディズム』を書いたスティーブン・バチェラーも、この結論に同意するだろう。この本の中でバチェラーは、気づきを深めることで、「感情と欲求と願望と他者への恐れに対する感受性が根本的に再編される。……マインドフルネスとは、自身の身体に対する強化された『読み取り』を通じて明らかになる他者の苦境や立場への共感を意味する」と述べている。
　要するに、マインドフルネスは物事を明確に見る際に役に立つ。バチェラーは、この明確さこそが「エゴイズムという内的な傾向」を打ち破るために大切であり、それを打破すれば「利己的な反応を手放せる」と結論づけている。[原注7]
　自分に焦点化した主観的バイアスの眼鏡をかけていると、恐怖や怒りなどを通じて世界に習慣的に反応するようになる。目を曇らせるこの眼鏡を外せば、自分の行為の結果を（他者のボディーランゲージをうまく読み取って）もっと明確に見通せるようになり、そのときそのときの独特な環境にうまく対応できるだろう。

人との出会いに十全な気づきを持ち込めば、「なぜ私がそれをしなければいけないのか」「なぜそれが私に適用されるのか」という疑問から導かれる包括的な行動規範を飛び越える助けになるかもしれない。誰かに「デブ」と言うときに相手の顔の反応を見れば、言葉がなくても、そうすべきでなかった十分な理由がわかるだろう。

子どもたちは、成長と共に自分の行動の結果を学んでいくにつれて、人から課される制限の抜け穴や回避法をすぐに探そうとする（とくに若者はこのようなやり方を取りやすい）のではなく、「意地悪になるな」という規則の適用をさまざまな道徳的判断に拡張していくのではないだろうか。人間は学習する生物として進化してきた。それゆえ自分の身体が語りかけてくることに素直に注意を向けはじめれば、規則はもっと単純になるだろう（容易になるとはかぎらないが）。たとえば、きっかけをつかんで嫌なヤツになろう。そして、それが自分と相手にどれほどの痛みを与えるかを見極めるのだ。ただし、それを繰り返してはならない。

怒りやすい心からは、集中力が奪われていく

この世の不正を見て頭に血が上る人から見れば、義憤は良いことだと思うかもしれない。政治家の演説を聞いて怒りに震え、思わず立ち上がる気持ちが人を投票に赴かせるものだと考えている人もいるだろう。警官が暴力を振るうユーチューブの動画を見て抗議活動に参加したり、運動を立ち上げたりする気になる人もいる。また、怒りが生じなかったらどうなるだ

ろうと自問することもあるかもしれない。その場合、私たちはただソファに丸まったままで何もしないで終わるのだろうか。

先に触れた、「怒り」を抱いたまま参加した修養会で、怒るという自分の習慣が、決して集中の役に立っていないことに私は気づいた。のちに（魔力から解き放たれて）あまり興奮しないようになると、結果としてほかの物事にエネルギーを注ぎ込む余裕ができていた。

なぜか。これは誰もが認めると思うが、怒ると疲れるのだ。その修養会で、私のエネルギーは、気を散らさずにはるかに強く集中できる心の開発に振り向けられた。怒りに気を取られなくなるにつれて、深い集中の状態に入り込む適切な条件を整えられるようになった。続けて1時間でも集中していられたのだ。それは実に喜ばしい変化だった。

前章で触れたが、「喜び」は集中に欠かせない要素である。改めて繰り返すが、落ち着きのない乱れた興奮ではなく、おおらかで、落ち着きを感じられる喜びが不可欠なのだ。怒りや未来を先取りした興奮は、私たちを集中から遠ざける。だからこそ、どのような活動が喜びの状態を育むかを知っておく必要がある。

瞑想の訓練中に、私は上座部仏教の教えの1つである3つの「段階」の教えを学んだ。それは寛容から始まり、次に徳行に進み、これらを実践したあとで初めて瞑想で行うような心的な開発へと至る。結局のところ、「1日中嫌なヤツになって動き回ったあとでは、座って瞑想するのは難しい」というのが、伝統からも実体験からも得られる大切な洞察なのだ。

なぜかというと、私たちが何かに集中しようとするとすぐに、その日にあった感情的な事柄が次々と頭に浮かんできて集中どころではなくなるからだ。1日の間に嘘をつかれたり、騙されたり、何かを盗まれたりすることなく瞑想の場に来れば、それだけ「捨てるがらくたが少なくなる」。これは、集中法を専門に訓練する瞑想教師、リー・ブラシントンがよく言うことだ。では、この種の徳行が第二段階だとしたら、第一段階の寛容とはどういうことだろうか。

見返りを求めない健康法

寛容になっているとき、どう感じるだろうか。気分が良く、おおらかで、喜ばしい気持ちになるだろう。寛容の実践を続ければ、手放すことがどんな感じかわかってくるはずだ。誰かに贈り物をするとき、私たちは文字どおりものを手放す。だが、寛容にもいろいろある。

見返りを期待して贈り物をするとどうなるか。人に認めてもらうことを期待して巨額の寄付をした場合、喜びを感じるだろうか。上司やデートの相手に好印象を与えようとドアを押さえているとき、どんな満足が得られるだろうか。タニッサロ・ビックーは「条件なし――仏教文化の寛容」というエッセイの中で理想の贈り物を表す3つの要素を示すパーリ語仏典の一節を取り上げている。

「贈り主は、贈る前は嬉々として、贈っているときは心が浮き立ち、贈ったあとは満足する」原注8

この流れは報酬学習を思わせる。贈り主が嬉々として（刺激）、贈っているときは心が浮き立ち（行動）、贈ったあとは満足する（報酬）というわけだ。

ドアを押さえておく場面を2つの方向から眺めてみよう。最初のデートで相手に好印象を与えたい。そこでドアを開けて相手のために押さえておく。このとき、自分がよくやっているという何らかの信号（報酬）を相手に期待していると、「ありがとう」とか「気が利くね」といった言葉や、少なくとも感謝の会釈くらいはもらえるものと考えるかもしれない。仮にそうした反応が得られなければ、期待外れで気分が悪くなる。

このような「人に認められない」状況は、つねに他人を助けている人が感じがちな「燃え尽き体験」の原因になっていたりする。他人のために行動しているにもかかわらず、相手の感謝の気持ちを感じられず、疲れ切って帰宅するのだ。彼らはいわば、現代の殉教者なのかもしれない。

では、何の見返りも望まずにドアを押さえておくとどうだろう。期待するものは何もない場合だ。デートの相手が感謝を表そうと表すまいと関係ない。それでも、ドアを押さえてあげるのは気分の良いものだ。理由は、その行為そのものの中に報酬があるからである。

与えることとは快い。とくに、裏の期待で汚されていないときには。そこには何の条件もない。パーリ語仏典の一節が示しているのは、そういうことだろう。無私の施しをするときは、別に何も支払っていないのだから、あとで後悔する心配はない。内在的な報酬が満足感をもたらすのみであり、その記憶が次も同じ行動を繰り返させる。

寛容が健康にも好影響を及ぼすことは、多くの科学的研究が立証している。その働きについて私が細々と説明するよりも、自分で試してみるほうが納得できるだろう。その実験にはfMRIも二重盲検も必要ない。今度誰かのためにドアを押さえておくときに、見返りを期待してそうするのと、そのような利己的な目的なしにそうするのとで、幸福感（喜びや温かみなど）の体験に違いがあるかどうかを確かめてみるといい。ストレス・コンパスの正しい読み方を学ぶ手助けになるだろうか。また、どのような報酬があなたをストレスに向かわせ、あるいは遠ざけるだろうか。実際に試してみてほしい。

訳注

＊1 その後、本章でも扱われるネットいじめや個人情報のハッキングなどで人気が凋落、2017年5月にサービスを終了した。

＊2 「人を呪わば穴2つ」に相当するこの警句は孔子によるものではないが、欧米では孔子の言葉として引用されることがよくある。

第9章 いつでも「フロー」に入れる脳になる

最高の集中状態は「学習」できる

汝の中の己が道を妨げている。

——慧海

「ぼんやり」と対極の意識状態

私が子どものころ、母はテレビにロックをかけていた。電源コードにスイッチを取り付け、その鍵を自分で管理していた。父は私が6歳のときにいなくなり、母は長時間働きながら4人の子どもを独力で育てた。テレビに鍵がかかっていなかったら、私たち兄弟は放課後や夏休みに、テレビのマンガや冒険活劇にやすやすと魅了されていたことだろう。そして、快い無気力な感覚を報酬として受けとるのだ。いわば、幻想やカメラの前で演じられる暮らしの中に精神的に逃げ込んだはずだ。母は私たちに、彼女が言うところの「ばかブラウン管」を見ながら育つことを望まなかった。もっと面白く、心を配れる（熱中できる）ものを私たちに見つけてほしかったのだ。アメリカ人は毎日平均4時間テレビを見るという。私は母の判断に感謝している。

テレビの鍵のおかげで家の外で遊ばざるをえなかった。私が見つけた楽しみは自転車だった。中学生のころ、友人のチャーリーと私は時間を忘れてＢＭＸで走り回ったり修理をしたりして過ごした。新聞配達で稼いだお金を新しいパーツに注ぎ込み、少しでも泥が付こうものならすぐに洗い落としたものだ。

家からそう遠くない林の中に舗装されていない小道があり、いくつかのランプ（盛り上がり）とかなり難しいダブルジャンプ（上りのランプと下りのランプが連続している）があった。このダブルジャンプは、スピードをぴったり合わせないと飛べなかった。遅すぎると下りのランプの縁に引っかかる。早すぎると飛び越してしまう。私たちはこのコースを時間が許すかぎり走り回り、飽きもせずに競争したりジャンプの練習をしたりした。

インディアナポリス育ちのチャーリーと私には、幸いなことにメイジャー・テイラー競輪場が身近にあった。そこには本格的なレース仕様車で競技が行われる屋外の周回トラックがあり、隣接地には無料で利用できるＢＭＸ用ダートコースがあった。そこには、傾斜《バンク》したカーブ（もちろんダート）や大きなランプ、〝テーブルトップ〟ジャンプ、それにトリプルジャンプまであった。夏の週末には母親たちに連れられて私たちはコースを走りに行ったものだ。

家を離れて大学に入ると、マウンテンバイクが流行りはじめた。1年のときに1台購入して、それに乗ってどこへでも行ったし、キャンパスでも乗ったし、友人たちと近くのマウンテンバイク用コースも走った。

医学部に入るとフロント・サスペンションの付いたマウンテンバイクを買い、難しい地形も走れるようになった。セントルイスから1時間以内で行けるところに素晴らしいコースがあったし、どのクラスにもつるんで走れるマウンテンバイク好きがいた（学業は厳しかったが、なんとか時間を見つけては遠乗りに出かけた）。

夏には友人と「本物のマウンテン」で走れるコロラド州やワイオミング州に旅行するようになった。コロラドのデュランゴの急な下り坂も、アラスカのキーナイ半島の長い一本道も走った。このような大旅行では、私たちは自分の走りが良かったかどうかを、それがどのくらい「壮大」だったかで評価した。

そのころから私はフローの状態に入るようになった。フローというのは習慣の対極にある状態である。テレビをぼんやりと眺めたり、誰かと会ったときに「やあ、元気？」と無意識にあいさつしたりするのは、刺激をきっかけに反応しながらも、気持ちがその場にない例である。自分がオートパイロットで動いていて、どこかを（どこだかわからないけれども）漂っているような感覚だ。夢の中にいて、意識がよそに飛んでいる感じと言ってもいい。これに対してフローを体験中の意識は生き生きと輝き、その場に関わり合っている。その場にいると実感できるのだ。視点がまさにそこにあり、行為と深くつながっていて、自分が行為と別にあるのを忘れる。

当時はそれをどう表現していいかわからなかったが、マウンテンバイクに乗って完全に我を忘れる感覚は、それがどれほど壮大だったかという判断と直接つながっていた。そうした超越的な瞬間は、それまでにも大学で音楽を演奏しているときに経験していた。しかしそれは、自分たちのカルテットやオーケストラがいい演奏をしたから起こったのだと思っていた。だがその後、マウンテンバイクに乗るようになると、同様のフローを頻繁に経験するようになるのだ。

「ゾーンに入った意識」に見られる特徴

「フロー」という言葉は、1970年代に心理学者のミハイ・チクセントミハイが使いはじめたものだ。ロッククライミングのような「楽しめる行為をしているときの名状しがたい体験」のために、人が財産を注ぎ込むのはなぜかという問題を研究していたとき、この種の体験を「フロー」と名付けたのである。[原注1] 以降、人間が「ゾーンに入る」ということをどう概念化すべきかを突き詰めることが、彼の終生の仕事となった。

ワイアード誌のインタビューの中でチクセントミハイは、フローを「1つの活動に、その活動の価値ゆえに完全に没入すること」と定義し、フローの状態になると次のような素晴らしいことが起こると説明している。

「自我が消え去り、時間が飛んでいく。あらゆる行動、動き、思考が、それに先立つものから必然的に導かれる。ジャズの演奏のようなものだ」[原注2]

フローには、いくつかの要素が挙げられる。

・現在の瞬間に焦点化し、現在の瞬間に基礎付けられた集中
・活動と意識の融合
・内省的な自意識（自己評価など）の消失
・「練習」が身体化された知識となっているため、その状況で何が起ころうとも対処できるという感覚
・時間の主観的体験が変容し、「現在」が次々と展開していく
・活動が本質的に報酬的なものとして経験される[原注3]

マウンテンバイクに乗っていると、ときに私自身の感覚も、自転車も、環境も消えてしまう時間があった。それは意識の外に消える《ゾーンアウト》のではなく、意識の中に消える《ゾーンイン》という感じだった。すべてが意識と活動の驚くべき融合の中に混ざり合うのだ。それはまさに「そこにいないが、そこにいる」という、人生でも稀《まれ》な畏怖すべき体験だった。このような瞬間を私なりに精一杯に表現するなら、味わい深かった、であろうか。

フローの「没頭感覚」にハマる中毒者たち

誰でも人生で一度や二度はフローを経験しているはずだ。スポーツ、音楽（演奏、鑑賞）、計画の遂行、何であれそれに没頭して、気がつくと5時間も経っていて外は暗くなり、膀胱が破裂しそうになっている。あまりに集中しすぎて何も気づかなかった。そんな体験である。このような体験を意のままに再現できたらすごいではないか。

自転車でのフロー体験が増えるにつれ、私はフローの可能性を高めている条件に気づきはじめ、それから1年ほど経ったころから、科学的な視点で自分の経験を見つめ、その条件を見極めて、再現が可能かどうかを考えるようになった。

「フロー・ジャンキー」たちの壮大な冒険を描いた本はたくさん出ている（たとえばスティーブン・コトラーの『ザ・ライズ・オブ・スーパーマン』、２０１４年）。ここでフロー・ジャンキーと言っているのは、X（エクストリーム）スポーツで自分の身体や命を危険にさらしてまでも完璧な高みを目指す人々を指す。そう、フローもまた依存症を引き起こすのだ。

多くのライターがその秘密の要素を探ろうと、アスリートやフロー・ジャンキーたちから情報を引き出そうとしてきた。Xスポーツで数々の記録を打ち立てたディーン・ポッターはよくフローについて語っていた。２０１４年にドキュメンタリー映像作家のジミー・チンがポッターにインタビューしている。

チン「あなたはいろいろと激しいアクティビティーを楽しまれていますよね。ベースジャンプとか、スラックラインとか、フリーソロとか。そこに共通するものって何でしょう。アドレナリンが出るといった部分は別にして」

ポッター「その3つに共通するのは、恐怖と消耗と美と未知へと突き進むことですね。僕が進んで命の危険に身をさらすのは、意識が高まった状態に予想どおりに入るため。ミスをすれば死ぬという状態では、生きるために感覚が研ぎ澄まされて、普段の意識を超えて、本当に細かいことまで見えて、聞けて、感じられて、直感できる。僕が危険なやり方をする理由は、そんな意識の高まりの追求なんです。

それと、ああいうことをしているときは、自分が空っぽになって、瞑想状態の中で動いていています。自分の呼吸にだけ集中しています。これが空っぽになったということ。その空虚さを埋める必要があって、どういうわけか埋まっていって、僕は自分の一番意味のある考えの根源を知るんです。そこから、すべてのものとつながっているという感覚が生まれることもよくあります[原注4]」

残念だが、ポッターは2015年にヨセミテ国立公園の崖からベースジャンプをして死亡した。

ポッターが述べていたのは、フローを確実に生み出す条件だった。その一部は極めて危険なものだ。私たちは危険の中にいるとき、自分を省みる時間的余裕を持たない。そのときは自分の命を守ることに集中し、あとで自我意識が回復すると、心配性の親のように震え上がるのだ。なんて危ないことをしたんだろう。怪我をしたかもしれない。二度とするんじゃないぞ、と。

私も危なかった経験を思い出す。自然の山野を滑るバックカントリー・スキーをしたときのことだ。急流のすぐ上の急斜面にできた、いつ崩れるかわからないような雪の吹きだまりを横切ったのだ（流れはそこから凍った湖に流れ込んでいた）。

私は1週間分の食糧や装備を詰め込んだ山歩き用の重いバックパックを担いでいた。スキーがうまいわけでもない私はスキー板を脱ぎ、それを身体の支えに利用しながらキックステップで歩きはじめた。キック、ずぼり。キック、ずぼり。キック、ずぼり。雪だまりを無事に通り過ぎてから振り返ると、状況が見えてきた。すると、アドレナリンが一気に身体を駆け巡り、頭の中で声が響き渡った。

「死んでもおかしくなかったんだぞ！」

集中が先で、心配はあとから来る。

没頭中には脳のDMN（雑念回路）が鎮まる

フローの状態に入り、それを維持するために必要な条件が何かについては、何十年も前から研究者の間で議論が続いている。しかし、統制された環境下で確実にこの状態を再現する方法について、一致した見解は得られていない。脳のどの領域の活性化（あるいは非活性化）が関わっているか、どの神経伝達物質が関係しているかについても意見は分かれたままである。研究室の実験で、命を危険にさらすような条件を作るわけにもいかない。

では、フローを導く（あまり危険ではない）条件について、手がかりはないのだろうか。チクセントミハイは、課題の難しさと人間のスキルとのバランスが必要だと強調している。いったいどういう意味だろう。マウンテンバイクで走るようになってからこのバランスの問題を考えたとき、彼が言っていたことがわかりはじめた。

平原を楽々と走っているとき、心はおしゃべりをはじめやすい。翻って自分の技量を上回るコースに挑んでいるときは、ころんだり、頻繁に立ち止まったりする（そして自分にいら立つ）。しかし、退屈しない程度に難しく、それでいて難しすぎない原野を走っているときは申し分のない条件が整い、フローに入り込みやすい。

脳の観点から見ると、バランスというこの考え方は自己関連づけネットワークについての私たちの知見と合致する。DMNは課題に集中しているときには鎮まり、退屈しそうな状況では活動する。また、自己評価など、自分に関わることを考えるときもやはり活性化する。言うまでもなく、瞑想中のDMNの動きはとても穏やかである。DMNの沈静化はチクセントミハイが言うところの「内省的自意識の消失」に対応していると思われる。

これに関連して言うと、フローのほかの多くの要素も、瞑想の諸側面と驚くほど似ている。現在の瞬間に焦点化し、そこに基礎付いていること、「現在」が次々と展開していく主観的体験、本質的に報酬的であることなどである。

本書を通じて探究してきたように、これらの説明は瞑想にも当てはまる。正式な瞑想でも、単に日々の生活をマインドフルに過ごすことでも同じである。自分の邪魔をするのをやめ、暮らしの中で一時的にフローに入るのは、とても気持ちのいいものだ。チクセントミハイがフローに入る訓練の1つとして瞑想に言及しているのも驚くにあたらない。

フロー体験により「自分」が消えると、「喜び」がやってくる

喜びとフローの関係はどうだろうか。前章で、自己への焦点化から離れることの表れの1つとして寛容さがあり、それが喜びを生むと論じた。では、喜びにはほかの源もあるのだろうか。フローを導く条件で、喜びに結びつくものはないだろうか。

殿堂入りしたバスケットボール選手のマイケル・ジョーダンが、その好例かもしれない。ジョーダンはキャリアのほぼすべてをシカゴ・ブルズで過ごした。プロ生活を通じて40点以上取った試合が172試合もある。そのジョーダンのプレーぶりで記憶に残るのは、「ゾーンに入った」（スポーツファンはフローのことをこう呼ぶ）ときに舌を出していたことだ。それは、ディフェンスをかいくぐって得点を重ねる彼がリラックスし、喜悦とさえ呼べる状態にあったことを示していたのかもしれない。自分が競技に「燃えて」いるのがわかったとき、私たちはリラックスして、それを楽しめているものなのだ。

ブルズがジョーダンを擁してリーグ3連覇を果たしたときの監督は、フィル・ジャクソンだった。彼が、選手に瞑想を勧めていたことはよく知られている。ジャクソンは、スポーツ心理学者で瞑想の指導者でもあるジョージ・マムフォードをシカゴに招き、選手に瞑想のトレーニングをさせた。数年後、ジャクソンはマムフォードに頼み、コービー・ブライアントやロサンゼルス・レイカーズの選手たちにも瞑想トレーニングをさせている。するとその後、レイカーズも3連覇を成し遂げている。

試合前の瞑想のセッションの目的は、選手がリラックスし、勝利を期待したり負けを恐れたりする気持ちを捨て、瞬間の状況に集中できるようにすることだ。ジャクソンは『イレブンリングス』(邦訳　佐良土茂樹ほか訳、スタジオタッククリエイティブ刊)という本の中で次のように書いている。

「私たちに望めるのは、可能なかぎり勝利への最良の条件を整えることだけだ。そうしてから結果を待つ。楽しいことは、そうやってもっと楽しくなる[原注5]」

「最高の集中力」をたぐり寄せる

パーリ語仏典では、瞑想中の集中に必要な条件として喜びを挙げている。第7章で紹介したように、悟りに至るための要素の4番目が歓喜だった。それが集中を導く条件であり、最終的に平静に至る。

好奇心と同様、喜びも縮こまった性質のものではなく、開放的なものである。第8章で触れた例の「怒り」の修養会で、私は一点に集中する条件を整えようと練習していた。この種の瞑想の「レシピ」として私が学んだものの中に5つの「原材料」があった。そのレシピでは、次の材料を混ぜ合わせると集中力が高まるとされる。

・心を対象に向ける（喚起、適用）
・心をその対象にとどめる（維持、延伸）
・その対象に面白みを見出し、感じる（喜び）
・その対象に満足する（幸福）
・心と対象を一体化する（固定）原注6

私は修養会の間にこれらの条件を繰り返し混ぜ合わせ、一点への集中を続ける時間を延ばしていった。すると集中力は高まっていった。

しかしあるとき、すべてを混ぜ合わせているはずなのに、何かが欠けているのに気がついた。集中が生まれてこないのだ。私は首をかしげた。これまではうまくいっていたのに、何が足りないのだろう？　そして心の状態をチェックし直してみると、自分が喜んでいないのに気づいた。

それをおかしいと思った瞬間、心の中で笑いが生まれ、そのとたんにまた瞑想状態に突入した。ほかの材料はすでに混ぜ合わされていて、最後の1つが待たれていたのだ。それが加わるとすぐに集中状態に入っていった。

目標に向かって努力するほど「フロー」からは遠ざかる

私がマウンテンバイクや修養会で経験したように、現在に焦点化した集中や自己評価の消滅や本来的な喜びの体験を導くような条件は繰り返し整えることができるのだから、チクセントミハイが言うように、瞑想はフローに至る1つの方法となりうる。

チクセントミハイは著書『フロー体験入門』（邦訳 大森弘訳、世界思想社刊）の中で「原理的に、人が自力でマスターできるスキルや訓練は何であれ（フローの）役に立つ。心からその気になれば、瞑想や祈りでもいい」と書いている。しかし、フローの条件を整える部分については、その活動への意欲や姿勢を強調する。

「しかし、重要なのはその訓練に向かう態度である。神聖な気持ちになるために祈ったり、胸筋をつけるためにエクササイズをしたり、知識を得るために学んだりした場合、恩恵の大部分は失われてしまう。大切なのは、活動そのものを楽しむことだ。結果は問題ではなく、自分の注意に対するコントロールを身につけることが肝心だとわきまえておくことが重要である」原注7

チクセントミハイはこのように、活動への態度に目を向けた。これがどういうことかを解釈する1つの方法として、態度がフローの要素にどう影響するかを見てみよう。

たとえば、何か素晴らしい状態になるために、あるいは「神聖な気持ちになる」ために瞑想をするとしよう。この場合、暗黙のうちに「自己関連づけ」（自己へのとらわれ）が目的に入っている。自己が力んで縮こまり、経験にしがみついているとき、「私」は「私の経験」から離れている。その時点で両者は一体化しない。つまり、「私」が「私の自転車」に乗っている状態になってしまうのだ。

現在の中で展開していくある種の自己超越的体験は、自己がそこに存在しないがゆえに、説明ができない。別の言い方をするなら、フローに至るべく努力すればするほど、興奮の力みが私たちをフローから引き戻し、私たちの中の「私」が邪魔をするのである。

活動への態度と、それがフローにどう影響するかを確認するには、心配や自信のなさに目を向けてみるのも1つの方法である。マウンテンバイクで山下りをしているとき、転倒の心配をするとよけい転倒しやすい。

『スター・ウォーズ　帝国の逆襲』の中で、ヨーダがルークにジェダイの訓練を施す場面では、まさにこの点が指摘されている。ルークのXウイングが墜落し、沼に沈んでいる。ルークは訓練の一環として、この機体を「フォース」で持ち上げようとする。彼は懸命にがんばるが、なかなかうまくいかない。そこでルークがヨーダにできないと訴えると、ヨーダはしゃにむにがんばるのとは違うやり方を示唆するのだ。

ヨーダ「学んだことを忘れるんじゃ」
ルーク「わかった。やってみるよ」
ヨーダ「違う！　やってみる、ではいかん！　やるか、やらんかじゃ。試しなどない」

ヨーダは、心配や疑いといった自滅的な態度が邪魔をすると指摘している。そうした態度は結局のところ、やはり「自己へのとらわれ」にほかならない。自分のスキルでできる範囲にある課題ならば、できるかできないかを疑ったり心配したりしなければ、できるのである。自意識はおまけにすぎない。

この考えを補強する生物学的データも存在する。fMRIを使った私たちのリアルタイム・ニューロフィードバックの研究で、ある瞑想の熟練者が自然にフローの状態に入ったと報告した。

「呼吸と共にフローの感覚がありました。真ん中のあたりでフローが深くなりました」

このときの後帯状皮質（PCC）、つまりデフォルト・モード・ネットワーク（DMN）の中で自己関連づけ（自己へのとらわれ）に最も密接につながる領域の活動を見ると、対応する部分で活動が目立って低下していた。私たちはフローを目に見えるかたちで捉えたのである。

これは逸話的な証拠に過ぎず、決定的なものではないが、PCCの非活性化とフローの関係を見事に示しているのは確かだ。

フローには、脳内のほかの領域やネットワークも関係していると思われる。しかし今のと

瞑想熟練者がfMRIの中でフローに入った状態

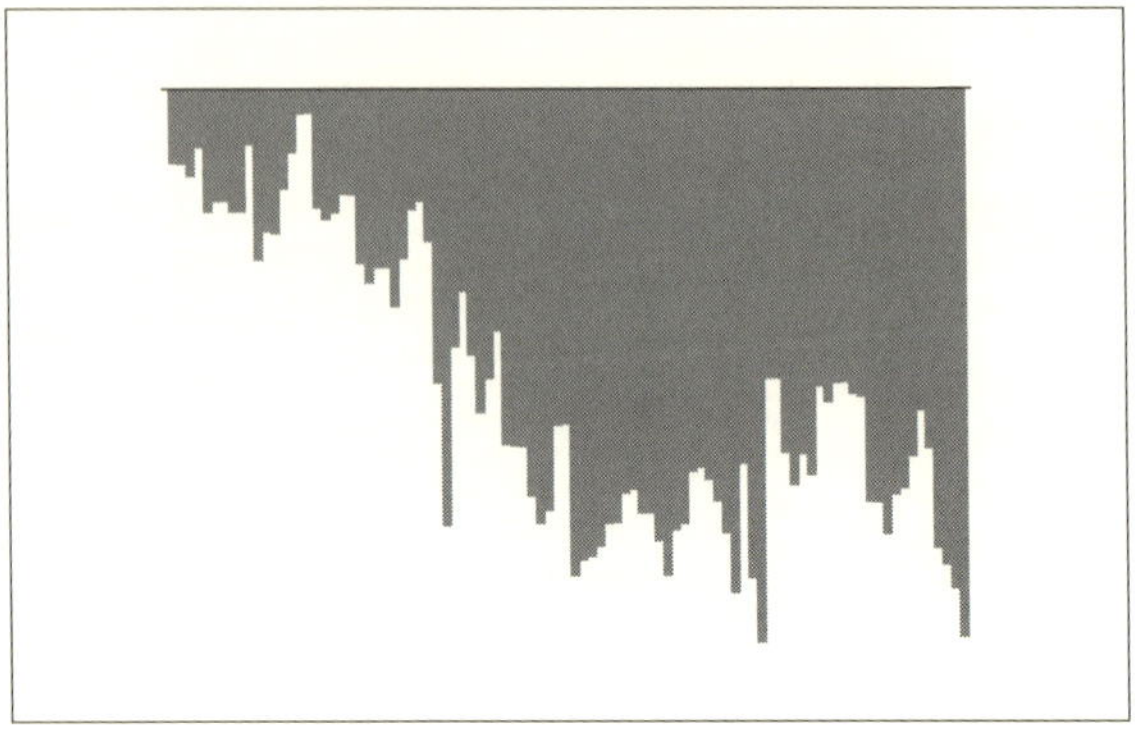

グラフでは、当人が「フローに入った」と主観的に報告した時間に対応する部分（グラフの中央）でPCCの活動が大きな減少を示している。棒1本が2秒間の測定値を表す。

Judson Brewer研究室の記録より。

ころ、それがどういうものか私たちには（まだ）よくわかっていない。ただし、フローを起こす条件、たとえばジャズの即興演奏やフリースタイルのラップなどで脳のほかの領域を調べる研究では、これまでのところ、フローとつねにリンクすることがわかっているのはPCCだけである。[原注8] 自意識の消滅がフローの中心的要素である事実を考えれば、PCCはフローの必要条件の1つのマーカーになると言えるだろう。

フローには「上質な練習」が欠かせない

フローを生み出すには、音楽の演奏が非常に適している。少人数の弦楽器の合奏でも、ジャズのセッションでも、フルオーケストラでもかまわない。思い返してみると、高校時代にカルテットで演奏していたときに、私はすでにフローを体験していた気がする。
大学時代のプリンストン・オーケストラでは、ステージ上で超越的な経験をした。イギリスに演奏ツアーに行き、王立音楽アカデミーでラフマニノフの交響曲第二番を演奏していたときのことだ。第二楽章に入ってすぐ、すべてが、全員が、1つになり、時間が止まった。けれども私たちは演奏し続けた。ちょうど、T・S・エリオットが長編詩『四つの四重奏』で描いたような状態だった。

廻《まわ》る世界の静止の点に。肉体があるでもなく、ないでもなく、
出発点も方向もなく、その静止の点——そこにこそ舞踏がある、
だが、抑止も運動もない。それは固定とは言えない、そこで
過去と未来が一つに収斂するのだ。出発点も方向もない運動、
上昇でも下降でもない。その一点が、その静止の点がもしなければ
舞踏など存在しないだろう。だが、現実には舞踏こそ唯一の存在。
そこにわたしたちはいたとは言えるけれど、どこかは言えない、
どれくらいの間なのかも言えない、それを時間の中に置くことになるから。[原注9]

王立音楽アカデミーでのコンサートが終わったあと、私たちはそろってあの第二楽章の演奏のことを口にした。魔法のような何かが起こったのだ。それは長い練習と全員の一体とな

った目的が申し分なく重なり合い、あの有名なコンサートホールでのパフォーマンスとして結実したものだったのかもしれない。本当のところはわからない。それでも、それから数日の間、オーケストラのメンバーの顔はみな輝いて見えた。

ワシントン大学の医学部へと進んでも、私はチクセントミハイが言う「楽しめる行為をしているときの名状しがたい体験」の喜びを手放す気にならず、セミプロのカルテットで演奏を続けた。「フォルツァ・カルテット」（フォルツァはイタリア語で「がんばれ」）と名付けたそのグループのメンバーは全員、音楽に頼って生計を立てていたわけではなかった。私たちはただ、音楽の練習と演奏それ自体を愛していた。

フローを生じさせるためには、スキルを身につけること、この例で言えば、音楽の演奏に熟達することが欠かせない。さらに楽曲をマスターしなければならず、その際、どう練習するかが決定的に重要になる。たとえば、バイオリンで音階だけをだらだらと、ときに音をいくつか外しながら練習するようなら、まったく練習しないほうがましだ。なぜなら、それは音を外すように練習していることになるからだ。

瞑想でもケーキ作りでも、正しい材料を混ぜ合わせなければいけない。それと同じで、音楽も練習の質が演奏時にフローに入れるかどうかに大きく影響する。上質な練習をすれば、良い結果が得られる可能性はぐっと高まる。

「よい練習」のための諸条件

私と同僚のマット・スタインフェルド（ジュリアード音楽院で学んだあと、心理学者になった。瞑想者でもある）は、共同執筆した論文「音楽の演奏をマインドフルネスの実践として概念化し直すことで得られる心理的恩恵」の中で、これら良い練習の条件をいくつか説明した。[原注10]そのさわりの中からフローや報酬学習に関係するものをいくつか抜粋する。音楽だけでなく、学習一般にも適用できるだろう。

・自分を責めるな。音楽家なら誰でも証言できる当たり前のことだが、自分が自分の最大の敵となるときがある。リハーサル中に自己非難したり、演奏に不安を抱いたり、ちょっとした失敗で自分を責めたりする必要はない。こうした習慣のループにはまると、成功ではなく失敗の練習をするはめになる。

・あわてるな。集中し、かつ慎重になりながら新しい曲の演奏法を冒頭から学ぶのは、最初のうちは退屈に感じたりする。けれども、適切な技法と技巧を確実に身につける必要がある。すべての部分に習熟せずに急いで全体を演奏しようとするのは、不安か怠惰の表れかもしれない。

・へまをしても自分のことだと思うな。失敗をしたらすぐに忘れてしまうのが失敗を膨らませないために有用だ。自分の犯したミスを分析したり、誰かが気づいただろうかと考えたりするのは自意識の一種である。このような気を逸らせかねない問題を無視すれば、ちょっとしたミスをつまずきに（あるいはもっと大きな失敗に）つなげずにすむ。

・量より質。疲れたり集中できなかったりするときは練習をやめることが大切だ。心の声はもっと続けろと言ったりする。それは、自分自身や仲間たちに、その日は6時間練習したと吹聴するためだ。この助言は罪悪感についても言える。一定の時間練習する「べき」だと言われていたとしても、罪悪感を抱く必要はない。

練習に際して心配りをしていないと、悪い習慣はすぐに入り込んでくる。アメリカン・フットボールの名コーチだったヴィンス・ロンバルディの言葉に、「練習が完璧を作るのではない。完璧な練習が完璧を作るのだ」というものがある。音楽のいいところは、自己中心的な日常体験を超えるのに役立つ魔法の材料を与えてくれることだ。音楽のために音楽を演奏していると、その材料が混じり合い、楽しく高揚した「ハレルヤ」を自然に歌いはじめる。完璧な練習が私たちにフローをもたらしてくれるのである。

脳に「学習」させれば、フローに熟達できる

ディーン・ポッターは、短いけれども幸せな人生を生きたように思える。彼はフローの状態を再現する条件を見つけだしていた。ただし、最後にそれが大きなツケとなって返ってき

たのだが。
『ザ・ライズ・オブ・スーパーマン』は、ポッターが座って瞑想するよりも飛ぶことを選んだのは、フローを見出す「プロセスを端折る」ほうが趣味に合っていたからだと説明する。「僕は楽な道を取った。2時間座ればこの状態を15秒間かいま見ることができる。でも、命を危険にさらせば即座に体験できる。しかも、それが何時間も続くんだ」[原注11]

しかし、瞑想については実はポッターの言うとおりではないことが、やがて私にもわかってきた。材料を正しく混ぜ合わせる方法を学んだ私の瞑想は、年を経るごとに深まっていった。それと共に、マウンテンバイクに乗っているときや音楽を演奏しているときなどにフローに入る力やフローを持続する力も高まったのである。

適切な条件を見つけ、注意深くそれを練習すれば、私たちの脳はフローを支える神経経路を強化できるのではないだろうか。それ自体が報酬的な行動（マウンテンバイク、瞑想、音楽など）を引き起こす条件を見つけだしさえすれば、脳がその「行動」を、ほかのあらゆることと同じようにして学習するのは当然だろう。

皮肉な話だが、テレビを見たりアルコールを飲んだりドラッグをやったりといった、私たちを世界から切り離すようなマインドレスな習慣に引き込むのと同じ報酬学習の脳回路を利用することで、私たちは、よりいっそう深く世界と関わり合えるのである。

第10章

「しなやかな脳」をつくる瞑想の習慣

快感回路スパイラルから脱出しよう

万物とつながっていると感じるとき、あなたはまた万物に責任も感じている。背を向けることはできない。あなたの運命は他者の運命と結びついている。世界を担うことを学ばねばならない。さもなければあなたは世界に押し潰される。世界を愛せるだけ強く、しかも世界の最悪の恐怖と同席できるだけ空虚にならねばならない。

——アンドリュー・ボイド

「女性に触れてはいけないのではないですか!?」

2人の修道士にまつわるよく知られた寓話がある。年老いた賢明な修道士が若い修道士と共に黙々と小道を歩んでいると、流れの激しい川に行き当たった。川を渡る用意をしているとき、若く美しい女性がやって来て激しい流れを覗き込み、流されてしまうかもしれないので渡る手助けをしてもらえないだろうかと2人に尋ねた。修道士は顔を見合わせた。彼らは女性に触れない誓いを立てていたのだ。すると老修道士は黙って女性を担ぎ上げ、川を渡り、また歩きはじめた。若い修道士は目を疑った。どうしてこんなふうに戒律を破れるというのだろう。自分も川を渡り、老修道士に追いついたものの、何も言えないまま何時間も心を乱し続けた。しかしついに我慢ができなくなり、彼はひと息に言った。

「私たちは修道士として女性に触れない誓いを立てているではないですか！　どうしてあの女性を担ぎ上げるような真似ができたのですか？」

すると、賢明な修道士は答えて言った。

「私は彼女を川岸に下ろしてきた。なのになぜ、おまえはまだ彼女を背負い続けているのだ？」

老修道士は状況に応じた倫理的判断を行ったのだ。ところが、若い修道士は老師が誓いを破ったことだけを見て、若い女性の手助けをして苦悩を軽減させた側面に目を向けなかった。賢明な修道士は、有用な指針と厳格なドグマとの区別を若い修道士に教えようとしたのである。この寓話は、自分の見方にしがみついて自分自身の妨げになってしまう状況を見事に示している。

厳格なルールの盲信も、一種の依存である

本書で私が強調しているのは、私たちの習慣がどのようにできているかをよく見れば、そ

れを打ち破れるということだ。

ぼんやりと空想にふけっているときも、こっそりとドラッグを買いに行くときも、自分の行動にとらわれているときは、私たちはそのつど人生の重荷を増やしている。この重荷は、「仕事を片付けなければいけないのに時間を無駄遣いしてしまった」あるいは「家族に負担をかけているとわかっているのにまたドラッグに手を出してしまった」と自分を責めることでさらに膨れ上がる。

まるで自分がシーシュポスになったように感じることもあるだろう。ギリシャ神話に登場するシーシュポス王は神の罰を受け、冥界の山の上まで岩を押し上げるよう命じられた。しかし山頂まで来ると岩は麓まで転がり落ち、シーシュポスは、また最初から押し上げはじめなければならなかった。この苦役が永遠に繰り返されるのである。

私たちの人生も同じようなものだ。山の上まで何の意味もなく岩を押し上げるだけ。しかもその岩は耐えがたいほど重くなっていく。しかし人生はシーシュポス的な苦闘である必要はない。習慣という重荷を汗だくで担ぎ続け、山の上まで何度も何度も押し上げなくてもいいのだ。よけいな荷物が積み上がっていると気づいたら、それを下ろせばいい。身軽な旅は楽しいものだ。気づくたびに下ろす。それを繰り返せば、よけいな荷物がなくなり、足取りも軽くなっていく。旅を続けるうちに、いつかフローに入り込めるのである。

若い修道士が(背負い込まなくてもいい)重荷を背負い続けた状況を、レジリエンスの観点から見ることもできる。レジリエンスとは、次のように定義される。

・物体がもとのかたちに戻る力。弾力性。
・困難からすばやく立ち直る能力。強靱さ。

2人の修道士の寓話では、若い修道士が弾力性に欠けていた。実際のところ、幸福になる(あるいは神聖になる)ために従うべき簡単な規則のリストなど存在しない。幸福になるために「XならばYをせよ」といった定式化がよく見られるが、それで得られる幸福は外的なものに依存した幸福である。その定式化は、私たち自身も外的環境もつねに変化しているという事実を考慮していない。「XならばYをせよ」という定式が、状況が変わったというだけの理由で通用しなくなったり、時代遅れになったりすることは珍しくないのだ。

柔軟性のない心ほど「悪癖」に陥りやすい

私たちが人生の中で作り上げてきた習慣についても同じことが言える。私たちはつねに安定を求め、外的、内的な刺激に基づいて「XならばY」という習慣的反応を発達させている。しかし、この反応もまた時代遅れになっていく。

こうした習慣化が自分の中の抵抗として感じられるケースも少なくない。女子ハードル選手のロロ・ジョーンズも、フローに魅せられたディーン・ポッターも、肉体的に十分な柔軟性を持つことからはじめ、精神的にも同様の柔軟性を持とうとした。

逆に、私たちが柔軟性を持たないとどうなるだろうか。職場で自分や同僚の誰かが新しいやり方を提案したときに、説明も聞かないうちから一斉に周囲から抵抗にあうといった状況を私たちは何度も経験している。そんなとき私たちは、身体的にも精神的にも閉じこもり、縮こまっているように感じるのではないか。

私の患者たちにも同じような事態がよく見られる。それは、彼らが診察室に入ってきたとたんにわかる。こちらを盗み見るようにしたり、目を合わせようとしなかったりするときには、何かがあったのだ。

本人に問題がない場合、つまり当人は何カ月もドラッグやアルコールから離れている場合に彼らが話しはじめるのは、家族が病気になった、配偶者が失業した、恋愛関係が壊れたという何か大きな出来事のせいで、いかに自分の回復がダメになっているかという話である。このとき患者は、実際に起きていることに抵抗し、そうなってほしくないという思いにとらわれ、その結果、「今ここ」に立ち戻って出来事に取り組むのが難しくなっている。

もっと悪いケースでは、そのストレスに耐えられなくなって、再びドラッグやアルコールに手を出してしまう。柔軟性、つまりレジリエンスを高めるようなトレーニングをしていないかぎり、以前の習慣は前よりも激しく襲ってくる。

「つらくなったとき、こうしてしまうんです」

彼らはそう言う。ストレスで前頭前皮質が停止してしまうと、喫煙や飲酒や薬物など慣れ親しんだオートマティックな習慣に立ち戻ってしまうのである。本当にそれは自動的に起きてしまう。

彼らはよく、タバコを吸っている途中で、あるいは大酒を飲んでいる途中で「目が覚め」、どうして自分は吸いかけのタバコを口にくわえているのかと混乱すると告白する。

胸の内にあるものを吐き出させたあと、私たちはその再発の状況に立ち返って考えてみる。逆戻りは助けにならないばかりか（驚いたことに）事態をさらに悪化させるだけだと彼らはしっかりと認識している。だが、ほんの少し、余分な心の柔軟性を持ちあわせていないがために、昔の習慣に屈するのだ。ぎりぎりまで強く張られた弦楽器の弦のように、わずかな圧力がかかっただけで切れてしまうのである。

多くの医師が燃え尽きてしまう理由——共感疲労

心の柔軟性を高め、それをもって生活の中で生じてくる変化や困難に立ち向かえれば、弦を緩め、車輪に油を差して、出来事への抵抗から生じる不要な重荷を受け止められる。そうなれば、困難から立ち直り、物事の変化に対して弾力的に対応する力が付く。

逆の面から言えば、困難と思える出来事は成長の機会にもなりうる。老子の『道徳経』に、このような一節がある。

凡人の特徴は
己の考えから自由であることだ。
空のように寛容で
陽の光のようにあまねく満ちる
山のように堅固で
風の中の木のようにしなやかだ。
目的は視野になく
何でも利用し
人生は偶然のまま進む。
この人に不可能はない
なぜならあきらめているからだ[原注1]

ではここで、私たちがどのように習慣によって自分を固くしているかを見たうえで、さらに、どうすればこうした習慣を、そこにつまずくのではなくレジリエンスを高める機会として利用できるかということを考えていこう。どうすれば回復力を身につけ、その過程でさらに弾力性を高めていけるのだろうか。

まずは共感の話から始めよう。共感とは「他人の気持ちを理解し、共有する能力」である。人の立場に立って考えられることは、一般に非常に有用な能力と考えられている。また、ここまで見てきたように、状況にどのように関わるか、つまりこの場合では他人の立場にどう立つのかが、状況そのものと同じくらい重要となる。

私たちは医学部で、患者に共感するようにと教えられた。大半の医師や医療専門家は、そもそも患者を助けるために医学を学んできた（私もその1人だ）。共感が強調されるのも当然である。患者の立場に身を置ければ、それだけ患者の力になれるだろう。実際、風邪の治療でも、血糖値のコントロールでも、医師の「共感スコア」の高さと患者の回復の早さは相関することがわかっている[原注2]。

しかし残念なことに、医学部の3年になると共感力は下がりはじめる。3年生というのは、大半の学生が講義の履修を終え、臨床のローテーションに入る時期だ。その後、医師資格を得て研修医として働きはじめて以降も共感スコアは下がり続ける。さらに開業医になるころには60％が燃え尽きを感じると言うようになる。患者を対象物として扱うようになり、感情が干上がった感じがするといった報告も聞かれる。回復力を失ってしまうのだ[原注3]。

私たち医師は、たしかにレジリエンスの殿堂入りができる人種ではない（ノミネートすら難しい）。広く見られるこの現象は、現在では「共感疲労」と呼ばれている。

「他人の苦しみ」を苦しむことが「本当の共感」なのか？

要因はたくさんありそうだ。患者の立場になれる医師は、患者の苦しみを自分のものと捉え、共に苦痛に苛《さいな》まれがちだ。その過程で苦しみが痛みであるという事実に気がつくと、自ずとその痛みから身を守ろうとする。ここで、患者の苦しみを目にする（刺激）、自分を守るために縮こまる、あるいは患者から遠ざかる（行動）、気分が楽になる（報酬）というサイクルが生まれる。こうして縮こまるたびに気持ちがこわばり、レジリエンスが失われていくのだ。

だが、ここに謎がある。

誰も医師に殉教者になることを求めておらず、患者の血糖値をうまくコントロールするために苦しみのもとに自分を投げ出せなどと言う人はいないのだ。と言いつつ、医師が患者とつながり合うほうが患者の回復は進むという傾向がある。こうした逆説的な事態を前にして、私たち医師はどうすればいいのだろう。

まずは仮説を見直してみることだ。私たちは本当に、患者の苦しみに対して自分が苦しむような反応をしているのだろうか。伝統的な共感の定義からすれば、皮肉なことに、この問いにイエスと答える医師は共感スコアが満点となるはずだ。

ということは、何かを見逃しているに違いない。そもそも、医師にとっての共感とは何かという定義は、いまなおはっきりしていないのではないか。単に「他人の気持ちを理解し、共有する能力」というだけではない何かを考えに入れる必要がある。

ダライ・ラマが語った「愛着なき思いやり」の力

共感の標準的な定義から抜け落ちていると思われるのは、行為の背後にある動機付けではないか。医師が医学の道を志すのは人々の苦しみを軽減する力になるためだ。これを考慮に入れたうえで、では、どうすれば医師は燃え尽きることなく患者とのつながりを維持できるのだろうか。

ここで登場するのが「思いやり」(compassion)という概念である。compassionという英語は、ラテン語の*compati*に由来する。これは「共に苦しむ」という意味である(患者patientも*pati*=苦しむ=の派生語)。では、思いやりを持つ練習をすれば、呑み込まれることなく苦痛を共有できる(つまり「彼らの痛みを感じる」)のだろうか。実は、そうかもしれない。

「呑み込まれる」としたら、そこには呑み込まれる「自分」がいる。だが、本書を通じて語ってきたように、自意識を維持する方法は1つではない。物事を自分に向けられていると受けとらないようにすること、つまり、物事を「自分にどう影響するか」という視点で見ないようにする方法を学べば、多くの可能性が開けてくる。

仏教的な枠組みで言えば、習慣と主観的反応を捨てれば苦しみも消える。チベットの精神的指導者、ダライ・ラマは著書『思いやりのある生活』(邦訳　沼尻由起子訳、光文社刊)の中でこう語っている。

「愛着を持たずに思いやりを持つことはできる。それゆえ、思いやりと愛着の区別は明確にしなければならない。真の思いやりは感情的反応であるばかりでなく、理性に基づく揺るぎのない献身でもある。この強固な基盤があるがゆえに、他者に対する真の思いやりの態度は、たとえ相手が否定的に振る舞ったとしても変わることはない。真の思いやりはこちらからの予想や期待に基づくのではなく、相手側の要求に基づいている。相手が友人であろうと敵であろうと関係ない。これが真の思いやりである[原注4]」

傷つけられまいと自分を守るために縮こまる感覚は、自己防衛に基づかない反応とはまるで異なる。距離を置いて苦しみに立ち会うことで引き起こされるこの別の種類の反応をはっきりと理解できれば、報酬学習に基づく反応（自衛的）と真の思いやり（無私）とを区別できるようになるだろう。

8週間のセッションで、共感疲労による「燃え尽き」が有意に減少

今の私は、苦しみと向き合うときに、利己的な反応と無私の反応とを容易に区別できる。前者は閉じこもるような感じで、後者は開放的に感じられる。この開放的な感覚は、慈悲やフローの性質と共通する。心の中の、自己にとらわれて縮こまるような「私」の部分が脇に寄るのである。また、その「私」が、いわばフィールドからサイドラインの外に出ていれば（あ

るいはスタジアムからさえ出てしまえば）、フィールド上でタックルを受けたり怪我をしたりする心配もなくなる。

この認識を共感疲労の考え方に重ねてみよう。「私」の要素を取り去ることで、エネルギーを自己保身に注ぎ込む必要がなくなり、疲労を予防できる。要するに、患者の苦悩を我がこととして受け止めると消耗するのだから、そうせずにすめば楽になる。

私たちの患者によると、医師が病室に入ってきたとき、目を合わせ、耳を傾け、自分たちの質問に答える様子を見るだけで、どういう医師かわかるという。コミュニケーションのすべてが医学的で内向きで無味乾燥な医師か、温かくオープンな医師かが判別できるのだ。後者だと患者の満足度は高く、治療結果も良好である。患者が満足していると、医師もさらに温かく接しやすくなる。

ロチェスター医科歯科大学のミック・クラズナーとロン・エプスタインは、医師にマインドフルネスのトレーニングをすれば共感疲労が減るのではないかと考えた。[原注5]彼らは医師向けに自己への気づきとマインドフルネスとコミュニケーションを学ばせる集中コースを開発した。総合診療医を対象に8週間のトレーニングを行い、コースの終了時と1年後に燃え尽きスコアと共感スコア（およびその他のスコア）を測定した。

クラズナーらは、多くの測定値でベースラインからの有意な変化を確認した。燃え尽きスコアは低下し、共感と情緒的安定性は増加した。この結果は、医師が自分の反応にとらわれずにいれば、医師側も患者側も恩恵を被るという考えに実証的な裏づけを提供するものとなった。

人助けの「気持ちよさ」を味方につける

医師と患者のケアの関係についてこれらの側面が明確になってきた今、医学界における共感の定義が、もっと思いやりに基づく理解を含める方向に進化するかどうかを見ていくと面白いだろう。他人の立場に立ち、結果として自分の苦しみも増すようなかたちの共感の定義から、苦しんでいる他人と共に歩くという共感の定義への進化である。おそらく共感のトレーニングも、思いやりとそれに関連する技法のトレーニングに変わっていくはずだ。一部の医学部ではすでにカリキュラムにマインドフルネスを取り込んでいる。

医療現場における実践は1つの例にすぎない。仕事や私生活の中で自らの体験に周波数を合わせ、利己的な反応（「私」を守ることに偏っている）と無私の反応（状況に応じた自発的なもの）とを区別するあり方は無数にある。

他人の苦しみを自分のこととして受けとらなければ、そこで余ったエネルギーを再び人助けに回せる。

実際私自身も、人の苦しみがはっきりと見えれば、自然に助けようという気持ちになる。そういう体験をしたことのある人も多いはずだ。落ち込み苦しんでいる友人から電話がかかってきたり、大災害のニュースを見たりしたとき、自分自身の心配から一歩引いてみたらどうなるだろう。不思議なことに、私たちは苦しんでいる人のほうに身を乗り出すのである。友人の話に耳を傾けたり、寄付金を送ったりする。なぜなのか。確実なことは言えないが、慈悲や寛大さがそうであるように、人助けは間違いなく気持ちが良いからだろう。そして、この種の報酬は、自己防衛などの反応的習慣の放棄を後押しするため、自然にレジリエンスを高めてくれる。

「穴」にハマった脳は、ますます掘り返してしまう

本書では、私たちが自分を、決して間違ったわけではないが、結果として不快《ディスイーズ》へと追い込んでいく多くのあり方を探究してきた。フェイスブックで「いいね！」をもらう興奮であれ、ある種の自己像の強化であれ、単純に自分の考えにとらわれることであれ、自分に注意を向ける活動の結果、私たちの身体は固くなり、落ち着かず、「何かをしなければ」という活動的衝動を感じる。

このような習慣を強化すればするほど、それは脳の回路とその行動の中に深く「刻み込まれる」。回路の溝が深くなればなるほど、それは轍《わだち》となり、私たちはそこにはまり込む。別の比喩で言えば、眼鏡が自然になりすぎて、かけていることにさえ気づかないようになってしまう。

抵抗にぶつかったなら、それは轍や穴にはまり込んだしるしかもしれない。皮肉なことに、それは自分で刻み込んだ轍や穴なのである。1つの世界観や行動にはまり込むと、私たちはさらに深く掘ってしまう。

誰でも、議論をしているときにそんな感覚を抱いた経験があるはずだ。ある時点で自分がただ言い分を通そうとしているだけにすぎないと気づくが、主張はますます奇妙なものになる。どういうわけか私たちは、自我を引き戻せなくなってしまうのである。そんなとき私たちは「穴の法則」を忘れている――穴の中にいるときは掘ってはいけないのだ。[原注6]

本書ではまた、ただマインドフルに注意を向けているだけで、自分がその穴をさらに深く掘っているかどうか（つまり、主観的バイアスで世界を見ているかどうか）、さらに不－快を増やすパターンを強化しているかどうかを簡単に識別できると伝えてきた。

不－快やストレスは、それが示す方角を知ってさえいれば、私たちのコンパスになりうる。マインドフルネスは、そのコンパスを見る助けになるのだ。それにより私たちは、自分が苦悩に向かっているのか遠ざかっているのか、穴を掘り進めているのかシャベルを置いたのかがわかる。もう少し詳しく説明しよう。

コンパスを使うためには何が必要だろうか。地球には南北に磁極があり、そのため強磁性体の針は自動的に南北を指し示す。つまり別の言い方をすると、ある原因または条件（地球には磁極があり、磁気を帯びた針がある）があれば、特定の影響または結果（針が決まった方向を向く）が予想できるのだ。

地球の磁場が発見されたときから、人は世界中でコンパスを使えた。基本原理さえ知っていれば、その作り方を人に教えることもできた。特別な針も、特別な儀式も必要ない。ただ、適切な材料がありさえすればいい。また、同じ知識で、コンパスがどのような状況で使えなくなるかも予測できるだろう。たとえば、近くに磁石があるときだ。

ブッダが説いた「オペラント条件付け」から抜け出す方法

先に触れたように、マインドフルネスの起源は2500年前のインド亜大陸に遡る。紀元前563〜483年ころに生きたとされるゴータマ・シッダールタ（ブッダ）という実在の人物に始まるものだ。[*1] 面白いことに、ブッダの教えの中で最も単純で最もよく知られているもののいくつかは、コンパスが機能する理由についての物理的説明のように聞こえる。

ブッダは、人間の行動は条件付けとの関連で説明できると論じた。多くの行動は自然法則（「コンパスは南北を指す」など）と同じように単純な規則に従うというのである。その規則に基づいて、私たちは特定の原因から特定の結果が生じることを予測できるとブッダは説く。

ブッダの教えは、とくに「苦」に焦点化している。

「私は1つのことを、1つのことだけを教える。苦（不快、ストレス）と、苦の消滅についてである」

ブッダの教えのこの中核的原理に目を向けることは重要である。なぜなら、ブッダはコンパスによって教えを方向づけているからだ。ブッダは、不-快を支配する人間心理を見極めたものと思われる。それゆえ、その自然の法則を説き、人々が不-快の原因と、さらにはそこから抜け出す道をはっきりと見出せる術を学べるようにした。

ブッダが初めて行った説法は「初転法輪」と呼ばれる。[原注7] その中でブッダは、ポップカルチャーにおいて最もよく知られている仏教の教え、「四諦《したい》（四聖諦《ししょうたい》）」を説明している。彼はまず、コンパスを見せ、不-快がどこから来るかを示す（苦諦《くたい》）。

「比丘たちよ、苦《ドゥッカ》の真理とはこのようなものだ。不快と結びつくことは苦である。快から離れることは苦である。欲するものを得られないことは苦である」

彼は、人間の行為が論理的な性質を持つことを示した。それは物理法則に従って動くコンパスと同様に明快なものである。誰かに怒鳴られれば気分は良くない。愛する人と離れているときも気分は良くない。コンパスがいつでも南北を示すように、これらの出来事を何度も経験したところで、行き着くところは同じなのである。

不-快の論理的性質を指摘したあと、ブッダはその原因を説明する。

「集諦《じったい》（苦の原因）とはこのようなものだ。それは渇愛である」

誰かに怒鳴られたとき、怒鳴るのをやめてほしいと思うことが事態を悪化させるというのである。配偶者やパートナーが遠くに出かけているときにそれを嘆いて周囲に泣き言を言ったからといって、相手が魔法のように腕の中に現れたりはしない（周囲の友人を困惑させているのは確かだが）。

この教えは、物理学の教授がコンパスに赤い印を付けて、「こっちが北」と教えるのと同じだ。これまで私たちは、どこかの方向に苦があるということしかわからなかった。しかし今では方向がわかっている。南（原因）に向かえば苦（結果）に出合う。ストレスに目を向ければ、私たちはそれをコンパスとして利用できるのだ。

次にブッダは3番目（滅諦《めったい》）の説明をする。

「（渇愛を）あきらめ、手放し、自分をそこから解き放つことで、あらゆる渇愛が完全に滅する」

北に向かって歩けば苦は消えるのである。妻が1週間留守にしているのなら、彼女を夢想するのをやめて目の前のことに気持ちを集中したらどうなるかを見てみるといい（気持ちが楽になるかもしれない）。手元の仕事に没入していれば、彼女が帰ってくるまで時間を忘れるかもしれない。すると、そう、いきなり彼女が帰っている。

最後にブッダは4番目（道諦《どうたい》）の真理を説明する。それは「苦の滅に至る道」である。彼は詳細な地図を提示している。

スティーブン・バチェラーは『アフター・ブッディズム』の中で四諦を「四重の課題」として説明する。

苦を理解すること
生じてくる反応を手放すこと

反応の消滅を注視すること
マインドフルな気づきの視点に基づいた道を修めること[原注8]

こうしてみると、ブッダの最初の教えに使われている言葉遣い（快、不快、苦）や因果関係を強調している点は、オペラント条件付けの話のように聞こえる。オートマティックに、つまり条件反射的に行動して欲求をすぐに満たそうとすれば、その行動を強化するだけなのだ。

このような習慣のループの例はここまで数多く見てきた。生活の中でも、とくに望んだものを得られないときは、主観的バイアスに基づいて習慣的に環境に反応している。そうした習慣的な反応にマインドフルな気づきの要素を注ぎ込めば、苦のサイクルから抜け出しやすくなる。反応にとらわれることなく、気づきの状態を保てるようになるだろう。バチェラーはこれについて明確に説明している。

「『集』とは渇愛、貪欲、憎悪、迷妄を意味する。すなわち、私たちと世界との接触がきっかけで生じるあらゆる反応である。『滅』とはその反応の消滅を意味する」[原注9]

「悪癖」にまみれた脳ほど、生まれ変われる！

レジリエンスの概念に話を戻すと、反応がいかにレジリエンスの反対、すなわち抵抗に結びつくかを、いまや私たちは理解できる。なぜよく考えもせずに新しい考えに抵抗するかというと、ある種の主観的バイアスに従って反応するからである。なぜ恋人に捨てられることに、ときには相手に懇願してまで抵抗するのかというと、自我が傷つくことや、安全性が失われる可能性に反応するからだ。

だが、レジリエンスがあれば、新しい環境に身を置きはじめたときに、それに合わせて柔軟に対処できる。レジリエンスがあれば、悲嘆のプロセスに抵抗したり避けたりはしない。自我への愛着や脅威の感覚からいち早く回復し、それにこだわらずに次に進める。

日々の生活の中で、自分でコントロールできない物事に自分がどれほど反応して抵抗しているかがはっきりと見えれば、自分は抵抗のためのトレーニングをしているのだと明確にわかってくる。そのとき私たちは、いわば「悪い」（新しい）考えと闘うための筋肉を鍛えているわけだ。相手に捨てられたときの痛みを払いのけるための防御を固めていると言ってもいい。これが極端な方向に行くと、寛容さや弱さを自分に認めず、鉄の鎧を着込むことになる。

サイモン・アンド・ガーファンクルは「アイ・アム・ア・ロック」という曲の中で、「誰も僕に触れない」ように周囲に防護壁を築く気持ちを歌っている。生きていく中で感情のジェットコースターに乗りたくないという不幸な努力の歌だ。そこで語られているのは苦しみへの対策としての孤立である。歌詞にあるように「島が泣くことはない」のだ。

この曲でも歌われるように、抵抗には代償が伴う。世界から離れれば離れるほど、私たちは何かを失う。セルフコントロールのメカニズムである論理的なシステム2の話を覚えているだろうか。ミスター・スポックには感情がない。彼は偏った行いをしないよう最適化されている。大半の人間にとって感情（通常はシステム1が支配する領域）が真の自己の中心に作用するため、ストレスを受けているときや感情的になりすぎているときにはシステム2はうまく働かない。

依存症的行動はどれもそうだが、反応は反復によって強化される。反復により抵抗のためのトレーニングをしているのだ。フェイスブックで「いいね！」を確認するたびに「私は良い」というバーベルを持ち上げ、刺激に反応してタバコを1本吸うたび、「私は吸う」という腕立て伏せをする。最近思いついた最高のアイデアを同僚にまくし立てるたびに、「私は賢い」という腹筋運動をしている。かなりのエクササイズである。

そしてあるとき、私たちは自分の正の強化や負の強化の（永続的な）ループを持続させている輪の中を走り回るのをやめる。それはたいてい、疲れ切ったときだ。あらゆる条件反応に食傷したとき、それでは何も得られないという事実に気づきはじめる。

立ち止まって人生を見つめ直すと、一歩下がったところから、自分が迷子になっていて、どこにもたどり着けない状況が見えてくる。コンパスを取り出して、間違った方向に向かっていたと気づくのである。ここでありがたいのは、自分がストレスをどう生み出しているかについて単純に注意を向ければ、つまり、ただマインドフルになれば、別の道に向かうトレーニングを始められることだ。

脳は「学習」するようにできている

しかし、抵抗のトレーニングも無駄ではない。そのおかげで私たちは、不-快と不満を増大させる間違った方向に向かう行動に気づけるのである。繰り返される行動が困った結果を生み出しているのだと明確に知れば知るほど、その魔力から逃れやすくなり、その行動に自・然・に引き寄せられることが少なくなる。それまでは幸せの源と考えていた興奮が、もはやそういうものとして感じられなくなるのだ。

それはなぜか。習慣を手放して「ただ単にある」ことの報酬は、不-快よりも心地よく感じられるからである。私たちの脳は学習するようにできている。自己強化的な縮こまった報酬と、オープンで拡張的で喜びに満ちた忘我的な報酬との違いがはっきりとわかれば、コンパスの読み方を学びはじめたと思っていい。そうなれば、自分で方向を見て、真の幸福に向かって歩きだせる。

道具の働きを知るとその知識は力になり、その道具を目一杯に活用できる。自分自身で苦しんでいるとき、その苦しみを敬遠したり、また別の悪習にはまったときに自分を責めたりするのではなく、コンパスを引っ張り出してこう自問すればいい。

「私は今どこに向かおうとしているのだろう?」

私たちはその悪習に感謝してもいいくらいだ。実際、今この瞬間にそれは私たちの導きとなり、自分について、また自分の習慣的な反応について、学ぶ手助けをしてくれているのだから。私たちはこうした経験から成長できるのである。

すべては「渇望の頻度」を知ることからはじまる――トレーニング法

抵抗のためのトレーニングというたとえ話をもう少し続けよう。ジムでトレーニングするとき、何キロのバーベルを持ち上げるか、何回持ち上げるか、持ち上げたまま重力に抗して（まさに抵抗）どのくらいの時間がんばるかを計算する。これらのプロセスが筋肉強化の役に立つ。本章冒頭の修道士の話で言うと、若い修道士は精神的な重荷を持ち上げたまま、支えきれなくなるまで担ぎ続けた。もうダメだとなったときに怒りと共に老修道士の足もとに重荷を投げ落とした。

マインドフルネス・ストレス低減法のコースであれ何であれ、自分を変えるために抵抗をしないトレーニング、あるいは抵抗に抵抗するトレーニングといったものを始めるときには、このジムのトレーニングと同じようなプロセスを日々の反応に適用してみるといい。まず、自分はどのくらいの頻度で、物事が自分に向けられたと思って反応するかを見るのだ。

これを確認する一番簡単な方法は、身体の中に衝動や愛着を示すような力み、縮こまりがないか探してみることだ。この体感は、快い経験でも不快な経験でも起こるので、それを忘れないように。

次に、重さはどのくらいかを見る。つまり縮こまりの程度を測ってみる。最後に、それをとどのくらい長く抱えているのかをチェックする。これができるようになれば、私たちは自然と反対の方向に向かい、重荷を手放せるのである。

進歩も同じ目安で測れる。以前のように習慣的に反応せず、どのくらいの頻度で重荷を手放せたかに目を向けるのだ。また、何かを抱え上げたとき、それは以前より軽くなっているだろうか。つまり、それにとらわれていないか。そして、それをどのくらい長く抱えているかを確認してみる。重荷を抱えて歩き回っていることに気づいたら、すぐにそれを下ろせるだろうか（そして、再び取り上げずにいられるか）。

抵抗に抵抗するトレーニングは、結果を達成しなければならないものと考えるのではなく、探究の過程と考えるとよい。ストレスの方向とその反対の方向を知っても、何か特定のものが得られるわけではない。注意を払っていれば、いかなるときでも特定の方向に歩きだせるというだけだ。

コンパスの読み方に慣れれば慣れるほど、「単にある」というこのモードに入るのがいかに容易か必ずわかってくる。特別なことをする必要はないし、どこかへ行って何かを手に入れる必要もない。ただ、自分の邪魔をするとどう感じられるかを学ぶだけでいい。そうすれば、その後のことは自然に進んでいく。目を見開いてよく見てさえいれば、その方向に歩き続けられるのである。

T・S・エリオットは『四つの四重奏』の4番目の詩の末尾をこのように締めくくっている。

われらは探検を已《や》めることなし、
すべてわれらの探検の終わりは
われらの出発の地に至ること、
しかもその地を初めて知るのだ。
未知の、しかも記憶の中にある門を抜け
この地上で最後に見出すところは
初めの地であったところ。

私たちが探し求めているものは何なのだろう。エリオットは数行あとでこう語る。

知られぬのは探さぬから。
ほら、聞こえる、幽《かす》かに聞こえる、海の
二つの波のあいだの静止の中に。
さ、疾《はや》く、ここ、今、いつも——
全き純一の状態
(すべてを賭けて贖《あがな》われるもの)

本書の文脈からすると、ここで言われている「すべて」とは、私たちが人生の中で自意識を築き上げ、守り、保護してきた中でかけ続けてきたあらゆる眼鏡だと解釈できる。こうした主観的バイアスを捨て、世界観を手放し、まったく違う道に歩みだしたときに何が起こるのだろう。エリオットはこう締めくくる。

かくて人はすべてやがてよし
あらゆるもの、またすべてやがてよし
炎の舌はことごとく抱き寄せられ
火の冠に結ばれて
火と薔薇は一つ。[原注10]

そうするだけの価値はあるように思える。

訳注

＊1 ブッダの生没年には諸説ある。北伝仏教ではこれより1世紀下り、紀元前463〜383年とされる。

おわりに　あなたの脳は変えられる、ただし…

幸福は強要できるものではない。長期的に見ると、強要できるものなど何もない。必要なのは強制力ではなく、適切な行動工学だ。
——フレイジア（B・F・スキナー『ウォールデン2』の登場人物）

「これをやると何がいいのか？」に注意を払うだけでいい

ここまで、人には、タバコやアルコール、麻薬、さらには自分のイメージといったものまで、ありとあらゆるものに依存する可能性があるのを見てきた。これについてはどうすることもできない。行動と結果、刺激と報酬を結びつけようとするのは私たちのDNAの仕業であり、生存のためでもある。

スキナーらによる行動の研究は、このような学習プロセスの働き方を理解すれば、そのプロセスを良い方向に変える助けになるだろうということを明らかにした。

スキナーはこの発見が非常に大きな意味を持つことを理解し、そこから一歩進めて、その学習プロセスはセックスや政治など、あらゆる事柄に適用できると提案した。

スキナーが書いた唯一の小説『ウォールデン2』(1948年)は、第2次世界大戦直後のアメリカ中西部の架空の町を舞台にしている。描かれているのは意図的に設計されたユートピア社会だ。動物を相手に研究してきたスキナーとしては、その研究結果を純粋に発展させ、それを社会的に表現したかったのだろう。

この小説の中でスキナーは、ユートピア的理想を実現する方法として自己コントロールを工学的に行うことを強調している。崇高な理念の提唱だが、脳の進化の現状を考えると、限界が伴うのではないか。


興味深いことに、仏教に帰依した古代の心理学者たちもスキナーと同じプロセスを吟味し、ある解決策に行き当たったようだ。彼らは、苦しみのプロセスの核にあるものとして、自己と、報酬学習により発展する主観的バイアスとに注目した結果、そのプロセスの鍵を握る要素(渇望と反応)を突き止め、さらには素晴らしく単純な解決策をも見出した。「自分の行為への報酬と思えるものに注意を払う」という方法である。

行為の結果をはっきりと見据えれば、それだけ主観的バイアスを弱められる。こうして進む方向を変えれば、自然に悪癖から抜け出し、ストレスから離れ、欲しい何かを手に入れる必要のない幸福に向かっていける。このような修正を行えば、活力を生活の向上に充当できるだろう。物事に集中でき、世の中への関わりを強め、大きな満足を得て、ときにはフローの体験さえできるかもしれない。これが真実であるなら（そうであることを示唆する科学的証拠は増え続けている）、それを妨げているものは何なのだろう。

「脳のクセ」はビジネスや政治に利用される？──感情感染

スキナーは『ウォールデン2』の中で、人工的な共同体の外部でもすでに行動工学は日常的に使われているという事実に何度か言及する。広告看板は大きく作られ、人目を引きつける。ナイトクラブのようなエンターテインメント施設は、人々を興奮させてショーにお金をつぎ込ませている。恐怖や興奮を通じて大衆を囲い込むために、プロパガンダなどの戦術が乱用されることについても彼は強調する。

言うまでもなく、これらは正の強化や負の強化の実例である。ある戦術がうまくいけば、それが繰り返される可能性は高い。そのことは、選挙の例を見ればわかる。

政治家は「この国は安全ではない。私が安全にしてみせる」と、恐怖を煽り立てるような選挙運動をする（行動）。自分が危害を被るかもしれないという有権者の考えが、この候補者を支持する衝動となる。この戦略が奏功して当選した（報酬）場合、次の選挙でも、条件が整えば同じ戦略が使われるのは確実だ（ただし、「信じられる」脅威がなければならない）。

この種の行動工学は少々陳腐に、あるいは無害にも思えるかもしれない。ありふれているし、差し迫ったものでもない。大統領選挙はしょせん4年に1回である。それに、不安をかきたてる選挙運動は何も目新しくはない。

しかし、心理学や報酬学習についての科学的理解は進んでおり、それと最新の技術が結びついて、本質的にスキナーが危惧していた事態が前代未聞のレベルで出現する可能性はある。『ウォールデン2』でスキナーが強調している事柄の1つに、特定の組織が共同体全体に対して科学的実験を実施する力を持てば、比較的短時間で結果が出せるというものがある。共同体「ウォールデン2」の規模は1000人である。一方、現代の多国籍企業には、10億人単位の顧客に自社のサービスを日常的に提供しているところもある。こうした企業のエンジニアは、サービスの一部を変更し、それがどのような結果をもたらすか、明確な結果を数日で得られる。実験の対象人数にもよるが、場合によっては数時間で結果が出る。

社会科学者は、ポジティブな感情やネガティブな感情が近くの人に伝播する現象（感情感染と呼ばれる）を確認している。誰かが明らかに幸せな気分で部屋に入ってくると、あたかもその感情が感染するかのように、ほかの人も幸せな気分になりやすい。

フェイスブックのアダム・クレイマーはコーネル大学との共同研究で、この現象がデジタルのやり取りにも表れるかどうかをSNS上で確かめてみようとした。[原注1] フェイスブックのユーザー約70万人のニュースフィードを操作し、そのユーザーが見る感情的な内容の量を（ポジティブ、ネガティブそれぞれについて）変更したのだ。まず、ポジティブな表現を持つ投稿の数を減らしてみると、そのユーザーのポジティブな投稿も減った。

ネガティブな表現では二重の効果があった。ニュースフィードのネガティブな表現を減らすと、投稿のネガティブな内容が減り、かつ、ポジティブな内容が増えたのである。この種の「行動工学」は、まさにスキナーが70年前に予測したものと同じだ。

この研究は議論を呼んだ。理由の一部は、参加者の同意という倫理問題に関する懸念である（利用者の直接の同意を得ていなかった）。フェイスブックへの登録時に利用条件に同意したことをもってこの研究への「参加を認めた」とするのが適切かどうか、はっきりしない。通常、実験への参加者はどのような内容の実験に参加するのか事前に知らされる。実験の要素として参加者を騙す内容がある場合、倫理委員会が、そのごまかしにリスクを上回る利点があると認め、実施を承認する必要がある。

脳の依存メカニズムにつけこむ消費社会

興味深いことに、この議論が注目を集めたのは研究が公表されたからだった。企業は通常、科学的研究を公表することで売り上げを得ているわけではない。それゆえ、顧客獲得や売り上げ拡大のため、公表せずにこのような実験を行うこともありうるし、その場合には何の制約もかからない。

現在ある技術を利用すれば、どのような規模の企業でもA／Bテストを実施できる。A／Bテストとは、1つの変数だけを変化させ、その影響で結果がどう変わるかを見るテストだ。

サンプル数が多いほど結果の信頼性は高まる。多くの顧客を抱え、資金と人材を有する大企業なら、比較的短期間で、しかもある程度継続的に私たちの行動を左右できる。

行動工学は、スキナー的な技法を採用できるなら、どんな産業でも利用可能だ。むしろ、それをしない理由はない。商品を買ってもらいたければ、購買意欲を生むものを考える必要がある（消費者の「ペイン・ポイント」と呼ばれる。つまり悩みの種である）。

その例は食品工学にも見られる。２０１３年にマイケル・モスがニューヨークタイムズ・マガジン誌に、食品産業の内幕を暴露する「依存性ジャンクフードの異常な科学」という記事を寄稿した[原注2]。

モスは、食品の色や匂い、味、食感がどのように完璧に操作されているかを事細かく解説している。食品は私たちのドーパミン系を活性化させるよう処理される。そうすれば、私たちはより多く食べるようになる。たとえ空腹でなくてもだ。忘れがちだが、すべての進化の物語は空腹からはじまっている。私たちはまず、生き延びるために食べなければならないのだ。しかし、おいしい食べ物が豊富にある環境では、うれしいとき、悲しいとき、不安なとき、落ち着かないとき、退屈なときにむしゃむしゃと食べることを学習する。

残念なことに、この種の行動工学はつねに過剰な消費を促すために利用されるのが現実である。それが食品であれ、ドラッグであれ、ソーシャルメディアであれ、買い物であれ。

現代生活に普遍的に見られるこうした特徴を指摘するのは、読者を怖がらせるためではない。こうした活動は昔から行われてきたわけで、市場が拡大し、世界中がつながり合うようになった中で勢いが増しているだけである。それに、スキナーも指摘しているが、恐怖の感情は行動の操作に利用されうるものである。

私は人々の苦しみを、精神科医として、また友人として、夫として、教師として、兄弟として、数多く見てきた。彼らの苦しみは私のペイン・ポイントに触れる。自分の苦しみだけでなく、他人の苦しみを目にすることも、やはり痛みをもたらすのである。その痛みを感じつつ、私は何か人の力になりたいと思うようになった。こうして私は、苦しみの原因についての自分が学んだ知識を利用して、人が苦しみを軽くする方法を身につける手助けをしているのである。苦しみを軽くすることは自分のためばかりではない。それは周囲の人のためにもなる。

「やめられない!」をやめるトレーニング・プログラム

ジェフ・ウォーカーは、非常に頭が切れるが物腰の柔らかい紳士だ。リアルタイムfMRIニューロフィードバックが見たかったという彼は、友人の紹介で私の研究室にやって来た。ウォーカーは2007年にプライベート・エクイティ業界を若くして引退し、非営利組織の資金調達に手を貸すようになった。非営利団体の役員や理事たちと働くことはウォーカーにとって大切な仕事となり、ついには『ジェネロシティ・ネットワーク(寛容のネットワーク)』という本まで書いてしまった。

ウォーカーとは共通の趣味（音楽や瞑想など）が多いことがわかり、fMRIを体験したいという彼の望みに私は沿うことにした。装置の中では、自分のPCC（後帯状皮質）の活動を示すグラフが上下する様子を見ながら、さまざまな瞑想技法や音楽の即興などを試してもらった。

ウォーカーは1時間半ほどそこで過ごし、満足した顔つきで装置から出てくると、私をランチに誘った。席に着くと彼は、「あなたは起業することになりますよ」と話を切り出し、その会社の概要を紙ナプキンに書きはじめた。

「こういう装置は世に出さなければいけませんよ」

彼はサンドイッチをかじりながら言うのだった。

それまで、会社を興すなど考えたこともなかった。私は科学者で、真実を見出し、世界の仕組みを理解するために大学院に進んだ人間だ。この成果を象牙の塔から外に出して人助けをするには会社を作るのがいいのだと、ウォーカーは、不安げな私を説得した。こうして私たちは、私の考えに共鳴し、投資への見返りよりも社会変革に興味を持つエンジェル投資家たちの助けも得て、会社を設立した。

最初の社名はゴー・ブルー・ラボだった。イェール大学のスクールカラーが青と白だったことと、ニューロフィードバックのグラフの表示色が、PCCの活動が低下したときに青くなることにちなむ命名だった。その後、クラリタス・マインドサイエンシズに社名変更した。クラリタス（*claritas*）とはラテン語で「明晰さ」あるいは「明るさ」を意味する。物事を明晰に見るだけで依存的行動を克服できるという考えに基づく名称である。

このベンチャー企業の目的は、報酬学習について研究室で得た知見を公表し、誰もが持つ自らのコンパスの活用を啓蒙し、その活動を通じて消費主義の流れに異議を唱えることだ。第5章で紹介したように、瞑想の初心者の中にもニューロフィードバックを利用して物事を「手放す」感覚を体験できた人がいた。おそらく、こうしたことを意図的に導く装置やトレーニング・プログラムの開発は可能だろう。今日の社会状況の中で、依存症はますます増えている。だからこそ、私の研究室で得た知識を今こそ活用すべきだと私たちは心から考えたのである。

「渇望」を抑えるアプリの開発

一方、イェール大学のキャシー・キャロルのグループは、行動療法の普及に際して、この治療法が潜在的に持つ力とその有効性を減じることなく広めるにはどうするのがいいかについて研究していた。

キャロルのグループのスティーブ・マーティーノが率いるチームは最近、訓練を受けたセラピストが治療を行う際、調査のために録画されているのを知っていてもなお、セッションの大半の時間をクライアントとの「規定外の話し合い」、つまりただのおしゃべりに費やしているという結果を示す論文を発表した。

驚くべきことに、88%ものセラピストがセッションのどこかで、話し合いのきっかけとして自分のことを持ち出していた。[原注3] 脳の「報酬」の問題以前に、そのような無用の会話は患者の助けにはならない。キャロルはこの事実をもとに、認知行動療法をコンピューターを使って施す方法を開発した。対人のカウンセリングの代わりに録画による指導とロールプレイを行うのである。この方法は、薬物使用の治療に有効であるのがわかっている。[原注4]

私たちのベンチャー企業は、キャロルのやり方に従い、デジタル治療法を一歩前進させた。もし依存症者がある特定の文脈で習慣を形成していて（たとえば車の中で喫煙を学習している）、かつ、すでにスマホ依存になっているとしたら、彼らの気を引いているまさにそのスマホを逆に利用して、喫煙やストレス食いなどの不健康な依存症的行動の習慣的パターンから抜け出させることができるのではないか――そう考えた。喫煙やストレス食いなどの強迫的行動への衝動が自分に生じているかどうかには、「好奇心を持って注意を向ける」必要があるからだ。私たちは生来、好奇心をもって注意を向ける能力を備えている。

このアイデアを実現するため、私たちはマニュアル化されたマインドフルネスのトレーニングをデジタル化し、さらに小分けにして、スマホ（またはウェブ）で少しずつ利用できるようにした。キャッチコピーは「そう、そのためのアプリがある」。

最初の2つのプログラムは、喫煙とストレス食いを対象としたもの（「クレーヴィング・トゥ・クイット（止めるべき渇望）」と「イート・ライト・ナウ（今このときに食べる）」）である。[*1] それぞれに関連する特定のペイン・ポイントを利用し、毎日短時間（通常5分から10分）で行うマインドフルネスのトレーニングを紹介する動画やアニメ、その場でできるエクササイズを盛り込んだ。トレーニングはプログラム参加者限定のオンライン上のコミュニティーと連動しており、コミュニティー内では互いに仲間として支え合うことが推奨される。私自身も参加してヒントや助言を与えたり、有効性を確認するため、治験でこのアプリを使うこともある。

アメリカの国会議員たちも「瞑想グループ」を立ち上げ

会社を立ち上げてほぼ1年経った2013年5月、私はワシントンDCに滞在していた。その直前には、ジョンズ・ホプキンズ大学の瞑想研究で数日間のコンサルティングを行い、TEDxトークでマインドフルネスの話を収録したばかりだった。

ワシントンDCにいる間に、オハイオ州選出のティム・ライアン下院議員と面談する機会があった。ライアン議員とは、その前年に、ある瞑想科学研究会議のパーティーで顔を合わせていた。ライアン議員自身も数年前に初めてジョン・カバットジンの瞑想修養会に参加し、感銘を受けて、その後毎日瞑想を実践するようになっていた。

議会の党派主義を緩和するのにマインドフルネスがいかに役立つかを理解したライアン議員は、下院に瞑想グループを作り、週1回の瞑想会を始めていた。2012年には『ア・マインドフル・ネイション――簡単な実践が、いかにストレスを減らし、パフォーマンスを向上させ、アメリカン・スピリットを取り戻すのに役立つか』という本を出版している。

ライアン議員のオフィスに入ると、彼はあいさつもそこそこに本題に入り、最新のマインドフルネス研究の状況を尋ねてきた。何かを支持する前に、それの裏づけとなる事実と科学をきちんと理解しようという熱意がひしひしと伝わってきた。話の流れで私は、マインドフルネスと禁煙に関わる自分の最新の発見と、トレーニングをデジタルに行うアプリの開発について触れた。スマホを取り出してアプリの特徴を説明しはじめると彼はすっと立ち上がり、若いスタッフを電話で呼び出した。

「マイケル、ちょっと来てくれないか」

マイケルが部屋に入ってくるなり彼は「きみ、タバコを吸うよね」と尋ねた。マイケルはおずおずと認めた。

「そうか。やめる必要はないんだが、このアプリを試してみて、良さそうかどうか教えてくれ」

そうライアン議員が命じると、マイケルは頷いて部屋を出ていった。

その日の午後、私は北に向かう列車の中からマイケルに、「私たちのクレーヴィング・トゥ・クイット・プログラムへのボランティア参加（というかライアン議員にボランティアさせられたわけですが）ありがとうございます」というお礼と共に、プログラムのはじめ方の詳しい説明を添えたメールを送った。

2日後、彼はプログラムを開始し、次の週に進行状況をメールしてきた。その末尾には「この機会を与えてくださったこと、重ねてお礼申し上げます。禁煙するつもりはありませんでしたが、プログラムを進めている今、これまでになかったほど調子がいいように思います」とあった。

マイケルからは1カ月後にもメールがあった。

「最初は懐疑的でしたが、ほとんどすぐに効果がわかりました。1日10本吸っていて、実際、新しい1箱とライターを持たずに家を出るのが怖かったくらいですが、21日目に完全にやめることができました。『クレーヴィング・トゥ・クイット』なしには不可能だったでしょう」

これを読んだとき、私の頬を涙が伝った。妻にどうかしたのかと尋ねられ、口ごもりながら答えた。

「本当にうまくいきそうなんだ」

さまざまなマインドフルネスのツールにメディアも注目!!

それから1年後、ジャーナリストのアンダーソン・クーパーがマサチューセッツ大学マインドフルネスセンターの私の研究室を取材に訪れ、CBSの番組『60ミニッツ』の撮影をしていった。クーパーはちょうどライアン議員にインタビューをしたばかりだった。私は番組プロデューサーのデニスに、マイケルについて尋ねてみた。デニスはマイケルのことを覚えており、禁煙を続けていると話していたという。

クレーヴィング・トゥ・クイットは現在、私の研究室で、ほかの実際の治療と比較対照する治験を行っている。また、国立がん研究所が開発した禁煙アプリとの直接比較研究も実施中だ。私たちはこのアプリを公開している。世界中の喫煙者から役立ったかどうかのフィードバックを得て、改良を続けるためだ。

ストレス食いや感情的摂食のためのイート・ライト・ナウプログラムも開始した。このプログラムの利点の1つは、とくにオンライン・コミュニティーであるため、互いに助け合えること（人のために何かをすることはそれ自体が報酬になる）に加え、数多くの利用者が実践のための知識ベースを自ら構築できる点にある。誰かが自分の進歩の記録をつけたり、あるいは私が誰かの質問に答えたりすると、それがプロジェクトに知識を1つ付け加えることになる。こうして蓄積された知識と経験が、将来の利用者の役に立つ。「ペイ・フォワード（人から受けた親切を別の人に広げていく運動）」の現実の例である。

私たちはそのほかにも、マインドフルネスをデジタルで行うツールの開発を進めている。報酬学習はフィードバック（報酬）によって最もうまく進むことを私たちは知っている。そのため、クラリタスと私の研究室は密接に連携しながら、何百万ドルもするｆＭＲＩ装置を必要としないニューロフィードバック・ツールの開発に取り組んでいるところだ。

プラサンタ・パル（第3章で紹介した物理学者）やレムコ・ヴァン・ラターヴェルド博士（研究室のシニア・ポスドク研究員）をはじめとする私たちのチームは、ｆＭＲＩによるニューロフィードバックと同じように、経験にとらわれたり、物事を手放すことに関係するPCCの活動の変化を記録できる脳波計を開発している。

フィードバックは、信号が強まるにせよ弱まるにせよ、そこから何かを学べるようなものであれば申し分ない。パイロット試験から、この脳波計がfMRIと同じように被験者の経験を示すことがわかってきた。2つの種類の経験がどう感じられるかを認識したうえで、信号が強まる行動をやめ、弱まる行動を大切にできれば、大きな力となるはずだ。

現代人の脳は「悪癖の罠」に包囲されている

私たちの最終目的は、ニューロフィードバックとアプリによるトレーニング・プログラムとを合体させ、習慣の変容に役立てることである。利用できるトレーニングは、有効性が証明され、標準化されていながら個別化されているものだ。私たちは、マインドフルネスのツールを提供すると同時に、そのツールが適切に使われるようにするために必要なフィードバックも行う。

現代人は、短期的な報酬——かえって人の渇きを増すような報酬——の渦に巻き込まれる瀬戸際を泳いでいるようなものである。そんな中で、まさにその強化と同じプロセスを利用するこの種のツールがあれば、食べ物であれ、お金であれ、名声であれ、権力であれ、自分が求めるものがどのくらいあれば十分なのかを見極める機会を与えてくれるのではないだろうか。それを発見する旅を通じて私たちは、より永続的で満ち足りた報酬を見つけだすだろう。

マインドフルネスを学べば、気づきと気遣いを深める生き方を身につけることができる。ドーパミンの分泌を求めて機械的にレバーを押し続けるよりも、あらゆる行動に注意を向けつつ、関わるものすべてを意識的に選択する生き方である。そのとき私たちは、浅い興奮に満たされるだけの人生ではなく、より幸せで健康的な人生を見出すだろう。

訳注

＊1 その後、不安を対象とする「アンワインディング・アンザエティー（不安を解きほぐす）」プログラムも加わっている。

本書に寄せて

「悪癖だらけの脳」を救う

今こそマインドフルネスをはじめよう

ジョン・カバットジン

一般に認識されておらず、重要視もされていないが、私たちの頭の中、半球型の頭蓋骨の内側に収まっている千数百グラム（体重の2%ほど）の臓器、すなわち人間の脳が、私たちの知るかぎり宇宙で最も複雑な組織であるという事実に議論の余地はない。人間が目覚ましい能力を発揮するのは、この事実ゆえである。人間であることの奇跡――。それは、ひとたびものを見る目と心を養いさえすれば、あらゆる場面で容易に見て取れる。

人は、病気による痛みや苦しみに悩む。また、自らの真の姿に目を向けようとしないがために、自分や周囲の人間にしばしば痛みや苦しみを与えている。しかし人間の脳は、これらの痛みや苦しみをすべて超越し、受け入れる力を持つ。

私たちは、自己の完成に必要と感じているものを切望し、ほんの一瞬でも、1時間でも、1日でも、人生を平穏に過ごし、あるがままの自分でいたいと願う。ところが、気がつくと型にはまった考えや悪習にからめとられ、鬱々とした状況に陥ってしまう。

皮肉なのは、私たちが１つの事実を見逃していることだ。それは、自分たちはすでに全体として完成しているというのに、自己の完成を強迫的に希求する幻想の奴隷となるべく画策しているという事実である。なぜか、自分たちが完全であるという事実をすぐに忘れ、あるいは思い出しもせず、逆にひどく損なわれていると感じているせいで、自らが本質的に完成しているという可能性を思い浮かべることすらできない。しかし、多くの支えと、１つの方法の実践により、その可能性に思い至り、自分の全体性《ホールネス》と美しさとを取り戻すことができる（ホールネスという英単語は、「ヘルス」や「ヒーリング」と同根の言葉である）。


本書はまさに、著者の専門的な知識を提供し、読者がその道をどこまでも歩けるように導くものである。

あなたは今、道の入り口に立っている。「渇望する心《クレーヴィング・マインド》」があなたを蝕むほどにその何かに耽溺させている中で、あなたという存在のすべての次元を取り戻し、全体性を身につけることを学ぶ冒険をはじめるために、本書は申し分のない出発点となるだろう。

860億の神経細胞は絶えず「変化」を続けている

ごく最近まで、脳の全体像は十分には理解されてこなかった。脳の複雑な構造、ネットワーク、機能、異常なほどの可塑性《かそせい》、自己組織化する多次元的学習基盤としての多機能性といったものは、数十億年にわたる進化の結果であり、今現在もなお、生物学的にも文化的にも驚くほど急速に進化し続けている。そして今、私たちは、近年の神経科学とテクノロジーの進展のおかげで、直感という、脳が持つまったく神秘的な性質については言うまでもなく、脳の仕組みと無限とも思えるその能力と機能に畏敬の念を抱けるほどまで理解を進めてきた。

　改めて脳について考えると、私たち人類が受け継いできたものの巨大さに圧倒される思いがする。受け継がれてきたものすべてと、それが意味するところをいざ認識するとなれば、1人ひとりが生まれてから死ぬまでの比較的短い時間に取り組むことになるであろうその課題にたじろがずにはいられない。その認識は、私たちがより十全に目覚め、より十全に気づき、より十全に統合され、より十全につながり、不健康で閉塞的な習慣の束縛から解き放たれるということ、要するに、「より十全に本当の姿になる」ということに関係する。

　人類が受け継いだものの神秘的な出現とその能力と可能性は、真に奇跡的な性質を帯びている。次のことを考えてみてほしい――そして、私たちがあらゆることについて、それが何であれ考えられるということにも、もちろん驚嘆してほしい。あなたの脳は（最新の研究によれば）約860億の神経細胞（ニューロン）からできている。そのうちの数百万は目や耳や鼻、舌、皮膚など身体の各部に伸びている。さらには脊髄と自律神経系を通じて、事実上身体のあらゆる場所、あらゆる器官につながっている。[原注1]

　これら860億のニューロンには、グリア細胞と呼ばれる多くの細胞が伴う。グリア細胞の機能はまだ十分に解明されていないが、少なくともニューロンの機能の一部を支え、ニューロンを健康で満足のいく状態に保つ働きをしていると考えられている。ただし、グリア細胞にはもっと多くの役割があるのではないかと考える人々もいる。ニューロンは、高度に特定化かつ特殊化した多くの形態に組織化され、脳内で回路を形成している。

回路が結ぶ脳の領域としては大まかに大脳皮質[原注2]、中脳、小脳、脳幹があり、回路の中核としてさまざまな「神経核」が存在する。たとえば視床、視床下部、海馬、扁桃体などで、それぞれが独特な構造を持つ。これらが生物の多くの機能を支え、統合している。

ここで機能というのは、たとえば運動と移動、接近／回避行動、学習と記憶、感情と認知およびそれらの継続的な統制、外界の知覚、身体自体の知覚（皮質のさまざまな領域にある各種身体「地図」による）、他者の感情や心の状態の「読み取り」、他者への共感や思いやり、そしてもちろん、先に触れた直感のあらゆる側面、そして人間を人間たらしめているまさに本質である意識そのものである。

860億のニューロンのそれぞれに約1万のシナプスがある。すなわち、脳内には全体でシナプスによる神経接続が数百兆あるということになる。こうしてできるネットワークの数は事実上無限だ。また、つねに様変わりする環境とその複雑さに適応するため、ネットワークも変化を続けている。とくに生存の可能性と個体および集団の幸福の最大化をはかる学習をする際、その変化は著しい。これらの回路は、私たちが何を行い、何を行わず、どのような物事に直面し、その物事との関係をどう選ぶかにより、常時組み直されている。この脳の接続性こそが、私たちが何を求め、行い、認識し、統合するかに関連して形成され、強化されているのである。

私たちの習慣、行動、そして思考そのものが、脳の機能的接続性と呼ばれるものを発達させ、強化し、最終的に固めていく。すなわち、脳の各領域をつなぎ合わせ、それまではできなかったことをできるようにするために不可欠な接続を形成していくのだ。学習とは、そういうことである。こうした接続は、本書で説明されるマインドフルネスのコンパス（方位磁石）を利用して特別な注意の払い方をすれば、迅速に形成されることがわかっている。逆に、望ましくない環境や嫌な環境に注意を払わずにいると、何かに対する渇望や生活を縛る大小さまざまな嗜癖が心の中に刻み込んだ溝がますます深まっていき、それに対する反応と苦悩が果てしなく繰り返される。それだけに、脳の接続性が私たち1人ひとりに及ぼす影響は、かなり大きいと言える。

結局、私たちの脳は「何を」求めているのか？

神経科学によって脳の複雑さと無限の能力が明らかになるのに伴い、私たちは今日、脳の興味深い側面が日々新たに発見されつつあることを知るようになった。脳の持つ力を知ってしまった以上、私たちはその知識を活用し、自分の命と生き方をより良く理解するよう求められていると考えざるをえない。さらには自分自身のためだけではなく、生命と惑星を共有する者たちのためにも、脳が持つこの幅広い力を、健康と幸福と創造性と想像力、そして最終的には深い幸福のために働かせる必要がある。

　脳について言うならば、私たちは、見事に組織化された複雑さと美しさを、非常に多くのレベルで自分の中に受け継いでいる。にもかかわらず、私たちがなおも苦しみ、落ち込み、不安になり、自己や他者を傷つけ、そして皮肉なことに、あまり意識せずに自分をなだめるような、それでいて欲してやまない幸福にとって非常に有害な習慣のパターンに容易に落ち込んでしまうという事実を認識すると、心がたじろぐ（「心」について触れるのを忘れていた。私たちが受け継いだこの組織化された複雑さと美しさのすべてから自己という感覚が生じ、その「自己」が心を持つと考えられる）。

　その苦しみ、その不適切感の多くは、何かが欠けているという感覚から生じている。私たちは実際にはすべてを持ち合わせており、間違いなく奇跡的な存在で、本当の天才で、生涯を通じて学習し、成長し、治癒し、変容する可能性を持つ比類なき才能を有しているにもかかわらずである。どうすれば、この恵まれた状況を理解できるのだろう。

　そもそも私たちはなぜこれほどまでに空しさを感じるのか。なぜつねに満足しなければならず、絶え間なく直ちに欲望を満たさなければならないのだろう。そしてつまるところ、私たちは実際何を欲してやまないのか。なぜそれを欲してやまないのか。実際にそれを欲してやまないのは、強いて言うなら何者なのか。あなたの脳を所有しているのは何者なのか。責任者は誰なのか。その結果として苦しむのは誰なのか。物事を正せるのはいったい誰なのだろう――。説得力に満ちた本書の中で、ジャドソン・ブルワーはこれらの疑問に取り組み、見事に答えてみせた。

最終的に解き放つべきものとは何か

ブルワーは現在、マサチューセッツ大学医学部の医学・ヘルスケア・社会マインドフルネスセンター治療神経科学研究室の責任者である。依存症治療の臨床経験豊富な精神科医であるブルワーは、蔓延するあらゆる種類の依存症の問題点について、また、最終的にそこから生じる障害や疾患、痛みや苦悩について洞察を深めてきた。

これらはすべて、私たちの誰もが人間として多かれ少なかれ持ち合わせている傾向であり、「何かを欲してやまない心」を発生源とする。また、私たちはそうした依存症について、それが自分にとって都合が良ければまるごと無視したり、場合によっては自分にはそれに取り組む力がないと感じてしまうこともある。そう感じるときの私たちは、自分の中に存在する力や変化する潜在能力が手の届かないところにあると思っているか、そうした力があることにさえ気づかずにいるのである。

ブルワーは、主流の精神医学的依存症治療の実績と並行して、マインドフルネス瞑想でも長く経験を積んでいる。今も瞑想の実践に非常に熱心だ。また、古典的な仏教の教えや伝統、そしてマインドフルネスの瞑想実践を基礎付けている仏教文献も真剣に学んでいる。

仏教の心理学は、西洋の心理学がそのことを認識するよりも数千年も前に、苦しみと不幸が生じる際には渇望が根本的で中心的な役割を果たしていると、説得力をもって見事に詳細に記述している。それについては本書を通じて理解できたはずだ。

ブルワーは、臨床や研究の現場で(そして本書でも)、心全般や、物事に溺れやすいその性質についての東西双方の洞察を見事に生かしながら、マインドフルネスというこのシンプルな実践法が、いかにしてあらゆる渇望(短期的にも長期的にも)から私たちを救い得るのかを示してきた。

「あらゆる渇望」と言ったのには、必要以上に肥大化した「自意識」にしがみつこうとする渇望も含まれる。そうした自意識は、何かを欲してやまない「私」が、より大きな「私」の一部にすぎないという事実を見失っていると思われる。一方、より大きな「私」は、その渇望が次々と残念な行いを生み出しており、しかも、そうした耽溺のパターンが最終的に残念な結果を招くということを知っている。

渇望を抑えるために必要なもの

西洋的な心理学の面では、本書はB・F・スキナーのオペラント条件付けの理論と、人間行動を理解するための彼の説明的枠組みを紹介している。スキナーの視点は、ある意味では有用だが問題的な側面も多く、重大な限界もある。あまりにも行動主義の方向に偏り、意識そのものはもちろん、認知的プロセスに有意義な役割を認めない。この視点はさらに、報酬という明らかに強力な説明概念と非常に密接につながっているため、行為主体性、認知、そして無私という、やはり同様に強力な神秘的要素をたいてい無視するか、言下に否定している。

人間の能力は、スキナーやその他による古典的な動物研究によって一般に理解されている「報酬」を超越し、それを不要にする。自分が何者かを知り、あるいは少なくともオープンな姿勢で自己について探究し、己の中に得られる巧まざる心地よさなどを体験できれば、それ自体が深い満足をもたらすだろう。それは、スキナー的な、通常は報酬を外部に求めるパラダイムにおける条件付けとは別物だ。

ブルワーは、行動主義のオペラント条件付け的視点による制約を克服するため、仏教的な枠組みを読者に紹介する。マインドフルネスはアジア文化の仏教的な枠組みの中で、瞑想の修行として数千年にわたり発展し、盛んに行われてきたものである。ブルワーはまた、マインドフルネスへの体系的で非常に実践的なアプローチも紹介している。そのアプローチもまた、「因縁（縁起）」に関する仏教の中心的な教えの枠組みに基づく。何かを欲してやまない自分自身の心による、ときに専制的でさえある支配からどうすれば自分を解き放てるかを、何よりもまず、逆説的だが、その欲する心への親しみを育むことで学ぶというアプローチである。これらはすべて、果てしなく続くとも思える「自己関連づけ」（自分のことを考えること）に自分がどれほど縛られているかを繰り返し認識し、自分を厳しくとがめることなくそのあり方に気づけるかどうか、また渇望が生じたその瞬間に、マインドレスに反射的に対応するのではなくマインドフルに反応するという、より意識的な方法を身につけられるかどうかにかかっている。

ここで鍵となるのは「自己関連づけ」（自己へのとらわれ）である。最近の研究によれば、人は（fMRIの中で脳の活動を測定しているとき）何もしないよう求められると、心が自然にさまよいだす。そのさまよっている考えは、多くの場合、自己についての物語のかたちを取る。私の未来、私の過去、私の成功、私の失敗などの「私の物語」である。脳画像で見ると、そのとき大脳皮質の正中線に沿った大きな部分が明るくなっていく。これは、ニューロンが活発に活動していることを示す。何もしないよう言われているにもかかわらずである。

この脳領域は、何もしない状態で活動するため、デフォルト・モード・ネットワーク（DMN）と呼ばれる。もしくは物語ネットワークと呼ばれることもある。心を自由にさせると、その大きな部分が自分についての物語にとらわれるからである。心のこうした側面については、マインドフルネスのトレーニングをある程度積まなければ、なかなか気づくものではない。

マインドフルネスとは1つの生き方である

トロント大学の研究[原注3]によれば、「マインドフルネス・ストレス低減法」で8週間のマインドフルネス・トレーニングを行うと、物語ネットワークの活動が低下し、皮質の正中線から左右に離れた側方のネットワークの活動が高まることがわかっている。側方のネットワークは現在の瞬間への気づきに関連している。その気づきは無時間的な経験であり、一切の物語性を欠く。この研究を行った研究者たちはこの神経回路を「経験ネットワーク」と呼んだ。この発見は、ブルワーによる瞑想時の（瞑想初心者と瞑想の実践とトレーニングを何年も集中的に積んだ熟練者の両方の）ＤＭＮに関する先駆的な研究と整合する。

ブルワーらは、西洋的心理学の視点と古典的瞑想の両方の視点を取り込める神経科学的な新技法を開発した。研究室内で、瞑想中の脳の中で何が起こっているかをリアルタイムで調査する技法である。これについては本書で説明されているが、被験者に、自分の脳のＤＭＮの一部である後帯状皮質（ＰＣＣ）で起きていることを一瞬一瞬そのつど視覚的にわかるように直接フィードバックするのである。すると、瞑想中にＰＣＣが特定の状況下で沈静化する（電気的活動が低下する）様子が見える。とくに、被験者が何かの目的や結果に向けて努力したりせず、ただそこにいるときに、そのような結果が出る。

マインドフルネスは、正式な瞑想実践であると同時に、１つの生き方でもある。そこには相互に関係し合う２つの側面がある。実用的な次元と実用的でない次元だ。実用的な次元では、マインドフルネスの実践を学び、その実践の恩恵を体験する（ブルワーなら「報酬」と呼ぶだろう）。車の運転や楽器の演奏のように、何事も学習していけば恩恵が得られるのと同じである。練習を重ねればうまくなるものだ。マインドフルネスで言えば、現在の瞬間に存在するという課題に習熟し、とくに、心が微妙な渇望やそれほど微妙でもない渇望にとらわれているときにその心が何に向かっているかにうまく気づけるようになる。やがては、こうした心の勢いや習慣的パターンに容易にとらわれなくなる術を身につけられるだろう。

　実用的でない次元とは、マインドフルネスの実用的次元を真の意味で補足するものであり、マインドフルネスを深め、渇望に関連する心の状態や思考や感情から私たちを解き放つために絶対に欠かせない側面と言える。マインドフルネスが実用的であると同時に、どこに行き着くわけでもなく、何かをすべきでもなく、習得すべき特別な状態もなく、突き詰めて言えば、何かを習得すべき者（従来的な意味での「あなた」や「私」）もいないという状態を指す。了解することも説明することも非常に難しい事態だが、本書で「フロー」という現象がかなり大きく扱われているのも、実はこのためである。

　マインドフルネスが持つこの両方の次元は、どちらも真実である。たしかに練習は必要だ。しかし、望んだ目的やそれに伴う報酬を求めてあまりにがんばりすぎると、新たな対象や目的や愛着、もしくは新たな「私の物語」か、単なる改訂版の「私の物語」に渇望を向け変えただけにすぎなくなる恐れがある。

　この実用的な次元と非実用的な次元の緊張関係の中でこそ、欲してやまない心は真の意味で消滅していく。[原注4] そして、渇望にまみれた習慣の根源にある「誤解」された自分の知覚も消滅するだろう。

　瞑想中のＰＣＣの活動の変化を測定するブルワーのリアルタイム・ニューロフィードバッ

クの研究は、被験者が結果を得ようとする努力にとらわれているときにPCCに何が起こるか、その結果を得たことで興奮したときに何が起こるかを鮮やかに示してみせる。そして、何もせず、何の努力もせず、完全に今現在に存在して感情的に落ち着いた状態になるために、自分の邪魔をしないことが脳に大きな影響を及ぼすことを見事に証明している。

ブルワーの研究は、多様な瞑想実践についてや、正式、略式の瞑想中のさまざまな心の状態についての理解を大きく進めるものである。また、そうした心の状態と、思考を離れたオープンな気づきそのものの広大さとの間に存在しうる関係についての理解も深めてくれる。

「何もしない」という境地に達する努力

本書の内容の基礎となる研究は読みやすく説明されており、高度な科学についても非常にわかりやすい。この内容から読者は、学習について、また、心の習慣を断ち切ることについてまったく新しい視点を与えられるだろう。習慣は力ずくで断ち切ろうとしたり、意志の力や、一時的なその場しのぎの報酬を利用して抑えようとしてもうまくいかない。そうではなく、「そこに在る」という領域に完全に入り込み、純粋な気づきそのものの空間に親しみ、「今」と呼ばれる時間のない瞬間の真っただ中でそうしたことがどのように可能かを発見することによって、習慣は断ち切れると本書は説明している。

ヘンリー・デイヴィッド・ソローもこのことを知り、回想録『ウォールデン 森の生活』の中で詳細に描写している——目覚めた存在と落ち着きとがあるべき場所は、今という瞬間以外にはない。必要なのはただ、気づきの中にとどまるあり方を学び、「知」（ときには「無知」）になることだ。「あなたの」気づきはすでに知であり、「あなた」はすでにその知を持っているのだ。このように気づきの空間にとどまっていれば、習慣は消えていく。

しかし皮肉なことに、この「何もしない」というのは簡単ではない。それは生涯にわたる冒険であり、かなりの努力を注ぎ込む必要がある。逆説的だが、努力をしないという努力と、知らないということの認知が求められるのだ。とくに「自己化」、つまり自分についての物語を紡ぎだす際の常習的で通常は認識されないプロセスに対しては、そうした逆説的な努力が必要になる。

すでに触れたように、依存症についての西洋的視点の一部はオペラント条件付けの父であるB・F・スキナーの業績に由来する。これに関してブルワーは、スキナーの小説『ウォールデン2』と、そこに示されたデジタルにつながり合った今日の世界の社会工学を完全に予見する記述を取り出してみせた。

しかし幸いなことに、本書は依存症について、報酬に基づく非常に行動主義的なスキナー的観点に対して、超越的な知の視点を提示してバランスを取る。この視点は、ソローの『ウォールデン』（『ウォールデン2』に対し、『ウォールデン1』と呼べる著作）に通じるものだ。ブルワーはソローの記述は引用せず、代わりに現代のハンガリーの心理学者ミハイ・チクセントミハイの先駆的研究に基づき、フロー体験という現象と、その生理学と心理学を説明し、また、無私と空、無所有、無執着、無渇愛といった仏教の教えの核心に存在する非二元性を指摘することでバランスを取った。

このあたりの話と洞察はT・S・エリオットが明確に表現し、見事に説明している。エリオットは傑作『四つの四重奏』の中で、卓越した詩的な表現でその主張と洞察を行った。ブルワーはそれを読み取り、本書でも引用している。

何回やり直したっていい

本書をお読みいただいてわかったと思うが、私たちの大小さまざまな苦しみの根本原因は、何かを欲する習慣にあるものと思われる。とくにデジタル技術やスピード重視のライフスタイルに溺れていると、気を引くものに動かされ、そちらの方向に向かっていく。しかしありがたいことに、ひとたびそれについて詳しく知り、自分の身に引き寄せて理解できれば、この苦しみから自らを解き放ち、今よりはるかに満足のいく、健康的で、個性的で、道徳的で、真に生産的な生き方をするためのヒントがたくさん見えてくる。

ブルワーはこれらのすべてについて、温かく楽しく、しかも学問的に、個人的な話を織り交ぜながら見事な語り口で読者を案内してくれる。さらに、ブルワーとその仲間たちは、この時代にふさわしくマインドフルの実践を助ける洗練されたスマホのアプリを開発し、それについても説明している。これは、とくに禁煙のためや、食事の習慣を変えるためにマインドフルネスを始めた人向けのアプリとなっている。

本書で紹介されるような実践を始めるのに最適なときは、まさに今だ。この実践を通じて生活を変え、今この瞬間が持つ、そして現在の自分の全体性が持つ充足と美をつねに見失わせ、あるいは軽視させてきた力から自由になるのである。

その力のもとで私たちは不満という想像上の穴を埋めようとし、充足感を得ようと懸命になるが、さらに渇望のサイクルに陥り、つかの間の慰めを与えてくれるものに屈して、満足を得られない。

しかし、あなたが妄想に陥り（誰でもときにはそうなる）、自分でそれに気づかなかったとしても（ブルワーは、自分が盲目的な情熱に駆られて婚約のために凝ったシナリオを書いたときにそうなった様子を、極めて率直にほほえましく語っている）遅かれ早かれ目を覚まし、何かを欲してやまないことの代償と、何かに溺れた結果自分が縛られている状況に気づいてやり直す機会はつねにあるということを認識するだろう。

あなたが歩みだそうとしているマインドフルネスのこの道が、あなたをあなた自身の心とあなたの本当の姿に近づけ、絶えずあなたをつかもうとする「何かを欲してやまない心」からの解放に向かわせることを願っている。

tle Gidding" from *Four Quartets* by T. S. Eliot. Copyright 1942 by T. S. Eliot; Copyright © renewed 1970 by Esme Valerie Eliot. Reprinted by permission of Houghton Mifflin Harcourt Publishing Company. All rights reserved. In the UK and the rest of the world: published by Faber and Faber Ltd., reprinted with permission.〔訳注：訳文は『四つの四重奏』岩崎宗治訳、岩波文庫より引用〕

おわりに　あなたの脳は変えられる、ただし…

1. A. D. Kramer, J. E. Guillory, and J. T. Hancock, "Experimental Evidence of Massive-Scale Emotional Contagion through Social Networks," *Proceedings of the National Academy of Sciences* 111, no. 24 (2014): 8788–90.
2. M. Moss, "The Extraordinary Science of Addictive Junk Food," *New York Times Magazine*, February 20, 2013.
3. S. Martino et al., "Informal Discussions in Substance Abuse Treatment Sessions," *Journal of Substance Abuse Treatment* 36, no. 4 (2009): 366–75.
4. K. M. Carroll et al., "Computer-Assisted Delivery of Cognitive-Behavioral Therapy for Addiction: A Randomized Trial of CBT4CBT," *American Journal of Psychiatry* 165, no. 7 (2008): 881–88.

本書に寄せて　「悪癖だらけの脳」を救う

1. James Randerson, "How Many Neurons Make a Human Brain?" *Guardian*, February 28, 2012, https://www.theguardian.com/science/blog/2012/feb/28/how-many-neurons-human-brain; Bradley Voytek, "Are There Really as Many Neurons in the Human Brain as Stars in the Milky Way?" Scitable, May 20, 2013, www.nature.com/scitable/blog/brain-metrics/are_there_really_as_many.
2. 大脳皮質には82の領域があることがすでに知られていたが、本稿を執筆中に『ネイチャー』誌に、これまで知られていなかった個別に識別されうる領域が、皮質だけでさらに97あるという報告が掲載された。
3. Norman A. S. Farb, Zindel V. Segal, Helen Mayberg, et al., "Attending to the Present: Mindfulness Meditation Reveals Distinct Neural Modes of Self-Reference," *Social Cognitive and Affective Neuroscience* 2, no. 4 (2007): 313–22. doi:10.1093/scan/nsm030.
4. 火が消えるという意味での消滅(extingushed)が、パーリ語の「ニルヴァーナ」の文字通りの意味である。パーリ語はブッダの本来の言葉。〔訳注：パーリ語仏典を奉じる南伝の上座部仏教ではこのように言われることが多いが、パーリ語は入滅後に仏典が編纂された際の言葉であり、ブッダが話していたマガダ語とは同系統ながらやや異なるとする見解もある〕

9. T. S. Eliot, "Burnt Norton," in *Four Quartets*. In the United States: excerpts from "Burnt Norton" from *Four Quartets* by T. S. Eliot. Copyright 1936 by Houghton Mifflin Harcourt Publishing Company; Copyright © renewed 1964 by T. S. Eliot. Reprinted by permission of Houghton Mifflin Harcourt Publishing Company. All rights reserved. In the UK and the rest of the world: published by Faber and Faber Ltd., reprinted with permission.〔訳注：訳文は『四つの四重奏』岩崎宗治訳、岩波文庫より引用〕

10. M. Steinfeld and J. Brewer, "The Psychological Benefits from Reconceptualizing Music-Making as Mindfulness Practice," *Medical Problems of Performing Artists* 30, no. 2 (2015): 84–89.

11. S. Kotler, *The Rise of Superman: Decoding the Science of Ultimate Human Performance* (Boston: New Harvest, 2014), 57.

第10章　「しなやかな脳」をつくる瞑想の習慣

▶エピグラフ：Andrew Boyd, *Daily Afflictions: The Agony of Being Connected to Everything in the Universe* (New York: Norton, 2002), 89.

1. Lao Tzu, *Tao Te Ching*, trans. Stephen Mitchell (New York: Harper Perennial, 1992), chap. 59.〔訳注：原文はStephen Mitchellによる老子道徳経第59章の英訳だが、Mitchellによる解釈が大きい。ここではMitchellの英訳に基づいて訳出した〕

2. S. Del Canale et al., "The Relationship between Physician Empathy and Disease Complications: An Empirical Study of Primary Care Physicians and Their Diabetic Patients in Parma, Italy," *Academic Medicine* 87, no. 9 (2012): 1243–49; D. P. Rakel et al., "Practitioner Empathy and the Duration of the Common Cold," *Family Medicine* 41, no. 7 (2009): 494–501.

3. M. S. Krasner et al., "Association of an Educational Program in Mindful Communication with Burnout, Empathy, and Attitudes among Primary Care Physicians," *JAMA* 302, no. 12 (2009): 1284–93.

4. T. Gyatso (Dalai Lama XIV), *The Compassionate Life* (Somerville, Mass.: Wisdom Publications, 2003), 21.

5. Krasner et al., "Educational Program in Mindful Communication."

6. この格言は、1964年に*Bankers Magazine*誌上で発表された。コメディアンのウィル・ロジャースの言葉ともされる。

7. B. Thanissaro, trans., *Dhammacakkappavattana Sutta: Setting the Wheel of Dhamma in Motion* (1993); available from Access to Insight: Readings in Theravada Buddhism, www.accesstoinsight.org/tipitaka/sn/sn56/sn56.011.than.html.

8. S. Batchelor, *After Buddhism: Rethinking the Dharma for a Secular Age* (New Haven, Conn.: Yale University Press, 2015), 27; emphasis in the original.

9. Ibid., 125.

10. T. S. Eliot, "Little Gidding," in *Four Quartets*. In the United States: excerpts from "Lit-

2. B. Ñānamoli and B. Bodhi, trans., *The Middle Length Discourses of the Buddha: A Translation of the Majjhima Nikāya* (Boston: Wisdom Publications, 1995).
3. J. Davis, "Acting Wide Awake: Attention and the Ethics of Emotion" (PhD diss., City University of New York, 2014).
4. H. A. Chapman et al., "In Bad Taste: Evidence for the Oral Origins of Moral Disgust," *Science* 323, no. 5918 (2009): 1222–26.
5. U. Kirk, J. Downar, and P. R. Montague, "Interoception Drives Increased Rational Decision-Making in Meditators Playing the Ultimatum Game," *Frontiers in Neuroscience* 5 (2011).
6. A. G. Sanfey et al., "The Neural Basis of Economic Decision-Making in the Ultimatum Game," *Science* 300, no. 5626 (2003): 1755–58.
7. S. Batchelor, *After Buddhism: Rethinking the Dharma for a Secular Age* (New Haven, Conn.: Yale University Press, 2015), 242.
8. T. Bhikkhu, "No Strings Attached," in *Head and Heart Together: Essays on the Buddhist Path* (2010), 12.

第9章　いつでも「フロー」に入れる脳になる

1. M. Csíkszentmihályi, *Beyond Boredom and Anxiety: Experiencing Flow in Work and Play* (San Francisco: Jossey-Bass, 1975).
2. M. Csíkszentmihályi, "Go with the Flow," interview by J. Geirland, *Wired*, September 1996, www.wired.com/1996/09/czik.
3. J. Nakamura and M. Csíkszentmihályi, "Flow Theory and Research," in *The Oxford Handbook of Positive Psychology*, 2nd ed., ed. S. J. Lopez and C. R. Snyder, 195–206 (New York: Oxford University Press, 2009).
4. D. Potter, "Dean Potter: The Modern Day Adventure Samurai," interview by Jimmy Chin, *Jimmy Chin's Blog*, May 12, 2014. "BASE" is an acronym for "building, antenna, span, earth."
5. P. Jackson and H. Delehanty, *Eleven Rings: The Soul of Success* (New York: Penguin, 2013), 23.
6. Sujiva, "Five Jhana Factors of Concentration/Absorption," 2012, BuddhaNet, www.buddhanet.net/mettab3.htm.
7. M. Csíkszentmihályi, *Finding Flow: The Psychology of Engagement with Everyday Life* (New York: Basic Books, 1997), 129.
8. C. J. Limb and A. R. Braun, "Neural Substrates of Spontaneous Musical Performance: An fMRI Study of Jazz Improvisation," *PLoS One* 3, no. 2 (2008): e1679; S. Liu et al., "Neural Correlates of Lyrical Improvisation: An fMRI Study of Freestyle Rap," *Scientific Reports* 2 (2012): 834; G. F. Donnay et al., "Neural Substrates of Interactive Musical Improvisation: An fMRI Study of 'Trading Fours' in Jazz," *PLoS One* 9, no. 2 (2014): e88665.

1. A. Aron et al., "Reward, Motivation, and Emotion Systems Associated with Early-Stage Intense Romantic Love," *Journal of Neurophysiology* 94, no. 1 (2005): 327–37.
2. H. Fisher, "The Brain in Love," February 2008, TED, https://www.ted.com/talks/helen_fisher_studies_the_brain_in_love?language=en#t-159085. The poem begins at 2:51.
3. A. Bartels and S. Zeki, "The Neural Correlates of Maternal and Romantic Love," *NeuroImage* 21, no. 3 (2004): 1155–66.
4. K. A. Garrison et al., "BOLD Signal and Functional Connectivity Associated with Loving Kindness Meditation," *Brain and Behavior* 4, no. 3 (2014): 337–47.

第7章　なぜ、集中できないのか？

▶エピグラフ: A. Einstein, a letter to Carl Seelig, March 11, 1952.
1. J. D. Ireland, trans., *Dvayatanupassana Sutta: The Noble One's Happiness* (1995), available from Access to Insight: Readings in Theravada Buddhism, www.accesstoinsight.org/tipitaka/kn/snp/snp.3.12.irel.html.
2. *Magandiya Sutta: To Magandiya (MN 75)*, in *The Middle Length Discourses of the Buddha: A Translation of the Majjhima Nikāya*, trans. B. Ñānamoli and B. Bodhi (Boston: Wisdom Publications, 1995).
3. B. Bodhi, ed., *In the Buddha's Words: An Anthology of Discourses from the Pali Canon* (Somerville, Mass.: Wisdom Publications, 2005), 192–93.
4. G. Harrison, *In the Lap of the Buddha* (Boston: Shambhala, 2013).
5. Bodhi, *In the Buddha's Words*.
6. *Magandiya Sutta*.
7. B. F. Skinner and J. Hayes, *Walden Two* (New York: Macmillan, 1976 [1948]).
8. Hafiz, "And Applaud," from the Penguin publication *I Heard God Laughing: Poems of Hope and Joy*, trans. Daniel Ladinsky (New York: Penguin, 2006), 5. Copyright © 1996 and 2006 by Daniel Ladinsky and used with his permission.
9. *Anapanasati Sutta: Mindfulness of Breathing (MN 118)*. 2010.
10. 平静(equanimity)とは、特に困難な状況における精神的落ち着き、沈着、気分の安定として操作的に定義され得る。
11. M. Oliver, "Sometimes," in *Red Bird: Poems* (Boston: Beacon, 2008), 35.

第8章　ついカッとしてしまう人の脳

▶エピグラフ: William H. Herndon and Jesse William Weik, *Herndon's Lincoln: The True Story of a Great Life*, vol. 3, chap. 14.
1. J. Mahler, "Who Spewed That Abuse? Anonymous Yik Yak App Isn't Telling," *New York Times*, March 8, 2015.

第5章 「反芻思考」が脳を疲労させる

▶エピグラフ: a compilation of Eckhart Tolle's observations on thinking, posted on YouTube: https://www.youtube.com/watch?v=YtKciyNpEs8.

1. ティーチング・ホスピタルでは、こうした「指導的」な質問は一種の通過儀礼、つまり教育の衣をまとった軽いいじめの儀式と考えられている。典型的なあり方としては、回診で見たばかりの患者について、教授か研修医が医学生に、医師と学生のチーム全員の前で診断その他の質問をする。理屈のうえではこの質問は医学生の知識を試す(そして知識を伝える)ためのものだが、学生が教授並みの知識を持っている可能性はゼロに近いため、学生にとってはたいていストレスに満ちた時間であり、恥をかいて終わる。医学部の仲間たちは図書館や食堂で顔を合わせると、「今日はどんな〈指導〉を受けた? うわ、痛い目にあったね」と互いの苦労話を聞かせ合うのが常だった。
2. K. Spain, "T-P in Beijing: Lolo Jones' Hopes of Gold Medal Clipped by Fall," *New Orleans Times-Picayune*, August 19, 2008, http://blog.nola.com/tpsports/2008/08/lolo_jones_hopes_of_gold_medal.html.
3. S. Gregory, "Lolo's No Choke," *Time*, July 19, 2012, http://olympics.time.com/2012/07/19/lolo-jones-olympic-hurdler.
4. S. Nolen-Hoeksema, B. E. Wisco, and S. Lyubomirsky, "Rethinking Rumination," *Perspectives on Psychological Science* 3, no. 5 (2008): 400–424.
5. R. N. Davis and S. Nolen-Hoeksema, "Cognitive Inflexibility among Ruminators and Nonruminators," *Cognitive Therapy and Research* 24, no. 6 (2000): 699–711.
6. Y. Millgram et al., "Sad as a Matter of Choice? Emotion-Regulation Goals in Depression," *Psychological Science* 2015: 1–13.
7. M. F. Mason et al., "Wandering Minds: The Default Network and Stimulus-Independent Thought," *Science* 315, no. 5810 (2007): 393–95.
8. D. H. Weissman et al., "The Neural Bases of Momentary Lapses in Attention," *Nature Neuroscience* 9, no. 7 (2006): 971–78.
9. D. A. Gusnard et al., "Medial Prefrontal Cortex and Self-Referential Mental Activity: Relation to a Default Mode of Brain Function," *Proceedings of the National Academy of Sciences* 98, no. 7 (2001): 4259–264.
10. S. Whitfield-Gabrieli et al., "Associations and Dissociations between Default and Self-Reference Networks in the Human Brain," *NeuroImage* 55, no. 1 (2011): 225–32.
11. J. A. Brewer et al., "Meditation Experience Is Associated with Differences in Default Mode Network Activity and Connectivity," *Proceedings of the National Academy of Sciences* 108, no. 50 (2011): 20254–59.

第6章 「愛情中毒」のニューロサイエンス

〔訳注：エピグラフの訳文は『聖書』新共同訳(日本聖書協会)より〕

3. Watts, "This Is It," in *This Is It*, 70.
4. W. Schultz, "Behavioral Theories and the Neurophysiology of Reward," *Annual Review of Psychology* 57 (2006): 87–115.
5. W. J. Livesley, K. L. Jang, and P. A. Vernon, "Phenotypic and Genetic Structure of Traits Delineating Personality Disorder," *Archives of General Psychiatry* 55, no. 10 (1998): 941–48.
6. S. N. Ogata et al., "Childhood Sexual and Physical Abuse in Adult Patients with Borderline Personality Disorder," *American Journal of Psychiatry* 147, no. 8 (1990): 1008–13.
7. S. K. Fineberg et al., "A Computational Account of Borderline Personality Disorder: Impaired Predictive Learning about Self and Others through Bodily Simulation," *Frontiers in Psychiatry* 5 (2014): 111.

第4章　「雑念まみれの脳」を救うには？

▶エピグラフ: Cornel West, *New York Times* editorial "Dr. King Weeps from His Grave," August 25, 2011, www.nytimes.com/2011/08/26/opin-ion/martin-luther-king-jr-would-want-a-revolution-not-a-memorial.html?_r=0.; Sherry Turkle, *Economic Times*, July 8, 2011, http://articles.economictimes.indiatimes.com/2011-07-08/news/29751810_1_social-networking-sherry-turkle-facebook/2.
1. B. Worthen, "The Perils of Texting while Parenting," *Wall Street Journal*, September 29, 2012, www.wsj.com/articles/SB10000872396390444772404577589683644202996.
2. C. Palsson, "That Smarts! Smartphones and Child Injuries," working paper, Department of Economics, Yale University, 2014.
3. J. L. Nasar and D. Troyer, "Pedestrian Injuries due to Mobile Phone Use in Public Places," *Accident Analysis and Prevention* 57 (2013): 91–95.
4. M. Horn, "Walking while Texting Can Be Deadly, Study Shows," *USA Today*, March 8, 2016, www.usatoday.com/story/news/2016/03/08/pedestrian-fatalities-surge-10-percent/81483294.
5. M. A. Killingsworth and D. T. Gilbert, "A Wandering Mind Is an Unhappy Mind," *Science* 330, no. 6006 (2010): 932.
6. J. A. Brewer, K. A. Garrison, and S. Whitfield-Gabrieli, "What about the 'Self' Is Processed in the Posterior Cingulate Cortex?," *Frontiers in Human Neuroscience* 7 (2013).
7. K. N. Ochsner and J. J. Gross, "The Cognitive Control of Emotion," *Trends in Cognitive Sciences* 9, no. 5 (2005): 242–49.
8. A. F. Arnsten, "Stress Signalling Pathways That Impair Prefrontal Cortex Structure and Function," *Nature Reviews Neuroscience* 10, no. 6 (2009): 410–22.
9. W. Hofmann et al., "Everyday Temptations: An Experience Sampling Study of Desire, Conflict, and Self-Control," *Journal of Personality and Social Psychology* 102, no. 6 (2011): 1318–35.

第2章　「いいね！」は脳の麻薬である

▶エピグラフ：Nassim Nicholas Taleb, quoted in Olivier Goetgeluck's blog, https://olivier-goetgeluck.wordpress.com/the-bed-of-procrustes-nassim-nicholas-taleb.

1. C. Duhigg, *The Power of Habit: Why We Do What We Do in Life and Business* (New York: Random House, 2012); R. Hawkins et al., "A Cellular Mechanism of Classical Conditioning in Aplysia: Activity-Dependent Amplification of Presynaptic Facilitation." *Science* 219, no. 4583 (1983): 400–405.
2. B. F. Skinner, *Science and Human Behavior* (New York: Free Press, 1953), 73.
3. D. I. Tamir and J. P. Mitchell, "Disclosing Information about the Self Is Intrinsically Rewarding." *Proceedings of the National Academy of Sciences* 109, no. 21 (2012): 8038–43.
4. D. Meshi, C. Morawetz, and H. R. Heekeren, "Nucleus Accumbens Response to Gains in Reputation for the Self Relative to Gains for Others Predicts Social Media Use," *Frontiers in Human Neuroscience* 7 (2013).
5. L. E. Sherman et al., "The Power of the Like in Adolescence: Effects of Peer Influence on Neural and Behavioral Responses to Social Media," *Psychological Science* 27, no. 7 (2016): 1027–35.
6. R. J. Lee-Won, L. Herzog, and S. G. Park, "Hooked on Facebook: The Role of Social Anxiety and Need for Social Assurance in Problematic Use of Facebook," *Cyberpsychology, Behavior, and Social Networking* 18, no. 10 (2015): 567–74.
7. Z. W. Lee, C. M. Cheung, and D. R. Thadani, "An Investigation into the Problematic Use of Facebook," paper presented at the 45th Hawaii International Conference on System Science, 2012.
8. M. L. N. Steers, R. E. Wickham, and L. K. Acitelli, "Seeing Everyone Else's Highlight Reels: How Facebook Usage Is Linked to Depressive Symptoms," *Journal of Social and Clinical Psychology* 33, no. 8 (2014): 701–31.
9. U Pandita, *In This Very Life: The Liberation Teachings of the Buddha* (Somerville, Mass.: Wisdom Publications, 1992), 162.

第3章　「ワタシ」が頭から離れない！

▶エピグラフ：Alan Watts, *This Is It, and Other Essays on Zen and Spiritual Experience* (New York: Vintage, 1973), 70.

1. J. A. Brewer et al., "Meditation Experience Is Associated with Differences in Default Mode Network Activity and Connectivity," *Proceedings of the National Academy of Sciences* 108, no. 50 (2011): 20254–59.
2. M. R. Leary, *The Curse of the Self: Self-Awareness, Egotism, and the Quality of Human Life* (Oxford: Oxford University Press, 2004), 18.

原注

序章　脳はこうして「悪癖」にハマる

1. E. L. Thorndike, "Animal Intelligence: An Experimental Study of the Associative Processes in Animals," *Psychological Monographs: General and Applied* 2, no. 4 (1898): 1–8.
2. B. F. Skinner, *The Behavior of Organisms: An Experimental Analysis* (New York: Appleton-Century, 1938).
3. J. Kabat-Zinn, *Full Catastrophe Living: Using the Wisdom of Your Body and Mind to Face Stress, Pain, and Illness*, rev. ed. (New York: Delacorte, 2013), xxxv.
4. S. Batchelor, *After Buddhism: Rethinking the Dharma for a Secular Age* (New Haven, Conn.: Yale University Press, 2015), 64.
5. Ibid., 23.

第1章　「したい！」に流されない方法

1. L. T. Kozlowski et al., "Comparing Tobacco Cigarette Dependence with Other Drug Dependencies: Greater or Equal 'Difficulty Quitting' and 'Urges to Use' but Less 'Pleasure' from Cigarettes," *JAMA* 261, no. 6 (1989): 898–901.
2. J. A. Brewer et al., "Mindfulness Training and Stress Reactivity in Substance Abuse: Results from a Randomized, Controlled Stage I Pilot Study," *Substance Abuse* 30, no. 4 (2009): 306–17.
3. J. D. Teasdale et al., "Prevention of Relapse/Recurrence in Major Depression by Mindfulness-Based Cognitive Therapy," *Journal of Consulting and Clinical Psychology* 68, no. 4 (2000): 615–23; J. Kabat-Zinn, L. Lipworth, and R. Burney, "The Clinical Use of Mindfulness Meditation for the Self-Regulation of Chronic Pain," *Journal of Behavioral Medicine* 8, no. 2 (1985): 163–90; J. Kabat-Zinn et al., "Effectiveness of a Meditation-Based Stress Reduction Program in the Treatment of Anxiety Disorders," *American Journal of Psychiatry* 149, no. 7 (1992): 936–43.
4. J. A. Brewer et al., "Mindfulness Training for Smoking Cessation: Results from a Randomized Controlled Trial," *Drug and Alcohol Dependence* 119, nos. 1–2 (2011): 72–80.
5. H. M. Elwafi et al., "Mindfulness Training for Smoking Cessation: Moderation of the Relationship between Craving and Cigarette Use," *Drug and Alcohol Dependence* 130, nos. 1–3 (2013): 222–29.
6. G. DeGraff, *Mind like Fire Unbound: An Image in the Early Buddhist Discourses*, 4th ed. (Valley Center, Calif.: Metta Forest Monastery, 1993).
7. B. Thanissaro, trans., *Dhammacakkappavattana Sutta: Setting the Wheel of Dhamma in Motion* (1993); available from Access to Insight: Readings in Theravada Buddhism, www.accesstoinsight.org/tipitaka/sn/sn56/sn56.011.than.html.
8. J. A. Brewer, H. M. Elwafi, and J. H. Davis, "Craving to Quit: Psychological Models and Neurobiological Mechanisms of Mindfulness Training as Treatment for Addictions," *Psychology of Addictive Behaviors* 27, no. 2 (2013): 366–79.

[著者]
ジャドソン・ブルワー (Judson Brewer, M.D. / Ph.D.)
マサチューセッツ大学医学部准教授。同大マインドフルネスセンター研究責任者。
瞑想が脳に及ぼす影響を研究する「マインドフルネスの脳科学」の世界的な第一人者。とくにマインドフルネス瞑想に基づいた依存治療や自己管理の領域でのエキスパート。自身も20年近い瞑想経験を持つ。
プリンストン大学を卒業後、ワシントン大学のMD-PhDプログラム(医学研究者養成コース)に進学。その後、イェール大学などで先端脳科学の研究に携わる。"マインドフルネスの父"ジョン・カバットジンが開発した「マインドフルネスストレス低減法(MBSR)」や、医師としての臨床経験をベースにしながら、さまざまな依存症を治療する独自トレーニングプログラムを確立している。
さらに、Claritas MindSciences社をみずから起業し、禁煙やダイエット、不安緩和などをサポートするモバイルアプリを開発・リリース。エビデンスに基づいた習慣改善メソッドの普及に尽力している。
瞑想中の脳の状態をリアルタイムに可視化する「ニューロフィードバック」装置などを用いた先駆的な研究が、アメリカの歴史あるドキュメンタリー番組「60 Minutes」で取り上げられたほか、TEDトーク「悪習を克服するシンプルな方法」の視聴回数は1000万回超。本書が初の単著となる。

[監訳・解説者]
久賀谷 亮(くがや・あきら, M.D. / Ph.D.)
医師(日・米医師免許)/医学博士。イェール大学医学部精神神経科卒業。アメリカ神経精神医学会認定医。アメリカ精神医学会会員。2010年、ロサンゼルスにて「TransHope Medical」を開業。同院長として、マインドフルネス認知療法やTMS磁気治療など、最先端の治療を取り入れた診療を展開中。臨床医として日米で25年以上のキャリアを持つ。著書に『脳が老いない世界一シンプルな方法』『世界のエリートがやっている最高の休息法』『脳疲労が消える 最高の休息法[CDブック]』(以上、ダイヤモンド社)など。

[訳者]
岩坂 彰(いわさか・あきら)
1958年生まれ。京都大学文学部哲学科卒。編集者を経て翻訳者に。訳書に『快感回路――なぜ気持ちいいのか なぜやめられないのか』『触れることの科学――なぜ感じるのかどう感じるのか』(以上、河出書房新社)、『からだの痛みを和らげるマインドフルネス』(共訳)『うつと不安の認知療法練習帳』(以上、創元社)など多数。

あなたの脳は変えられる――「やめられない！」の神経ループから抜け出す方法

2018年9月26日　第1刷発行

著　者――ジャドソン・ブルワー
監訳・解説者―久賀谷 亮
訳　者――岩坂 彰
発行所――ダイヤモンド社
〒150-8409　東京都渋谷区神宮前6-12-17
http://www.diamond.co.jp/
電話／03･5778･7234（編集）　03･5778･7240（販売）
装丁――――西垂水敦（krran）
本文デザイン―黒岩二三（Fomalhaut）
解説イラスト―横井智美
本文DTP――ニッタプリントサービス
製作進行――ダイヤモンド・グラフィック社
印刷――――八光印刷（本文）・慶昌堂印刷（カバー）
製本――――ブックアート
編集協力――野口孝行
編集担当――藤田 悠（y-fujita@diamond.co.jp）

ISBN 978-4-478-10235-0